AF723664

Bewegte Imagination in Tanz und Tanztherapie

Gabriele Frick-Baer, Martina Peter-Bolaender
Bewegte Imagination
Neukirchen-Vluyn:
Affenkönig Verlag 2008
ISBN 978-3-93493-322-4

© 2008 Affenkönig Verlag, Neukirchen-Vluyn
Alle Rechte vorbehalten
Lektorat: Nana Hartig
Satz: Sabine Bremer, Düsseldorf
Umschlaggestaltung: Sabine Bremer, Düsseldorf
Umschlagfoto: Udo Hesse
Druck: Clausen & Bosse, Leck

Gabriele Frick-Baer, Martina Peter-Bolaender

Bewegte Imagination

in Tanz und Tanztherapie

Affenkönig

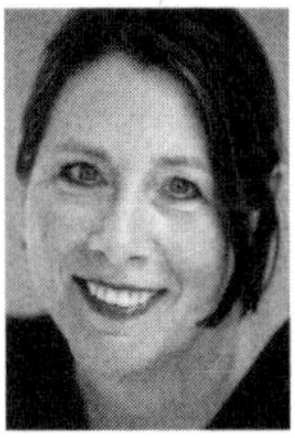

Gabriele Frick-Baer

Jg. 1952, Diplom-Pädagogin, Kreative Leibtherapeutin (HPG), Kreative Traumatherapeutin. Mitbegründerin der Zukunftswerkstatt *therapie kreativ*. Arbeitet seit vielen Jahren in freier Praxis und leitet Ausbildungsgruppen in Tanz- und Musiktherapie, in Kreativer Leibtherapie und Kreativer Traumatherapie bei der Zukunftswerkstatt *therapie kreativ* und an Hochschulen und anderen Institutionen. Zahlreiche Veröffentlichungen, u.a. „Leibbewegungen. Methoden und Modelle der Tanz- und Bewegungstherapie", „Klingen, um in sich zu wohnen. Methoden und Modelle der leiborientierten Musiktherapie" sowie die Reihe „Bibliothek der Gefühle", gemeinsam mit Udo Baer.
www.therapie-kreativ-baer.de
www.zukunftswerkstatt-tk.de

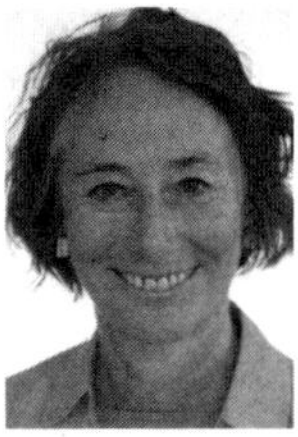

Martina Peter-Bolaender

Prof. Dr. phil., Jg. 1952. Seit 1990 Professorin für Bewegungslehre und Tanz an der Hochschule für Musik und Darstellende Kunst Frankfurt am Main.
Heilpraktikerin für Psychotherapie. Integrative Leib- und Bewegungstherapeutin (FPI), Tanztherapeutin (DGT), Weiterbildungsberechtigte Tanztherapeutin (BTD), langjährige therapeutische Praxis, Leiterin des Aufbaulehrgangs „Therapeutischer Tanz" in Österreich (AGB). Lehrerin für Tai Chi und Chi Kung.
Zahlreiche Veröffentlichungen, u.a. Autorin von „Tanz und Imagination" (Junfermann: Paderborn 1992), Autorin und Herausgeberin von „Frauen Körper Kunst" Band 1–4 (1995–2005), Autorin von „tanz: vision und wirklichkeit. Choreographinnen im zeitgenössischen Tanz" (zusammen mit Gerda Ehrlenbruch; Furore: Kassel 2005).

Gliederung

Gabriele Frick-Baer, Martina Peter-Bolaender

Vorwort

Unser Interesse, ein Buch über Imagination und bewegte Imaginationen zu schreiben, resultiert aus den uns täglich bewegenden Erfahrungen in der tänzerischen und tanztherapeutischen Arbeit mit Menschen und ihrem und unserem Reichtum an inneren Bildern, die „die Welt verändern" – die subjektive „kleine" Welt eines jeden Einzelnen. Wie Menschen sich und die Welt erleben, wie sie ihre Not und ihr Leiden, ihre Schmerzen und ihr Scheitern, aber auch ihre Sehnsüchte und Wünsche, ihre Ressourcen und Chancen erleben und leben, findet in eindrücklichen Imaginationen ihren Ausdruck. Geraten darüber hinaus innere Bilder in Bewegung, werden sie getanzt, so wohnt ihnen die Möglichkeit inne, Entdeckungen zu machen, die das eigene Leben um Wahlmöglichkeiten im Denken, Fühlen und Handeln bereichern, und Wege zu Veränderungen aus dem Leid zu eröffnen.

Die Bedeutung und Beachtung von Imagination und Imaginationstechniken hat in den letzten Jahren in Pädagogik und Therapie zugenommen. Für die Psychotherapie beschreibt Luise Reddemann (2001) eindrücklich die Wirkung imaginativer Verfahren. Aber auch in der Ideokinese (Andre Bernard, Ursula Stricker, Wolfgang Steinmüller 2003), dem Body-Mind Centering (Bonnie Bainbrigde Cohen 1997), der Kunsttherapie (Baer 1999) und der Tanzpädagogik (Eric Franklin 2002) wird mit Imaginationstechniken gearbeitet.

Wir als Tanztherapeutinnen und Ausbilderinnen von zukünftigen Tanztherapeutinnen und Tanztherapeuten möchten zu diesem Thema mit diesem Buch einen Beitrag für Tanz und Tanztherapie leisten. Unser Anliegen ist es, unser umfassendes Verständnis von der Bedeutung der Imagination in Tanz und Tanztherapie zu vermitteln, Brücken zu bauen zwischen Tanz in Kunst, Selbstentfaltung und Therapie und unsere Umsetzung in der leiborientierten Selbsterfahrung, der imaginationsgestützten tanztherapeutischen Arbeit mit Ritualen und in der leiborientierten Tanztherapie darzustellen.

Wenn wir von Leiborientierung bzw. Leib sprechen, so ist dieser Begriff nicht als Bezeichnung für Körper zu verstehen, sondern als philosophischer Begriff für den sich und seine Welt erlebenden Menschen (vom Indogermanischen „lib" oder „lip" = Leben, lebendig). Wir verwenden ihn für den Menschen in der Gesamtheit der Aspekte seines Erlebens: für den körperlichen, senso-motorischen Aspekt, den geistigen Aspekt, den seelischen, emotionalen Aspekt, den sozialen Aspekt und andere mehr. „Der Leib ist in der Welt, wie das Herz im Organismus." (Merleau-Ponty) Auf diese Begrifflichkeit und ihre Bedeutung werden wir später in Kapitel 3 noch einmal genauer eingehen. Sie zieht sich gleichzeitig mehr oder weniger explizit als unsere grundlegende Haltung durch das ganze Buch.

Imaginationstechniken sind nicht neu entworfen worden, sondern schon in den Wurzeln des Tanzes immer präsent. Wir arbeiten heute jedoch bewusster, gezielter und systematischer mit der Vorstellungskraft des Geistes, mit der Verleiblichung von inneren Bildern zu getanzten, sichtbaren Bildern. Das Gemeinsame und auch das Verschiedene in der Be- und Verarbeitung von inneren Bildern in den Bereichen Kunst und Therapie soll und kann den gezielten, theoriegeleiteten Umgang mit Imaginationen im Tanz verstehbar machen. In unseren Untersuchungen und Diskussionen offenbart sich, dass aus dem aktiven Imaginieren im Tanz und durch den Tanz ein Prozess mit eigener Charakteristik und eigenen Aspekten entsteht, der über das von C. G. Jung entwickelte Verständnis von aktiver Imagination hinausgeht. Wir nennen diesen Prozess deshalb „bewegtes Imaginieren" und werden ihn in diesem Buch theoretisch und praktisch vorstellen. Entstanden ist ein praxisnahes Buch, das Praktizierende anregen und auch für Klienten und Klientinnen in der Tanztherapie eine Bereicherung sein soll, indem es den Zusammenhang von Tanz, Tanztherapie und Imagination aufzeigt und deren heilsame Wirkung auf den tanzenden Menschen nachvollziehbar und verständlich macht.

Wir zwei Autorinnen haben einen ähnlichen Hintergrund von therapeutischer Aus- und Weiterbildung und konnten uns somit auf eine gemeinsame Fach-Sprache verständigen. Da unsere Arbeitsfelder sich überschneiden (Tätigkeit in tanztherapeutischer Praxis und Ausbildung), aber auch divergieren, decken wir gemeinsam ein breites Feld von Berufserfahrung ab, können Theorie und Praxis sinnvoll zusammenführen und die Brücke zwischen Wissenschaft und therapeutischer Praxis schlagen.

Die berufliche Biografie der einen von uns, von Martina Peter-Bolaender, ist stark durch die Arbeit an Universitäten (seit 1981) und Hochschulen für Musik und Darstellende Kunst (seit 1989) geprägt. Vom modernen künstlerischen Tanz und der Sportwissenschaft herkommend, wechselte sie dann in Lehre und Forschung (u. a. über die Geschichte des Tanzes, über Tanztherapie, Geschlechterforschung in den Künsten) und arbeitet, neben ihrer Tätigkeit als Professorin für Bewegung und Tanz an der Hochschule für Musik und Darstellende Kunst Frankfurt, seit 1992 als Tanztherapeutin und seit 1994 als Lehrtrainerin für Tanztherapie. Die andere, Gabriele Frick-Baer, die 1987 ein Ausbildungsinstitut für Tanz- und Bewegungstherapie, Musiktherapie, Kunst- und Gestaltungstherapie mitgründete und seither Aus-und Fortbildungsgruppen leitet, ist seit 1989 als Redakteurin der Zeitschrift *therapie kreativ* tätig und hat zusammen mit ihrem Mann Udo Baer mehrere Fachbücher und die Reihe „Bibliothek der Gefühle" veröffentlicht. Sie versteht sich vorrangig als Kreative Leibtherapeutin. Kreative Leibtherapie stellt mit Mitteln des Tanzes, der künstlerischen Gestaltung, der Musik sowie des Theaters und der Poesie die Würdigung und Entfaltung des Erlebens des Menschen in den Mittelpunkt. In der therapeutischen Arbeit hat sie ihre kindliche und über viele Jahre verloren geglaubte Tanzgeschichte wiederentdeckt und wiederbelebt und ist so zur Tanztherapie gekommen.

Was uns verbindet, ist das Nachdenken über Tanz und seine Wirkungsfaktoren im tanztherapeutischen Prozess, das Verbinden von Tanzen und therapeutischen Aufarbeitungsgesprächen in einem Prozess, in dem immer wieder Imaginationen und kreative Medien sinnvoll einbezogen werden. Uns verbindet auch die große Wertschätzung für die kreativen Prozesse, die zwischen Klient/innen und Therapeut/innen entstehen und erwachsen. Kreative Potentiale beider Beteiligter kommen im therapeutischen Prozess und bei der Arbeit mit Resonanzen zum Tragen. Kreativität haben wir zwei Autorinnen auch in unseren persönlichen und beruflichen Biografien nicht nur als Schlüssel für künstlerische und soziale Prozesse erfahren und durchlebt, sondern auch für den tanztherapeutischen Arbeitsprozess.

In dieses Buch sind einige überarbeitete und ergänzte Teile des Buches von Martina Peter-Bolaender „Tanz und Imagination" (1992) eingeflossen. Gabriele Frick-Baer nimmt inhaltlich mehrmals Bezug auf ihr gemeinsam mit ihrem Mann Udo Baer veröffentlichten Buch „Leibbewegungen. Methoden und Modelle der Tanz- und Bewegungstherapie" (2001) und erweitert und entwickelt die dort enthaltenen Konzepte auf die tanztherapeutische Arbeit mit bewegten Imaginationen.

Die Kapitel 1: Von inneren Bildern zum Tanz – Beispiele aus der Tanzkunst, Kapitel 4: Bewegte Imaginationen in der leiborientierten Selbstentfaltung und Kapitel 5: Bewegte Imaginationen im Tanzritual hat Martina Peter-Bolaender, die Kapitel 2: Die Pionierin der leiborientierten Tanztherapie: Trudi Schoop und Kapitel 6: Imaginationen in der leiborientierten Tanztherapie Gabriele Frick-Baer verfasst, das Vorwort und das Kapitel 3: Die Kraft innerer Bilder in Tanz und Tanztherapie – unser Grundverständnis und Kapitel 7: Ende der Vorstellung(en) beide gemeinsam. Alle Kapitel haben wir gemeinsam durchgearbeitet und verantworten wir gemeinsam.

Der Aufbau des Buches beginnt mit einem historischen Blick auf die Rolle der Imagination in der Geschichte des künstlerischen Tanzes von Isadora Duncan bis Pina Bausch (Kapitel 1). Kapitel 2 ist eine Hommage an die Tanztherapeutin Trudi Schoop, die der tanztherapeutischen Arbeit mit Imaginationen eine zentrale Rolle und Bedeutung gegeben hat. In Kapitel 3 definieren wir die für das Verständnis bewegten Imaginierens zentralen Begriffe und Aspekte. Die darauf folgenden Kapitel 4–6 beschreiben die Fülle von Einsatzmöglichkeiten bewegten Imaginierens in der tanztherapeutischen Arbeit. Wir haben der besseren Lesbarkeit halber bis auf wenige Ausnahmen darauf verzichtet, Querverweise zwischen den Kapiteln einzufügen, und vertrauen darauf, dass sich diese Verknüpfungen bei den Lesenden einstellen.

Unabhängig davon, ob Sie das Buch mit Neugier sofort komplett durcharbeiten oder es erfahrungsgeführt kapitelweise für Ihr Denken und Ihre Praxis nutzen – wir wünschen Ihnen und den Menschen, mit denen Sie arbeiten, viel Erfolg.

Wir danken Dr. Udo Baer für seine engagierte, kollegial-kritische Unterstützung und kompetente Diskussionsfreude, Dr. Nana Hartig für das sorgfältige Lektorat, Sabine Bremer für die kreative Gestaltung und Produktion des Buches und allen Menschen, an deren innerem Reichtum und bewegtem Imaginieren wir teilhaben durften.

Gabriele Frick-Baer und Martina Peter-Bolaender

1

Von inneren Bildern zum Tanz – Beispiele aus der Tanzkunst

Martina Peter-Bolaender

1.1 Der moderne Tanz, das Tanztheater und das klassische Ballett

Das Zentrum der Bedeutung von Tanz wird mit dem Sanskritwort ‚Tanha' beschrieben. Es bedeutet ‚Sehnsucht des Lebens' (vgl. Haselbach 1976a, S. 158).

„Eine verschwommene, quälende Sehnsucht nach Freiheit verbindet sich für viele mit der Sehnsucht, tanzen zu können." (Hoffman 1984, S. 10) Dieser Sehnsucht nach freier Entäußerung wird in den vielfältigen Erscheinungsformen des Tanzes in der Vergangenheit und Gegenwart sehr unterschiedlich Rechnung getragen. Der jeweils gesellschaftlich geprägte Sozialcharakter spiegelt sich in der vorherrschenden Tanztechnik, ihren stilistischen Begrenzungen und Freiheitsgraden.

Jede Geschichtsschreibung des Tanzes verweist deshalb auf die Tatsache, dass sich der Zeitgeist einer jeden Epoche durch eine Analyse des betreffenden Tanzstils aufspüren lässt (vgl. Hoffman 1984, S. 37). Der Tanz oder die Tänze sind jeweils Spiegel ihrer Zeit, ihrer Kultur mit all ihren gesellschaftlichen Prägungen des Sozialkörpers. Andererseits hat der künstlerische Tanz in seiner „Erkundung des Möglichen" (von Hentig 1985, S. 31) gesellschaftliche Gegenströmungen erzeugt, die sich auf Bewusstseinsbildung und -erweiterung auswirkten und entsprechend neue Körperbilder konstituierten.

Der Ausdruckstanz, der Modern Dance und das Tanztheater einerseits und der Klassische Tanz andererseits repräsentieren grundsätzlich verschiedene Auffassungen von Ästhetik.

Diese unterschiedlichen Auffassungen von Ästhetik und die Differenz der jeweiligen Befindlichkeiten und Konditionierung beschreibt Norbert Servos

(1985 b, S. 7) als Kontrast zwischen „Selbstentfesselung“ und „Selbstbeherrschung“. Die anarchische Kraft der im freien, ekstatischen Tanz beförderten Gefühle wird im Klassischen Tanz domestiziert.

„Die Verbannung der Antriebe in den Untergrund, bei der die Kirche tätige Schützenhilfe leistete, war der erste Schritt zur Enteignung des Leibes.“ (Servos 1985 b, S. 7)

Der unter strenger Körperkontrolle bewegte Tanzkörper der auf Spitzenschuhen tanzenden Ballerina darf seine inneren Sehnsüchte nur im Rahmen eines festgefügten Bewegungsvokabulars Ausdruck verleihen. Dieses Bewegungsvokabular dient dazu, den Menschen in einer idealisierten Schönheit nach dem Prinzip des Goldenen Schnitts, das heißt als geometrische Einheit, wie sie aus der griechischen Antike bekannt ist, zu präsentieren. Das Ideal von „Schönheit“, „Würde“ und „Vollkommenheit“ des Menschen drängt den Tänzer und die Tänzerin in „streng stilisierte(n), stets an räumliche und zeitliche Vorschriften gebundene Bewegungen/Haltungen“ und diese „schließen jegliche Alltagsbewegung aus“ (Vent/Drefke 1981, S. 38).

Die strenge Stilisierung der Bewegung bewirkt jedoch in zweifacher Hinsicht auch einen Verlust an Emotionalität und Sinnlichkeit, bei Tänzer/innen und Zuschauer/innen:

„Und darüber hinaus bietet der Tanz als stilisierte Bewegung sich zur Identifikation mit Gefühlen an, mehr noch: erlaubt die Stilisierung von Gefühlen und bewahrt vor der Ambivalenz der Emotionalität.“ (Hoffman 1984, S. 37)

Von der ekstatischen Bewegung bleibt beim Klassischen Ballett allein die Stasis, die „unbewegliche Mitte bei äußerster Rotation der Extremitäten. Alles dreht sich um ein Zentrum, dessen korsettierte Kontrolle keinen Augenblick nachlassen kann, loslassen darf. Dahinter lauert Ich-Verlust, der die Aufgabe der Kontrolle mit Todesangst bedroht. Die ungehemmte Energie der Veitstänze ist gebändigt, kanalisiert. Der neue Mensch sagt Ich und meint sein nunmehr zurückgedrängtes Selbst. – Haltung, Majestät, Haltung!“ (Servos 1985 b, S. 7)

In der Abgrenzung zum Klassischen Ballett wird die Bedeutung des Modern Dance und des Tanztheaters begreifbar, die durch eine Rückbesinnung auf ursprüngliche Bedürfnisse, Sehnsüchte und Wünsche den Menschen wieder „zu sich selbst und zum Selbst als neuer Mitte“ zurückfinden lassen (a. a. O., S. 9).

Im Gegensatz zum Klassischen Ballett vermochten die Erscheinungsformen des Modernen Tanzes (des Ausdruckstanzes von Mary Wigman und des Freien Tanzes von Rudolf von Laban) und des modernen Tanztheaters das Selbst zu entfesseln und die interkulturellen archetypischen Bilder zu entschlüsseln (vgl. a. a. O., S. 7).

Anhand von Beispielen aus der Tanzkunst von Isadora Duncan, Mary Wigman, Martha Graham und Pina Bausch wird im Folgenden dargestellt, wie innere Bilder zu getanzten Bildern führen und wie über diese „aktiven Imaginationen im Tanz“ (Peter-Bolaender 1992) Choreografien entstanden sind. Im Prozess des Imaginierens (Chodorow 1986 und 1991, Whitehouse 1977) entstehen aus inneren Bildern getanzte Symbole, die auf die Tanzkünstlerinnen selbst zurückwirken, sie verändern. Hierbei wird eine uralte, heilsame Funktion des Tanzens wirksam, dass nämlich im gestalterischen, kreativen Prozess innere Konflikte, Sehnsüchte und Krisen auftauchen, bearbeitet und teilweise gelöst werden.

Während sich Vertreterinnen des Ausdruckstanzes und Modernen Tanzes wie Wigman und Graham auf dem gestalterischen Weg von inneren Regungen, Antrieben und Bildern leiten ließen und sich beim Choreografieren archetypischer Bilder bedienten und dabei die Quellen des kollektiven Unbewussten anzapften, beziehen Choreografinnen des Tanztheaters ihre Erinnerungsquelle eher aus den persönlichen Biografien ihrer Tänzerinnen und Tänzer. Sie möchten Beziehungsthemen und gesellschaftliche Tabuthemen auf die Bühne bringen, die die Gegenwart spiegeln. Die Ausdruckstänzerinnen hingegen hatten einen anderen Anspruch an sich und ihre Kompositionen. Nicht die Gegenwart, sondern das Überpersönliche, das Wesensmäßige der menschlichen Kreatur sollte im Tanz ausgedrückt werden, mit überzeitlichem Geltungsanspruch. Die Soziologin und Tanzwissenschaftlerin Gabriele Klein (1999, S. 29) formuliert die Gemeinsamkeit zwischen Ausdruckstanz und Tanztheater, nämlich den „Körper als Medium der Erfahrung“ zu begreifen, aber auch die Unterschiede sehr prägnant: „Das Körpermodell, das die spezifische Ästhetik des Tanztheaters provoziert, thematisiert zwar auch den Körper als Ort der Erfahrung und nutzt den Körper als Medium der Repräsentation, aber in ganz anderer Weise als der Ausdruckstanz. Das Tanztheater zeigt den Körper nicht als Relikt der Natur und als Ort der Utopie, sondern stellt ihn durchweg als etwas gesellschaftlich Geformtes und Sozialisiertes vor – und dies gilt für beide Geschlechter. Wenn der Ausdruckstanz den weiblichen Körper als Inbegriff des Utopischen denkt, so thematisiert das Tanztheater die Disziplinierungspraktiken, die über Mode oder mit Hilfe verschiedener Verhaltenskodizes ausgeübt werden. Aber nicht nur die Gesellschaft wird als Disziplinierungsinstanz der Körper angeklagt und der Tanz als zivilisationsgeschichtliche Alternative vorgestellt, nein, der Tanz selbst macht den Körper zu einem Opfer von Disziplin – und diese Ambivalenz des Tanzes thematisiert das Tanztheater immer wieder, indem es zum Beispiel die gebrochenen Körper von Ballettänzern in Szene setzt –

quasi als ein warnender Verweis auf die Folgen, die eine einseitige Ausrichtung auf technische Perfektionierung des Körpers haben kann."

Die neuen künstlerischen Arbeitsmethoden sowohl der Tanzkünstlerinnen des Modernen Tanzes wie des Tanztheaters wirkten sich auch auf den pädagogischen Bereich aus und trugen, wenn man an die Entwicklung der Tanztherapie denkt, zu einem neuen Verständnis von Tanz bei, das fundamental wichtig war zur Wiederentdeckung der therapeutischen Funktionen von Tanz. Gabriele Postuwka (1999, S. 113 ff.) unterscheidet in ihrer Analyse historischer und gegenwärtiger Entwicklungstendenzen im Modernen Tanz und in der Tanzerziehung zwischen der „Improvisation als choreografisches Prinzip" und der „Improvisation als pädagogisches Prinzip". An diese Prinzipien anknüpfend entwickelten Tanztherapeutinnen in Amerika wie Trudi Schoop (1981, S. 117 ff.), Marian Chace (Chaiklin 1975), Anna Halprin (2000) und in Deutschland u.a. wie Helma Drefke-Polzin (1998/2002), Gabriele Frick-Baer (2001), Martina Peter-Bolaender (1982, 1985, 1986 a, 1986 b), Susanne Quinten (2000) die Improvisation als therapeutisches Prinzip und Methode. Lilian Espenak (vgl. 1986, S. 38), eine ehemalige Schülerin Mary Wigmans und eine der Pionierinnen der Tanztherapie in Amerika, betrachtet den Modernen Tanz als eine Hauptquelle der Tanztherapie. Um diese Bedeutung, die dem Ausdruckstanz und Modernen Tanz im Hinblick auf die Entwicklung von Tanztherapie-Methoden zugeschrieben wird, nachvollziehen zu können, wenden wir uns zunächst der Tanzgeschichte und den für die Entstehung der Tanztherapie relevanten Tanzkünstlerinnen zu.

1.2 Isadora Duncan und ihre Tanzdichtung

Der Bruch mit der Konvention des Klassischen Balletts und die „Suche nach einem individuellen und kollektiven Unbewussten" (Brunel 1982, S. 26) durch Tanz setzten zu Anfang des 20. Jahrhunderts ein. Eine Protagonistin dieser sich in Schüben fortsetzenden revolutionären Wende des Umgangs mit dem Körper auf der Tanzbühne war die Amerikanerin Isadora Duncan (1878–1927), die ihre Auffassung vom Tanz auch im pädagogischen Bereich realisierte und neue Wege zu einer pädagogischen Vermittlung von Tanz und zur Förderung von Selbst-Verwirklichung durch Tanz bahnte. Sie lehnte für ihren Tanzunterricht die Vorgabe von Bewegungen ab und förderte über die Improvisation die individuelle Ausdrucksfreude und -kraft.

Sie berief sich dabei auf ihre eigene Erfahrung und Einsicht, dass über den Weg der Konzentration/Meditation und der intensiven Fühlungnahme mit Musik eine innere Bewegtheit, die Regungen der Seele, zum Ausdruck drängte.

„Erst viele Monate später, als ich gelernt hatte, mich zu konzentrieren, fand ich, dass die Schwingungen der Musik mir wie aus einer Lichtquelle zuströmten und sich in mir als innere Vision, als Reflex der Seele widerspiegelten, wodurch ich befähigt war, sie tanzend zum Ausdruck zu bringen." (Duncan 1981, S. 61) Die Tanz- und Theaterwissenschaftlerin Claudia Jeschke (1999, S. 8) unterscheidet zwei Phasen des künstlerischen Prozesses bei Isadora Duncan: „Sie hat sich sehr oft vor der Kreation eines neuen Tanzes in eine Art meditativen Zustand versetzt, der durch die Konzentration auf ein Musikstück ausgelöst wurde und eine persönliche Interpretation des Gehörten ermöglichte. Das innerlich Gehörte setzt die Tänzerin dann in Bewegungen um." Auf diese erste Phase folgt die zweite: „Hatte Duncan bislang spontan improvisiert, geleitet von ihren Impulsen getanzt, begann sie nun, den Impuls zu erforschen. Sie beobachtete sich selbst beim Üben und nahm den Solarplexus als den Sitz ihres subjektiven Bewegungsempfindens, als das Zentrum ihres Bewegungsimpulses, wahr."

Isadora Duncan beobachtete mit großer Aufmerksamkeit die parallel zu ihrer eigenen Arbeit verlaufenden künstlerischen Strömungen ihrer Zeit, vor allem die des Jugendstils, der sich in allen Gebieten der Kunst, wie Architektur, Inneneinrichtung, Grafik, in der Gestaltung von Vasen und Gefäßen des New Yorkers Tiffany und in den Glaskünsten des Franzosen Gallé, auswirkte (vgl. Niehaus 1981, S. 11 f.). Als ihre eigenen „Lehrer" bezeichnet Isadora Duncan (1903, S. 27 und 30) Charles Darwin, Ernst Heckel und Arthur Schopenhauer, an anderer Stelle (1979, S. 63 und 105) erwähnt sie Jean-Jaques Rousseau, Walt Whitman und Friedrich Nietzsche. Ihr Lieblingsdichter Walt Whitman, der von sich sagte, „Ich bin der Dichter des Leibes, ich bin Dichter der Seele", war ihr Vorbild:

„Was er in der Dichtung ist, will sie im Tanz werden (...). Sein Kampf ist auch ihr Kampf für die Freiheit der Gefühle, der Sinne und der Liebe; sie will herrliche Kinder haben und erziehen zu wunderbaren Menschen, die in Liebe vereint eine wahre Demokratie bilden sollen." (Niehaus 1981, S. 14)

Wenn sie Gefühle tanzte, dann sollte es nicht eine Nachahmung sein, sondern das Gefühl selbst. Um dies zu verwirklichen, strebte sie die Transzendenz ihrer Person an; sie wollte nicht in Erscheinung treten, um sich darzustellen, sondern die Wahrheit, die alle Menschen begreifen, als Überhöhung der persönlichen Aussage ausstrahlen. Sie verstand sich somit als Mittlerin einer göttlichen Kraft (vgl. Duncan 1981, S. 60), die durch sie hindurchtönt, und hoffte, dass die Kraft dieser Urbilder durch ihren Tanz auch auf das Publikum wirken möge.

Isadora Duncan war eine Frauenrechtlerin, die mit der englischen Frauenemanzipation der Pankhurst-Bewegung sympathisierte. Sie kämpfte für die Befreiung der Menschen von veralteten Konventionen und Moralgesetzen. So propagierte sie zum Beispiel eine freiheitliche Einstellung zum institutionalisierten Bund der Ehe und zur freien Liebe und kämpfte als Frauenrechtlerin unter anderem für die Abschaffung des Korsetts als einem Symbol patriarchaler Unterdrückungsstrukturen. Grundlegend für ihre pädagogische Arbeit war immer die Intention einer ganzheitlichen Erziehung. Ihre Arbeit verstand sie nicht nur als reine Körper- und Tanzerziehung für Mädchen, sondern darüber hinaus strebte sie nach geistigem Einfluss und zielte damit insgesamt auf eine existenziell ausdrucksvolle Lebensform (vgl. Duncan 1903, S. 44 ff.):

„Die Tänzerin der Zukunft wird ein Weib sein müssen, deren Körper und Seele so harmonisch entwickelt sind, dass die Bewegung des Körpers die natürliche Sprache der Seele sein wird. (…) Sie wird das wechselnde Leben der Natur im Tanze ausdrücken und die Wandlungen aller ihrer Elemente ineinander zeigen. Von allen Teilen ihres Leibes wird der Geist ausstrahlen und der Welt die Botschaft von den Gedanken und Hoffnungen tausender von Frauen bringen. Sie wird die Freiheit des Weibes in ihrem Tanz ausdrücken." (Duncan 1903, S. 44)

Sie versuchte, ihren Schüler/innen eindringlich begreiflich zu machen, dass die Tanzkunst darin besteht, innere Regungen zu befreien:

„Trachtet die Musik mit eurer Seele zu hören! Fühlt ihr nicht beim Zuhören in eurem Innern ein tieferes Selbst erwachen? Diese Kraft veranlasst euch, Kopf, Arme und Beine zu heben und führt euch langsam dem Licht entgegen. Niemals wurde ich missverstanden, und dieses Erwachen, die Befreiung der inneren Regung ist meiner Ansicht nach der Beginn jeder Tanzkunst. Man kann dies sogar bei den Kleinsten der Kleinen beobachten; denn kaum sind die Grundelemente erfasst, so entwickelt jeder Schüler beim Gehen und in jeder Gebärde spirituelle Kraft und auffallende Grazie, die durch rein körperliches Training oder bloße Gehirnarbeit niemals erreicht werden können." (Duncan 1981, S. 61)

Duncans Wirk- und Strahlkraft beschränkte sich jedoch nicht nur auf die Integration jener aus der Innenwelt freigesetzten Bilder, sondern lebte auch aus der Überzeugung, im Tanz politisch wirksam zu werden. Davon zeugen unter anderem die Tänze zur Marseillaise und zur Internationale sowie der „Slawische Marsch", der das Schicksal eines Sklaven versinnbildlichte, der „von der Knute des Tyrannen gezüchtigt und niedergetreten, sein Joch abschüttelt" (Duncan 1979, S. 37).

Isadora Duncan gelang es, dies ist aus historischen Quellen ablesbar und interpretierbar, ihre persönliche Innenwelt in Bilder zu transformieren. Über den Weg stundenlanger, regungsloser Meditationen, in denen sie sich in Trancezustände versetzte, erspürte sie die Quelle ursprünglicher, unwillkürlicher Reflexbewegungen und erfuhr am eigenen Leib „die Triebfeder, die motorische Kraft, die Einheit, aus der die Vielfältigkeit des Bewegungskomplexes entspringt" (a.a.O., S.7). Analog zu ihrer Umschreibung der Reflexbewegungen spricht Kaye Hoffman (1984, S.39) vom „Tremendum", von der „Gestaltung von Bewegtheit" anstelle der gestalteten Bewegung. Das Tremendum ist der Kern des Tanzes, der nicht nur Ausdruck eines bestimmten Gefühls ist, sondern darüber hinausgehend eine Stärkung der inneren und äußeren Bewegtheit bewirkt, „eine Kontaktaufnahme, was bedeutet, in Fühlung gehen: sich zu lösen, ohne sich aufzulösen, sich im Schmerz nicht zu verschließen, sondern zu öffnen und durch die Öffnung sich neu mit dem Leben verbinden, trotz allem lebendig zu bleiben. Oder – lebendig zu werden?" (Hoffman 1984, S.39)

Duncans Tänze entstanden nicht aus Gedanken und erdachten Ausdrucksintentionen, sondern durch die intensive Fühlungsnahme mit Bildern, zum Beispiel aus der Natur. Neben diesen Bildern von außen konnten aber auch innere Bilder Anstoß zur Bewegung sein. Sie erkannte für sich den Solarplexus, jenes Nervengeflecht, das hinter dem Magen und vor der Wirbelsäule liegt, als „Triebfeder", als Bewegungszentrum, das eng mit dem emotionalen Bereich gekoppelt ist (vgl. Duncan 1981, S.60ff). Beispielsweise entstand der „Tanz der Wehklage" durch das Versinken in das schmerzliche Gefühl von Furcht (vgl. a.a.O., S.62).
Die Wirkung der Duncan legt nahe, dass Tanz auch bei mitfühlenden Zuschauer/innen ein bewusstseinserweiterndes Ganzheits-Erleben hervorruft, wenn die Brücke zwischen den Polen der äußeren Eindrücke und der inneren Nachempfindung geschlagen wird. Das individuelle Erlebnis wird zu einem gemeinschaftlichen Erleben, indem sich die Zusammenführung von Innen und Außen von einer Person auf andere Menschen überträgt.

1.3 Mary Wigman und ihr „absoluter" Tanz

Die frühen Jahre in der Karriere von Mary Wigman (1986–1973) als Tänzerin spiegeln die Suche nach einer neuen Form des Tanzes. Die Tanzstile der Vorkriegszeit erscheinen ihr als Kommunikationsmittel nicht geeignet. Denn die vorherrschenden Techniken des Balletts und des populären Bühnentanzes beschäftigten sich eher mit irrealen und illusionären Themen. So überraschte Isadora Duncan die Welt, indem sie barfuß und mit zum Teil durchsichtigen Gewändern zu der Musik von großen Komponisten tanzte, ihre Inspiration schöpfte sie aber aus einem vergangenen Zeitalter, vor allem aus der griechischen Antike. Hierbei überwog der Stimulus der Musik, der sie seelisch bewegte und sie über den Einfluss auf ihre individuelle, psychische Befindlichkeit zu tanzen anregte. Deshalb verzichtete Duncan auf eine eigene Namensgebung ihrer Tänze; Letztere wurden nach dem zugrunde liegenden Musikstück benannt. Mary Wigmans Tanz dagegen war eine zutiefst persönliche Botschaft ihrer Zeit und weder die geläufige Form und Musik, noch die Thematik eines bereits existierenden Tanzstils konnten diese Botschaft völlig zufriedenstellend ausdrücken. Sie lehnte die Anlehnung an jeden tradierten Tanzstil und die dadurch vorgegebenen Techniken und Themen ab, denn es gab für sie „allein das Erleben der Natur und die Tiefenschau ins eigene Herz, dieses Spüren im Unausmessbaren mit allen seinen Wonnen und Bedrängnissen" (Zivier 1956, S. 58).

Wigman verband in ihrem Tanz Natur und Seele. Hierbei tanzte jedoch kein Ich-loses oder Wir-haftes Wesen, sondern eine Frau, die die magisch-mythische Botschaft mit dem kritischen Ich-Bewusstsein der Choreografin reflektierte. „Was ist Tanz? Raum, Symbol; Endliches mit Unendlichem geformt, durchdrungen, gebaut." (Wigman 1933, S. 19) Deshalb überprüfte und erforschte sie die Ausdrucksstärke des Raumes und die Funktion der Bewegung im Raum. Diese eigenwilligen Ideen realisierte sie, in Anlehnung an die Arbeitsweise Rudolf von Labans, ohne Musik. Bald konnte sie ihr Publikum davon überzeugen, dass der Tanz eine eigenständige Kunstform darstellt, gleichwertig mit der Musik oder Malerei. Durch ihren Verzicht auf Musik stellte sie den absoluten Tanz als eine Kunstform vor, die auch unabhängig von ihrer traditionellen Verbundenheit mit der Musik ausdrucksstark sein kann.

Andererseits eröffnete Wigman auch eine neue Dimension des Ausdruckstanzes, indem sie einen innovativen Zugang zur musikalischen Begleitung ihrer Tänze suchte. Hierbei gewannen Trommeln, Gongs und Tamburins, die unter anderem auch an die matriarchalen Tänze erinnern (vgl. Göttner-Abendroth 1982, S. 168 und Hegi 1986, S. 58), größte Bedeutung.

Der absolute Tanz der frühen Periode wurde hingegen ganz ohne Klangkulissen und Musik getanzt. Hierdurch betonte Wigman die Unabhängigkeit der Tänzer/innen von der Musik, zielte auf die strenge Stilreinheit ab, die angezeigt war, um seelische Vorgänge und Beziehungen in getanzte Bilder zu transformieren.

„Nicht Gefühle tanzen wir! Sie sind schon viel zu fest umrissen, zu deutlich. Den Wandel und Wechsel seelischer Zustände tanzen wir, wie sie als rhythmisches Auf und Ab im Menschen lebendig sind." (Wigman 1933, S. 20)

Im Jahre 1913 nahm Wigman an Rudolf von Labans Sommerkurs in Ascona in der Schweiz teil. Laban regte seine StudentInnen an, zu den Rhythmen von Dichtung, Wörtern, Phrasen, zu Musik und Stille zu experimentieren, zu improvisieren. Und es war Laban, der den größten Einfluss auf Wigmans frühes Werk hatte und seine Ermutigungen überzeugten sie, den Tanz endgültig als ihren Lebensweg zu wählen. Mit seiner Hilfe begann sie, an eigenen Tanzkompositionen zu arbeiten.

Im Herbst 1913 kehrte Wigman zusammen mit Laban nach München zurück und zeigte bei einer Schuldemonstration ihre ersten Solotänze. Ihr Stück „Tanz der geraden und gebogenen Linien" wurde zwar von Laban verworfen, aber bereits durch seinen Titel weist es auf ein erwachendes Interesse an den räumlichen Elementen des Tanzes. Ihren daraufhin choreografierten „Hexentanz" jedoch akzeptierte Laban und so wurde dieser 1914 in einem Münchner Museum erstmalig öffentlich aufgeführt. „Hexentanz I" sollte Wigmans berühmtester Tanz werden und blieb zugleich derjenige, den sie am liebsten tanzte. Sie unterwarf ihn allerdings vielen Korrekturen, bis er 1926 seine endgültige Gestaltung erfuhr und als „Hexentanz II" vorgestellt wurde. Wigmans „Hexentanz I" wurde ohne Musik getanzt, das Kostüm bestand aus einem figurlosen Sack. Noch existierende Fotografien des Hexentanzes lassen eine Spannung in den verwrungenen Händen erkennen, die starken Abwinkelungen in den Körperhaltungen demonstrierten eine zielbewusste Energie, wobei das Kostüm die Konturen des Körpers, der eine übersteigerte Lebhaftigkeit ausdrückt, verwischt.

Bei all ihren Choreografien war Wigmans gesamter Körper in den expressiven Tanz integriert: voller Energie und Präsenz. Die Anziehungskraft der Erde wurde gestalterisch aufgenommen, entweder durch sanfte Berührung oder kraftvolles Stampfen. Die Musik war sparsam gehalten und auch das Kostüm nicht dekorativ. Aber gerade die Intensität ihrer frühen Werke war es, die die ZuschauerInnen zunächst abstieß und dann faszinierte. Anfangs war das Publikum auf den emotionalen Ausdruck ihres Tanzes, auf die Art der Begleitung durch Rhythmen, auf ihre nackten Füße und auf die Themen ihrer Tänze unvorbereitet (vgl. Odom 1980, S. 84).

Da es zu dieser Zeit – mit Ausnahme von Labans Methoden des freien Tanzes – noch keine Trainingstechnik für den Ausdruckstanz gab, war Wigman mit der

Aufgabe konfrontiert, einen eigenen pädagogischen Weg zur Vermittlung ihres Tanzstils zu entwickeln. Dabei suchte sie nach einem Mittel, den Körper zu einem solch empfindsamen Instrument zu machen, so biegsam und geschmeidig, dass er alle Schattierungen der Emotionen auszudrücken in der Lage war.

Im Versuch, eine singuläre Idee auszudrücken, arbeiteten Wigman und ihre Student/innen mit größter Hingabe, um eine der Intention entsprechende Bewegung zu finden. Nach der täglichen Tanzgymnastik übten sie leidenschaftlich Drehungen, Sprünge und Schwünge. Barfuß tanzend gewannen sie den direkten Kontakt mit der Erde, wie er unter anderem im afrikanischen, orientalischen und asiatischen Tanz gepflegt wird, wieder zurück. Die nackten Füße erweckten in ihrer Berührung mit der Erde einen emotionalen Ausdruck, wobei das Spiel zwischen dem Boden und den Fußsohlen in unzähligen Nuancen variierte. Da Wigman die Gesetze der Schwerkraft als persönliche Herausforderung ansah, trainierte sie besonders intensiv ihre Sprungkraft. In einem Gedicht offenbart sie ihr Verlangen nach Sprunghöhe und ihre Lust am Fliegen, welche für sie existenzielle Erfahrungen darstellten. Wo andere zeitgenössische Tänze auf einer Ebene (einem Raumlevel) blieben, machte sich Wigman alle Ebenen verfügbar, wobei eine weitere Beschäftigung mit dem Raum die Erforschung von Linien, Kurven und Schwüngen beinhaltete. Wigman war überzeugt von der großen Bedeutung ihrer meist bis zu 30 Minuten dauernden Drehmeditationen für ihren kreativen Gestaltungsprozess. Das ekstatische Drehen auf einem Punkt diente der Konzentration, der körperlich-geistig-seelischen „Zentrierung". Ihre Dreh-Meditationen zum Klang eines chinesischen Gongs erlebte Wigman (1963, S. 38) gleichermaßen als „Qual und Beseligung". Der anschwellende, raumerfüllende Ton des Gongs war zunächst der Bewegungsstimulus, der abschwellende und verstummende Ton ließ sie zurück zum Stillstand kommen:

„Man fand zu sich selbst zurück, konnte wieder atmen, fühlen, sehen und wurde Zeuge eines ergreifenden Abschieds." (Wigman 1963, S. 38)

Wigmans Tänze, die immer wieder menschliches Schicksal bildstark verkörperten, waren durchdrungen von Trauerarbeit, Schmerz und Spiritualität. Ihr Werk drückte die Entschlossenheit und Leidenschaft des Individuums aus, das sich den Kräften und Gewalten des Lebens und des Todes entgegenstellt. Als zentrales Motiv taucht die Problematik Tod und Wiedergeburt auf, beispielsweise im Werk „Die sieben Tänze des Lebens":

„Hier entsteht die erste Skizze zu ihrem 1921 uraufgeführten Tanzspiel ‚Die' sieben Tänze des Lebens', in dem sie ihrem philosophischen Lebensbild tänzerischen Ausdruck gibt, ihrer Überzeugung von der Einheit von Lust und Leid, von Tod und Leben, in dem sie den Glauben zelebriert, dass der Tanz den Tod überwinden und neues Leben entstehen lassen kann." (Müller 1986b, S. 64)

Eine solche symbolische Präsentation des Themas kann als ein Wandlungsprozess gedeutet werden: Nach den sieben Stufen der Bewusstwerdung wird der Tänzerin, die dem Tod bereits geweiht war, der Sinn des Lebens deutlich und gewahr. Hierbei wird sinnlich vermittelt, dass das Durchleben tiefster Empfindungen, Gefühle, einschließlich der Todeserfahrung und Akzeptanz der Endlichkeit des Lebens, über den Weg gradueller Bewusstseinserweiterung letztlich zur Selbst-Verwirklichung, Selbst-Werdung führt.

Nach Wigmans (1933, S. 33) Tanzphilosophie „schlummert" in jedem Menschen die „lebendige Sprache des Tanzes", die jedoch erst zu einer „überzeugenden Mitteilung" erweckt werden muss.

Die Sprache des Tanzes übermittelt jedoch nicht nur individuell-persönliche Aussagen, sondern ist überpersönlich und interpersonell: „Nicht um das Schicksal des Menschen von heute, von gestern, oder von morgen! Sondern das Schicksal des Menschen in seiner unvergänglichen und in dauerndem Wechsel begriffenen Erscheinung. In all seinen vielfältig schillernden Äußerungen, von der grellsten Realistik bis zur sublimiertesten Abstraktion, in seinen Wandlungen, Verkettungen, Kämpfen, Nöten, Erfüllungen wird dieses Menschentum im Tanz Gestalt und zur Darstellung gebracht. Es bildet sozusagen das Generalthema für eine unbegrenzte, ewig sinnvolle Variationsreihe." (a. a. O.)

Um das Persönliche, auch die persönliche Mimik, zugunsten des Überpersönlichen in den Hintergrund zu drängen, zu überwinden, tanzte Wigman unter anderem den Hexentanz und den Totentanz mit Masken, die nach ihren eigenen Vorstellungen angefertigt wurden (vgl. Wigman 1963, S. 42).

„Wann aber greift der Tänzer zur Maske? Immer dann, wenn der Gestaltungsdrang in ihm einen Spaltungsvorgang auslöst, d.h. wenn seine Fantasie ihm Bild und Wesen einer scheinbar fremden Gestalt offenbart, die, wie ein Teil-Ich aus seinem Gesamt-Ich gelöst, den Tänzer zur Gestaltverwandlung zwingt. Diese Verwandlung verlangt vom Tänzer die Überwindung des Persönlichen zugunsten des Typischen und die Steigerung des Typischen zum Überpersönlichen." (Wigman, zit. nach Müller 1986, S. 131)

Am Beispiel von Mary Wigmans „Hexentanz" werde ich den Prozess der aktiven Imagination im Rahmen der tanzkünstlerischen Gestaltung aufzeigen. Indem ich die eigenen Aufzeichnungen Wigmans systematisch gliedere und kommentiere, lässt sich der Gestaltungsprozess des Hexentanzes in drei Phasen untergliedern:

- Die erste Phase ist charakterisiert durch die innere Stimme, einen emotionalen Druck, der als ureigentlicher Gestaltungsantrieb aufgefasst werden kann.
- In der Hauptphase des Gestaltungsprozesses steht das Geschehenlassen und die aktive Imagination als Selbst-Gestaltung im Vordergrund. Es entfaltet sich der Prozess der Verkörperung innerer Bilder zum Tanz.
- Die dritte Phase umfasst die Formung, Ausgestaltung des aus der Tiefe des Unbewussten aufgestiegenen psychischen und tänzerischen Materials bis hin zur Bühnengestalt und deren Prüfung am individuellen künstlerischen Anspruch.

Erste Phase: Die Motivation und die inneren Impulse, die nach außen drängen (Inkubationsphase), beschreibt Wigman mit folgenden Worten:

„Nur die Unruhe war da, und eine Art böser Gier der Hände, die sich prankenhaft in den Boden hineinpressten, als wollten sie dort Wurzel schlagen. Ich war bis zum Bersten angefüllt und der Verzweiflung nahe. Es musste sich doch formen lassen, was mich so maßlos bedrängte!" (Wigman 1963, S. 40)

Wigman nimmt in dieser Selbstbeschreibung einen Gefühlseindruck wahr, der nach Entäußerung drängt. Eine innere Zerrissenheit und Erregung kann nicht verleugnet werden. Ein starkes Ausdrucksbedürfnis ist wach geworden und lässt sich nicht verdrängen. Es werden Gefühle wie Wut, Verzweiflung und Gier angesprochen.

Zweite Phase: Zum Verlauf des Gestaltens, d. h. des weiteren Suchens, Zulassens von Gefühlen und Geschehenlassens von Imaginationen, äußert sich Wigman:

„Manchmal schlich ich mich nachts in den Übungsraum und steigerte mich in einen rhythmischen Taumel hinein, um der sich regenden Gestalt näher zu kommen. Denn dass es zu einer festumrissenen Tanz-Gestalt hindrängte, das spürte ich bereits. Die Fülle der rhythmischen Einfälle war überwältigend. Ihrer Klärung und Ordnung aber stand etwas entgegen, was den Körper immer wieder in eine sitzende oder hockende Stellung zwang, in der die gierigen Hände vom Boden Besitz ergreifen konnten." (a. a. O., S. 41)

In dieser nächtlichen Atmosphäre, einer dem Unbewussten gegenüber aufgeschlossenen Erlebnisbereitschaft und einer nahezu trance-versunkenen Hingabe an die innere Stimme, die zu diktieren scheint, entfalten sich die Ideen für den „Hexentanz". Nach einer solchen kreativen, nächtlichen Arbeitsphase kehrt sie „völlig aufgewühlt" in ihr Zimmer zurück. In den Spiegel blickend erfährt sie Gewissheit über einen Aspekt ihrer bisher versteckten Persönlichkeit, erkennt sie ein zweites Gesicht der Weiblichkeit:

„Was er (der Spiegel, Anm. M.P.-B.) zurückwarf, war das Bild einer Besessenen, wild und wüst, abstoßend und faszinierend. Die Haare zerwühlt, die Augen tief in ihre Höhle zurückgesunken, das Nachthemd verschoben und den Körper fast unförmig erscheinen lassend: da war sie – die Hexe – das erdverwurzelte Wesen, in hemmungsloser Triebhaftigkeit, in unersättlicher Lebensgier, Tier und Weib zugleich." (a.a.O., S. 41)

Noch wird diese persönliche Preisgabe einer Schattenseite mit dem Gefühl des Grauens begleitet, aber schon bald reflektiert Wigman (a.a.O.) die Hexe als ein archetypisches Bild. Die Hexe charakterisiert Henry G. Tietze (1986, S. 282) durch folgende Polarität „als Archetyp, das heißt als symbolischer Ausdruck der lebensspendenden und nährenden Schützerin aber auch (...) der bedrohlichen, fordernden und verschlingenden Mutter".

In jedem weiblichen Wesen liegt ein „Stück Hexe verborgen", ein „Urbestand" des Weiblichen (Wigman 1963, S. 41).

Wigman sah in der Hexe eine Verbindung von Gegensätzlichem, „Tier und Weib zugleich". Diese Verbindung von Mensch und Tier in einer Gestalt entspricht der Sphinx, einem Wesen mit löwenartiger Tiergestalt und einem menschlichen Kopf.

Die Hexe, die Wigman als weibliche Seite und damit auch als Selbstaspekt integriert, verliert hiermit ihre bedrohende und desintegrierende Kraft. Destruktiv und desintegrierend wirkt eine Schattenseite nur so lange, wie sie abgespalten ist. Häufig wird die von Individuen abgelehnte Seite auf andere Menschen, zum Teil auf das andere Geschlecht projiziert. Beispielsweise lehnt der Mann diesen Teil der Anima, diesen dunklen Aspekt der Weiblichkeit in sich ab. In seiner panischen Angst projiziert er die Hexe auf das weibliche Geschlecht; ein Faktum, das eben auch zur Erklärung des Hexenwahns im Mittelalter dient.

In ihren Aufzeichnungen erwähnt Wigman die Gestalt der Sphinx zweimal; einerseits lässt sie die Hexentanz-Maske in ihrer „Unergründlichkeit an die Gestalt der Sphinx denken" und andererseits erlebt sie in der Hexentanz-Bewegung selbst eine Parallelität zur Sphinx:

„Auch der in seiner Schwere lastende Körper hatte etwas von dem lauernd Tierhaften, das dem Bilde der Sphinx, wenn auch nur andeutungsweise, entsprach." (a.a.O., S. 42)

Ihre freudvolle Einsicht, ihr Triumph über das Entdecken des Geheimnisses der rätselhaften Sphinx und dessen Bedeutung für die Ganzheit des Hexentanzes spricht aus folgenden Sätzen:

„‚Wahret das Geheimnis ...' Welch eine Entdeckung! Denn durch die Einarbeitung dieses Elements, das sich in der warnend vor den Mund geschobenen Gebärde verdeutlichte, in dem Frage- und Antwort-Spiel zwischen fern dämmernder Hintergründigkeit und grell leuchtendem Vordergrund-Geschehen erhielt der an sich aufrührerische Charakter des Tanzes den ihm gemäßen Gegenpol, nach dem ich eine ganze Weile vergeblich gesucht hatte. Nun war der Hexentanz erst wirklich geboren." (a. a. O.)

Dritte Phase: Wie lässt sich diese den Hexentanz ausmachende Entdeckung begreifen, in Worte fassen? Die Antwort auf diese Frage leitet über zu den Zusammenhängen zwischen der persönlichen und überpersönlichen Ebene, die in der dritten Phase des Gestaltungsprozesses im Vordergrund steht:

Das Symbol der Sphinx stellt dem Menschen seit Jahrhunderten immer wieder die Frage „Wer bist Du?"– „Erkenne Dich selbst." Diese Frage/Aufforderung weist auch darauf hin, dass das individuelle Schicksal mit einer überpersönlichen Ebene in Zusammenhang steht: „Wenn ich erkenne, dass mein ganz individuelles Schicksal auch ein Grundmuster menschlicher Erfahrung hat, (...) dann fühle ich mich nicht mehr so isoliert, (...) sie haben es ertragen und eine Lösung gefunden, ich finde mich dann im Strom des Lebens wieder, in dem mir Lösungen für meine derzeitige Konfliktsituation zufließen können, den ich aber auch durch von mir ganz persönlich gefundene, erfahrene und erlittene Lösungen bereichern kann, die vielleicht über mir unbekannte Kanäle wiederum anderen hilfreich sein können." (Remmler 1988, S. 86)

Abschließend bearbeitet und formt Wigman das bewusst gewordene psychische und tänzerische Material. Hierbei strebt sie nach der vollendeten Form, die das Persönliche in das Allgemeinmenschliche/Überpersönliche transformiert:

„Nur bändigen musste man das Kreatürliche, musste es modellieren und sich der bildhauerischen Arbeit am eigenen Körper unterziehen. Es war herrlich, sich der Lust am Bösen hingeben zu dürfen, sich voll zu saugen mit Kräften, die sich sonst nur schwächlich unter der gesitteten Oberfläche zu regen wagten. Aber das sollte dem Gesetz der Formung unterworfen werden, dem Gesetz, das sich auf Wesen und Charakter der Tanz-Gestalt gründen musste, um sie in zwangsläufiger Rückbezogenheit einmalig und endgültig zu bestimmen. Das hatte ich anzuerkennen und mit allen Mitteln dafür zu sorgen, dass der ureigentliche Gestaltungsantrieb im Verlauf des Formungsprozesses weder abgeschwächt noch verschüttet wurde." (Wigman 1963, S. 41) Mary Wigman unterscheidet sehr klar zwischen dem eher spontanen, wenn auch zeitweise zähflüssigen Strom innerer Impulse, der aus dem Unbewussten hervorbricht, und dem künstlerischen Prozess des Aus- und

Umgestaltens dieses seelischen Materials, das nach Entäußerung drängt. Bedeutsam für die erste und zweite Phase ist die aufgeschlossene Seinsweise, die Haltung des Geschehenlassens und aktiven Imaginierens von Innenbildern zu konkreten Außenbildern, getanzten Symbolen. Letztere dürfen nicht verschüttet werden durch die Form, die Formkraft und den Formwillen. Wigman kennt die Gefahr, dass das ursprüngliche Erleben erstarren oder abgetötet werden kann. Ihr Verständnis von Kunst umschreibt die Wandlung der „ersten Natur", des primären Erlebens, in die „zweite Natur", die Symbolsprache des Tanzes, die sich als Botschaft vermitteln lässt.

„Liegt nicht die Kraft, die Großartigkeit aller gestaltenden Kunst darin, dass sie selbst das Chaos in eine Form zu bannen weiß? Eine Form, die als Idee, als Symbol und Gleichnis gleichsam in eine zweite Natur hineinwächst, um sich als Kunstwerk in ihr zu bestätigen und zu erhöhen? Die künstlerische Form ist nicht Selbstzweck, wird nicht geschaffen, um den gärenden Stoff, aus dem sie sich bildet, zur Erkaltung und Erstarrung zu bringen. Sie ist Gefäß, das sich am lebendigen Inhalt immer wieder von Neuem erhitzt und durchglüht, bis die gegenseitige Einschmelzung restlos vollzogen ist und von nun an nur noch die Einheit des künstlerischen Geschehens zu uns spricht." (a. a. O.)

Bevor eine Tanzkomposition auf der Bühne zur Aufführung kommt, wird sie am individuellen künstlerischen Anspruch gemessen. In dieser Abschlussphase des Gestaltens wird auch die endgültige bühnengemäße Ausstattung gewählt:

„Die Ausarbeitung des Tanzes ging schneller vonstatten, als ich gedacht hatte. Die gefundenen Motive schlossen sich lückenlos zusammen und hielten den kompositorischen Forderungen stand. Nur die Maske machte mir Kopfzerbrechen. Ganz im Gegensatz zu der Maske der ‚zeremoniellen Gestalt', die in allen Phasen des Tanzes ihre unantastbare Ausdrucksglätte bewahrte. Im Gegensatz auch zu den larvenhaft maskierten Figuren des ‚Totentanzes', der als Gruppenkomposition später entstand, besaß die Hexentanz-Maske ein Eigenleben. Jede körperliche Bewegung rief einen Wechsel des Gesichtsausdrucks hervor, je nach der Kopfhaltung schienen sich die Augen zu öffnen oder zu schließen, ja, selbst um den noch nur mit ein paar Pinselstrichen aufgesetzten Mund schien manchmal ein Lächeln zu spielen, das in seiner Unergründlichkeit an die Gestalt der Sphinx denken ließ. Auch der in seiner Schwere lastende Körper hatte etwas von dem lauernd Tierhaften, das dem Bilde der rätselvollen Sphinx, wenn auch nur andeutungsweise, entsprach." (a. a. O., S. 42)

Diesen gesamten künstlerischen Prozess kompositorischer Arbeit, der die Idee, den Einfall und die Umsetzung, Gestaltung bis hin zur bühnenreifen Realisierung umfasst, können wir auch mit den Polen Eindruck und Ausdruck belegen. Die Idee, der Eindruck oder innere Impuls kann sich im Traum, in der Natur oder auch im Straßengedränge einprägen. Die Komposition hingegen, das Kunstwerk, ist ein schöpferischer, aktiver Gestaltungsprozess. Deshalb muss Wigmans künstlerische Arbeit als aktive Imagination verstanden werden. Bilder, Eindrücke, Gefühle, innere Bewegtheit, Spannungen und andere Empfindungen aus der Welt der Fantasie, der Innenwelt der Psyche oder auch Bilder der Außenwelt werden durch aktive Assoziation entfaltet, aufgefächert, assoziativ um- und ausgestaltet. Wigman (a.a.O., S. 12f.) beschreibt diesen Kreisprozess wie folgt:

„Die schöpferische Kraft gehört dem Raum der Wirklichkeiten genauso an wie dem Reich der Fantasie. Und immer sind es zwei Strömungen, zwei Spannungskreise, die sich magnetisch anziehen, sich aneinander entzünden und ineinander einschwingen, bis sie, im Gleichklang miteinander, sich ganz durchdringen: die schöpferische Bereitschaft, die das Bild beschwört, und der bis zur Besessenheit gesteigerte Wille zur Tat, der sich des Bildes bemächtigt und seine bisher noch so flüchtige Materie zum bildsamen Werkstoff umwandelt, um ihm im Schmelztiegel der Formung die endgültige Gestalt zu geben."

Auch die Erfahrung Jungs (1981, S. 196), dass die Bilderwelt fragmentarisch bleiben und ihre ganzheitliche Wirkkraft nach innen und außen verlieren kann, reflektiert Wigman (1963, S. 13) aus eigener Erfahrung. Sie berichtet über ihre fragmentarischen Bilder und Irritationen:

„(...) die Pracht ihrer leuchtenden Kaskaden zerstiebt und das in uns entzündete Licht wird zum gaukelnden Irrlicht, uns lockend, uns verführend, uns irreführend: bis es erlischt." (a.a.O.)

Hier wird die Erfahrung und Einsicht mitgeteilt, dass die imaginierten Bilder mangels Willens- oder Konzentrationskraft entweder entschwinden oder sogar irreführend und desintegrierend wirken, d.h. nah an die Verzweiflung bringen können. Die drängende Kraft des Unbewussten führt aber letztlich doch zur Erfüllung, zur kraftspendenden Integration ins Bewusstsein, das im Tanz Gestalt annimmt:

„Man zweifelt und verzweifelt an allem, nicht zuletzt an sich selbst, und schafft es am Ende doch. Denn da ist eine Kraft, die nicht aufhört zu drängen, und eine Stimme ist da, die keine Ruhe gibt: Du musst." (a.a.O.)

Wenn Jung (1981, S. 196) von der Verantwortung und der „ethischen Verpflichtung" spricht, die nötig ist, um die Kraft der aktiven Imaginationen im Dienste der Selbst-Entfaltung vom Ich zum Selbst zu nutzen, so lässt sich analog dazu ein Gedankengang Wigmans anführen:.

„(...) es geht um einen Wachstumsprozess, in dem körperliche Bewegung, seelische Bewegtheit und geistige Beweglichkeit sich die Waage halten müssen, (...) Eine bildhauerische Arbeit gewissermaßen, in der sich unter dem wachsamen Auge des Pädagogen der bewegte Körper zum feinnervig vibrierenden und meisterlich beherrschten Instrument des Tanzes umbildet und zu einem in der Transparenz sich erleuchtenden Gefäß wird, in dem die erregenden und bewegenden Inhalte des Tanzes sich zusammenspielen und zu geläuterter Form verdichten." (Wigman 1963, S. 108f.)

Der hiermit angesprochene Wachstumsprozess, der, durch Tanz ausgelöst, auch symbolbildend zum Ausdruck gelangt, findet seine volle Entsprechung in Jungs Abhandlungen zum Prozess der Individuation. Jungs Erkenntnisse implizieren die Auffassung, dass Symbole als Mittler zur Selbst-Verwirklichung auftreten, indem sich im Symbol die Gegensätze von bewusst und unbewusst auf einer höheren Stufe einen (Frey-Rohn 1969, S. 347f.).

Wenn Wigman (1963, vgl. S. 109) von der „Transparenz des erleuchteten Gefäßes" des Tänzers spricht, trifft dies den Kern der Bewusstseinserweiterung nach Jung: „Das Licht des Bewusstseins hat, wie wir aus unmittelbarer Erfahrung wissen, viele Helligkeitsgrade, und der Ichkomplex viele Abstufungen seiner Betonung." (Jung 1971, S. 219)

Mit der Wandlung des Rollen- und Frauenverständnisses im Tanz und der intensiven Bühnenpräsentationen von Selbst-Erfahrungen war auch die gesellschaftliche Bedeutung des Tanzes gewachsen. Obwohl der moderne Ausdruckstanz Wigmans und der freie Tanz Labans in der Weimarer Republik aufgeblüht waren, schien dies den Absichten nationalsozialistischer Politik nicht zu widersprechen und kein Makel zu sein (vgl. Karina/Kant 1999, S. 145). Die neuen Tanzentwicklungen wurden umstandslos vom NS-System als „deutscher Tanz" integriert und in den Jahren 1933 bis 1936 nachhaltig finanziell und ideell unterstützt. Während der Expressionismus und der Kubismus in der bildenden Kunst und die Zwölftonmusik als „undeutsch" und „entartet" galten, wurde der moderne deutsche Tanz in die Kulturpolitik der Nationalsozialisten eingefügt. „Kreudell, der unermüdliche Ministerialrat des Ministers Goebbels, (...) erklärte programmatisch, dass der deutsche Tanz Träger der deutschen Kultur sei und den Geist neuen deutschen Erlebens in sich führe und deshalb überall gezeigt werden müsse." (Karina/Kant 1999, S. 149) Rudolf von Laban und Mary Wigman nahmen in der NS-Ausrichtung des Tanzes für viele Jahre eine Führungsrolle ein und „akzeptierten eine deutsche Volksgemeinschaft, die auf dem Ausschluß von ‚Nicht-Ariern', von als ‚krank' deklarier-

ten Menschen und aller politischen Feinde beruhte" (Karina/Kant 1999, S. 153). Erst nach den monumentalen Tanzaufführungen im Rahmen der Internationalen Tanzwettspiele während der Olympiade 1936, die u.a. Mary Wigman choreografiert hatte, fiel sie in Ungnade. Ihre Kunst sei zu intellektuell, zu philosophisch, zu rätselhaft. Die NS-Funktionäre lehnten ihre Tanzdramen ab. „Goebbels verlangte wieder einmal Schönheit, Grazie, Körperform. Nur keine getanzte Philosophie!" (Karina/Kant 1999, S. 190 f.) Die politische und weltanschauliche Vereinnahmung von Wigman, Laban und vieler anderer TanzkünstlerInnen des modernen Tanzes kommentiert die Tanzhistorikerin Hedwig Müller (1986, S. 78):
„Eine Ideologie des schwärmerischen Subjektivismus, die es dem Nationalsozialismus leicht machte, den Ausdruckstanz in seine Reihen einzugliedern, die Ideale von Harmonie aller Menschen durch die Vorstellungen einer national-sozialistischen, arischen Volksgemeinschaft zu ersetzen. Die Berufung auf ein vermeintlich ‚unpolitisches' individuelles Künstlertum versperrte vielen Tanzaktiven die Sicht auf eine eigene Vereinnahmung in das nationalsozialistische System. Die ausdruckstänzerische Konzeption geriet nach dem Zusammenbruch des Dritten Reiches schnell in Vergessenheit, oder, besser gesagt, wurde in Vergessenheit abgedrängt." Nach dem Krieg setzte eine restaurative Wende zum Klassischen Tanz ein. Der Ausdruckstanz, der sich als humanistisch verstanden hatte, war unglaubwürdig geworden, da sich seine Protagonisten einer Gleichschaltung nicht nur nicht widersetzt, sondern sie aktiv betrieben hatten.

Dass der Ausdruckstanz der 1920er Jahre so ausführlich und exemplarisch an der Person und dem Werk von Mary Wigman reflektiert wurde, begründet sich auch darin, dass diese Tanzrichtung als ein Wegbereiter des zeitgenössischen Tanztheaters zu verstehen ist. Diese These vertritt Hedwig Müller (1985, S. 21), wenn sie die „Transformation des Ausdruckstanzes im Tanztheater" als den wichtigsten tanzgeschichtlichen Prozess der Gegenwart proklamiert.

Allerdings führt keine direkte Entwicklungslinie vom Ausdruckstanz hin zum Tanztheater, eher lässt sich mit Jochen Schmidt (1984, S. 24) von einer „Wiederbelebung einer modernen Tanztradition auf dem Umweg über die USA" sprechen, weil die Protagonistinnen des Tanztheaters, v. a. Pina Bausch und Reinhild Hoffmann, Studienaufenthalte in den USA verbrachten, nachdem sie am Folkwang-Tanzinstitut in Essen, „dessen Wurzeln über Kurt Jooss nun einmal in die zwanziger Jahre zurückreichen", studiert hatten, und bevor ihre eigene choreographische Tanztheater-Arbeit begann. Der Weg vom Ausdruckstanz zum Tanztheater führte über die USA.

1.4 Martha Graham und ihre Tanzdramen

Martha Graham (1894–1991) begann in den zwanziger Jahren des 20. Jahrhunderts mit eigenen Choreografien, nachdem sie im Anschluss an ihre Ausbildung an der von Ruth St. Denis und Ted Shawn geleiteten Denishawn-Schule dort als Lehrerin unterrichtete. Während Mary Wigman den Ausdruckstanz in Deutschland entwickelte, ging Martha Graham in Amerika „einen ähnlichen Weg zurück zu den Urquellen des Tänzerischen, die den Tempelbezirken benachbart sind" (Zivier 1956, S. 88).

Zeitgleich also bemühten sich zwei Tänzerinnen um eine radikale Abkehr vom Klassischen Tanz und anderen zeitgenössischen Erscheinungsformen des Tanzes und um die Rückbesinnung auf den ursprünglichen Sinngehalt von Tanz. Dies geschah zunächst ohne direkte Verbindung und Beeinflussung.

Ähnlichkeiten zwischen Graham und Wigman zeigen sich z. B. darin, dass beide teilweise in Stille, das heißt ohne Musik, tanzten und alternierend beide das gesprochene Wort mit in ihre gestalterische Arbeit einbezogen. Ebenso wie Wigman war Graham davon überzeugt, dass die Bewegung dem emotionalen Impuls folgen muss und dass der Ausdruck von Gefühlen – körperlich und tanztechnisch gesehen – vor allem der Beteiligung der Körpermitte bedarf, die in der europäischen Tanzkultur stark verdrängt war (vgl. Mazo 1977, S. 166).

In beiden Ausprägungen des Modernen Tanzes, im Ausdruckstanz der Wigman und im modern dance der Graham, wird der Raum im Spannungsgefüge zwischen Innen- und Außenraum und zwischen subjektivem und objektivem Raum zum bestimmenden Faktor der symbolträchtigen Gestaltung emotionaler Themen.

Martha Graham beschäftigte sich intensiv mit Frauenfiguren, mit weiblicher Problematik und weiblicher Psyche. Die Frauengestalten in Grahams Tänzen waren Heldinnen, die während der dramatischen Gestaltung Wandlungsprozesse erfuhren. In ihren mehr als 150 Tanzstücken transformierte sie Dutzende von Frauenmythen in die Symbolsprache des Tanzes, „von den Pioniermädchen der amerikanischen Siedlungsgeschichte (etwa in Frontier oder im Appalachian Spring) bis zu den großen Liebenden und Hassenden der griechischen Tragödien (wie Clytemnaestra oder Phaedra), nicht zu vergessen bedeutende mythologische Figuren (wie Jeanne D'Arc oder Maria Stuart)" (Schmidt 1983, S. 14).

Beeinflusst durch die Bildwelten von Pablo Picasso und Salvador Dali (vgl. a. a. O.) und durch die Auseinandersetzung mit der Psychologie Jungs (vor allem seiner Archetypenlehre), gelang es ihr, Inhalte des persönlichen und kollektiven Unbewussten in getanzte Bilder zu transformieren.

Graham hatte „die antiken Mythen tiefenpsychologisch neu aufbereitet und die Geschichte Amerikas in tänzerische Bilder gefasst“ (Schmidt 1984, S. 23). Den darüber hinausgehenden tiefenpsychologischen Aspekt tänzerischer Präsentationen beschreibt Graham selbst wie folgt:

„Der Tanz kommt aus den Tiefen der inneren Natur des Menschen, dem Unbewussten, wo die Erinnerung weilt (...) Kunst ist die Beschwörung der inneren Natur des Menschen (...) Der Mensch ist dabei, sich selbst als eine Welt zu entdecken.“ (zit. nach und übers. von Stüber 1984, S. 126)

Kunst soll somit ein Weg zur Beschwörung der inneren Natur des Menschen, zur Integration des Unbewussten, vor allem der archetypischen Bilder des kollektiven Unbewussten, sein. Über diesen Weg der Bewusstmachung und Gestaltung des Unbewussten ist ein bedeutender Schritt in Richtung auf Ganzheitlichkeit und Individuation nach Jung getan. Das Erkennen und Erleben der inneren Natur erweitert auch das Selbst- und Weltbild, indem das Selbst als Ganzheit im Einklang mit dem Kosmos existiert.

Martha Graham suchte den inneren Antrieb über den tänzerischen Ausdruck von Urbildern zu entschlüsseln und ebnete „dadurch den Weg für eine Beobachtung der eigenen psychischen Vorgänge des Tänzers zum Zwecke psychologischer Selbsterkenntnis“ und zur „Verarbeitung psychischer Konflikte des Individuums zu psychologischen Tanzdramen“ (Stüber 1984, S. 126 f.).

Da Graham jedoch die Identifikation mit Naturrhythmen und Naturphänomenen, die Vorbilder für Duncans Wiederaneignung von innerer und äußerer Natur darstellten, ablehnte und sich eher in der Auseinandersetzung mit dem amerikanischen Zeitgeist und den gesellschaftlichen Widersprüchen sah, schuf sie eine Bewegungstechnik, die im Gegensatz zur fließenden und harmonischen Bewegung der Duncan von intensiver Bewegungsdynamik und percussiver Bewegungsqualität geprägt wurde.

„Sie verwendet Schlag-, Stoß-, Akzent- und Rückprallbewegungen. Sperrige, verkrampfte Bewegungen, brüsk abgebrochene Bewegungsflüsse, Vibratobewegungen sowie Momente des regungslosen Verharrens sind Grundelemente ihres Bewegungsvokabulars zur dramatischen Gestaltung von psychischem Terror und Agonie.“ (Stüber 1984, S. 129 f.)

Die These, dass der Tanz der Graham als eine Form aktiver Imagination verstanden werden muss, lässt sich durch die von Bethsabee de Rothschild beschriebene Arbeitsweise Grahams belegen, die eindeutig in die Richtung des Jungschen Individuationsprozesses weist:

„(…) sie formuliert ihre Gedanken nicht, durchdenkt nicht ihre Emotionen. Sie verlässt sich auf suggestive Bilder." (de Rothschild, zit. nach und übers. von Stüber 1984, S. 133).

Der „emotionelle Stimulus" ist das Ausgangs- und Leitmotiv für Improvisationen, deren „essenzielle(n) Bewegungskerne" zu Choreografien aktiv entfaltet werden, wobei dieser Prozess dadurch charakterisiert ist, dass er ein Sich-Einlassen auf suggestive Bilder umfasst (a. a. O., S. 130). Diese Aussagen sind als klare Hinweise zu interpretieren, die den Prozess der „passiven" und „aktiven" Imagination" (Jacobi 1969, S. 37) beschreiben.

Weitere Hinweise auf archetypische Inhalte erhalten wir allein schon durch eine Vergegenwärtigung einiger Titel der Graham-Choreographien, wie „Primitive Mysteries", „Deaths and Entrances", „Dark Meadow", „Diversion and Angels", „Transitions", „Tragic Patterns", „Holy Jungle", „The Archaic Hours".

Die Choreografie „Dark Meadow" z. B. stellt in getanzten Bildern den Kreislauf von Geburt, Wachstum, Tod und Wiedergeburt dar (vgl. Mc Donagh 1976, S. 63). Das Thema Wiedergeburt gehört zu den universellen Motiven der Jungschen Archetypenlehre:

„‚Wiedergeburt' ist eine Aussage, die zu den Uraussagen der Menschheit überhaupt gehört. Diese Uraussagen beruhen auf dem, was ich als ‚Archetypen' bezeichne. (…) Man kann in der Hauptsache zwei Erlebnisgruppen unterscheiden: erstens das Erlebnis der Transzendenz des Lebens und zweitens das der eigenen Wandlung." (Jung 1976, S. 131)

Bei rituellen Handlungen werden in primitiven Gesellschaften Wandlungsschicksale wie Tod und Wiedergeburt über die Darstellung eines Gottes oder göttlichen Helden dargestellt. Damit erlebt der am Ritual beteiligte Mensch den eigenen Wandlungsvorgang rituell mit.

In diesem Kontext sind folgende Aussagen Grahams von Bedeutung:
„Der Tanz hat seinen Ursprung in dem Ritual, dem ewigen Verlangen nach Unsterblichkeit." (Graham 1941, S. 181, zit. nach und übers. von Stüber 1984, S. 132) „In meiner Arbeit (…) habe ich immer versucht, ein Bild des Menschen in seinem Kampf um Ganzheit zu zeigen, um das, was man eher Gottes Idee von ihm als seine eigene Idee von ihm selbst nennen könnte." (Graham 1966, S. 107, zit. nach Stüber 1984, S. 133)

Vergegenwärtigt man sich den historischen Kontext, so lässt sich Grahams Hauptwerk in seiner Rückbesinnung auf Ritual und Mythos vor dem Hintergrund einer zu Anfang der 1940er Jahre beginnenden Revision des rationalistischen Geschichts- und Frauenbildes des amerikanischen Liberalismus und seines optimistischen Fortschrittsglaubens (vgl. Stüber 1984, S. 133) deuten. Im Rückbezug auf die Jungsche Archetypenlehre wird Martha Graham somit zu einer Künstlerin, die im Sinne Jungs (1976, S. 113) als „Seher dem Unausgesprochenen der Zeitlage Ausdruck verleiht und in Bild oder Tat das heraufführt, was das unverstandene Bedürfnis aller erwartete."

In ihrer Tanzkomposition „Errand into the Maze" (Wanderung ins Labyrinth) wird zum Beispiel die Heldin Ariadne zeitgemäß verkörpert: als ein Aufruf an jede Frau (jeden Mann), den Weg ins eigene „Labyrinth", ins Unbewusste zu wagen, um in der „Kon-Zentration, der Mitte" (des Weges, des Lebens) bewusst ihren (seinen) Lebenssinn zu beleuchten, ihre (seine) unheilvollen Projektionen aufzugeben und aus der „Mitte", dem wahren Selbst heraus zu leben.

In „Errand into the Maze" bewegt sich die Tänzerin entlang eines auf der Bühne kurvig ausgelegten Seils. Diesem vorgezeichneten Weg folgend erreicht sie das Labyrinth bzw. ein knöchernes, V-förmiges Tor, durch das sie entkommen kann. Einen gefährlichen Bereich durchquerend, wird sie durch einen gehörnten Mann, den Minotaurus, bedroht.

Minotaurus ist aus der griechischen Mythologie bekannt als Ungeheuer. Dieses Wesen mit Menschenleib und Stierkopf wird auf der Insel Kreta im Labyrinth gefangengehalten, bis Theseus es tötet. Ariadne, die Tochter des Königs Minos von Kreta, hilft Theseus, mit einem Faden den Weg aus dem Labyrinth herauszufinden. Der Kampf mit einem Stier aber gilt als rituelle Aufgabe, die vor einer Initiation bestanden werden muss.

Grahams tänzerische Gestaltwerdung vom Kampf der Heldin mit dem bedrohlichen Minotaurus symbolisiert eine seelische Grundsituation wie auch eine Entwicklungsmöglichkeit. Als seelische Grundsituation wird der Kampf als Abbild für die Auseinandersetzung mit einer feindlichen Macht thematisiert. Der Gegenspieler der Heldin kann auf der Objektstufe als äußere, konkret auftretende Gestalt identifiziert werden. Auf der Subjektstufe gedeutet stellt Minotaurus einen Teil der eigenen Psyche der Protagonistin, ein Schattenwesen oder ihren Animus dar. Als Entwicklungsmöglichkeit zeichnet sich die Stärkung der Person ab. Gestärkt durch die erfolgreiche Integration des Schattens geht die Heldin im Tanz als gewandelte Persönlichkeit hervor.

1.5 Pina Bausch und ihr modernes Tanztheater

Neben dem klassischen und dem modernen Tanz hat seit den 1970er Jahren das Tanztheater eine bedeutende Stellung im Rahmen des Bühnentanzes eingenommen. In der Kombination von Theater, Bewegung, Tanz, Sprache, Licht, Materialien, Kostümen, Musik, in einer kreativen Synthese zuvor meist getrennter Kunstformen, kann das Tanztheater als zeitgemäße Annäherung an das Gesamtkunstwerk gedeutet werden, wie es aus der Frühgeschichte, der Antike und aus fernöstlichen Kulturtraditionen bekannt ist.

Diese neue kreative Synthese verschiedener expressiver Modi ist jedoch inhaltlich nicht mehr an Sagen oder Mythen angelehnt, sondern transformiert Erfahrungen individueller Lebensgeschichten in Tanz, die eingebettet sind in unsere heutige Realität, wobei letztere auf radikale Weise sinnlich-leiblich reflektiert wird.

Diese Entwicklung zeigt Norbert Servos (1983b) speziell am Beispiel der Off Dance Scene, der freien Tanzgruppen, die abseits großer Theaterbühnen demokratisch organisiert sind und Aufführungen gestalten. Thematisch und bewegungsmäßig weisen ihre Choreografien einen großen Realitätsbezug auf, indem sie u.a. Alltagserfahrungen und aus dem Alltag entlehnte Bewegungsmotive gestalten.

Das Ausdrucksmedium Körper ist dabei nicht mehr an rigide, starre Tanztechniken (wie Ballett oder klassisch-moderne Techniken) gebunden, sondern sprengt alle Fesseln normierter Körpermodellierungen. Die so errungene Freiheit steht im Dienste der Selbstverwirklichung:

„Der Körper war in der allgemeinen Tendenz zu direkter Selbstverwirklichung und Selbsterfahrung auf neue Art zum Thema geworden. (...) Man begann sich seiner Sinnlichkeit neu zu vergewissern, seiner Sinne, durch die Wirklichkeit allein erfahrbar ist." (Servos 1983b, S. 45)

Der Aufbruch dieser neuen Gruppen, die in ihrem Arbeitsstil sehr persönlichkeitsorientiert sind, ist ausgelöst worden durch die Pioniere des modernen Tanztheaters wie Pina Bausch, Reinhild Hoffmann, Hans Kresnik und Gerhard Bohner.

Sie alle haben durch ihre Choreografien die Richtung gewiesen, das heißt die herkömmliche Ästhetik erweitert, den Weg zur Befreiung des Körpers gebahnt und durch diesen Akt der Auflösung von starren Tanztechniken eine breites Publikum erreicht. Besonders das Wuppertaler Tanztheater der Pina Bausch stellt eine Mischung aus Tanz, Theater, Psychodrama, Schauspiel, Aktionstheater und anderem mehr dar (vgl. Weiss/Chamier 1979).

Eine Klassifikation ist müßig, das Hervorragende dieser neuen Einbindung des Tanzes im modernen Tanztheater besteht in Bauschs bildhaften Studien und symbolischen Präsentationen menschlichen Leidens, die man nach Peter Gorsen (1983, S. 64 f.) als Formen von „negativen Symbolisierungen der Körperlichkeit" deuten kann. Der Begriff der negativen Symbolisierungen meint hier nicht eine künstlerische Wertung, sondern ist vielmehr Ausdruck für die Destruktivität und Radikalität des Umgangs mit dem Körper als Ausdruck der in unserer Gesellschaft herrschenden Umgangsformen zwischen Menschen, speziell zwischen den Geschlechtern. Gorsen (a. a. O.) spricht bezüglich der stark körperorientierten Ausdrucksform des Theaters von dem erschreckenden Bekenntnis, dass sich die menschliche Körperlichkeit „nur noch masochistisch zur Geltung" bringe.

Der Kunstkonsum gerät hier an die Grenze der Erschütterung und das Engagement der auf der Bühne agierenden Tänzer/innen überträgt sich auf ein erregtes Publikum, wenn es mit der Totalität menschlicher Sehnsüchte und Enttäuschungen konfrontiert wird: „Wenn da immer wieder Menschen zueinander wollen und sich nicht erreichen können, trotz ihrer Sehnsucht, ihrer Trauer, wenn sie Gier und Liebe verwechseln, brutal sind, böse, seltsam, obszön und betrogen von der eigenen kindlichen Wunschbesessenheit, aber doch voller Leben, mit einem warmen Körper, nahe der Erde, mit Wasser im Haar und weichen Armen, mit Stolz, dass sie da sind, einem Stolz, der nicht nur leerer Wahn ist, sondern auch Mut und kindhafte Freude am Sich-Herzeigen und Bestätigtwerden, wenn Pina Bausch die Kälte der Umwelt, den kleinen Menschen in seinen ergaunerten, doppelbödigen Sicherheiten, ausbeuterisch und ohne Liebe zeigt, dann nicht, weil sie ihn so will, sondern weil es ihn so gibt." (Weiss/Chamier 1979, o. S.)

Diese stark emotional geprägten Bilder, Motive und Geschichten entstehen nicht auf dem herkömmlichen Weg der Choreografie, wie er zum Beispiel aus der Ballettgeschichte bekannt ist. Der tradierte Weg bedeutet, dass die Tänzerinnen und Tänzer mit einer Komposition, die der Choreograf schuf, konfrontiert werden, und sie nur zu Mittlern seiner Botschaft werden. Kritisch betrachtet werden die Tanzkörper instrumentalisiert gebraucht oder instrumentell benutzt.

Im Gegensatz dazu entstehen Tanztheaterstücke zum Beispiel bei Pina Bausch über den Weg der Improvisation. Die Tänzerinnen und Tänzer werden durch Fragen und Impulse aufgefordert, sich kreativ auszudrücken, ihre individuelle Antwort auf eine Fragestellung (in Wort und Bewegung) zu finden, das heißt, sich zu offenbaren. Wenn das Ensemble auf diese Fragen Antworten sucht, dann verfolgt Pina Bausch damit „die Erinnerung und (Wieder-)Entdeckung der eigenen

Geschichte" (Hoghe/Weiss 1981, S. 8), ein Aufarbeiten der verdrängten Anteile der Psyche, des persönlichen und teilweise kollektiven Unbewussten.

Auf die Bedeutung der Improvisation und Imagination für die Choreografien Pina Bauschs weist im Besonderen Slevogt (1984, S. 12) hin:

„Zunehmend hat sie in ihren Choreografien die Trennung der Sparten darstellender Kunst aufgehoben. Immer deutlicher kristallisierte sich ein Montageprinzip heraus, das die verschiedenen Elemente darstellerischen Ausdrucks zu einem theatralischen Ganzen verbinden wollte. Gleichzeitig brechen dramaturgische Strukturen auf. Schließlich sind Assoziation und Improvisation die einzigen dramaturgischen Postulate. Immer stärker haftet den Arbeiten Pina Bauschs der Charakter des offenen, des Unvollständigen an."

Für das Wuppertaler Tanztheater der Pina Bausch sind auch Themen wie Schmerz, Verletzbarkeit, Schwächen, Ängste, Widersprüche, Komplexe und Träume kein Tabu. Dabei interessiert Pina Bausch nicht so sehr, zu zeigen, wie sich Menschen bewegen, sondern was sie bewegt, zum Beispiel:

„Kindheit. Wie Liebe und Zärtlichkeit, Sehnsucht, Angst, Trauer und der Wunsch, geliebt zu werden, eines der wiederkehrenden Themen von Pina Bausch. (...) Weniger die Unfähigkeit interessiert als die Möglichkeit, wieder zu sein wie Kinder, sich so direkt wie sie zu verhalten und auszudrücken, unmittelbar zu sein, unverstellt." (Hoghe/Weiss 1981, S. 14)

„Die Probenarbeit: auch eine Suche nach Erfahrungen, von denen man getrennt ist. Versuch, Verlorenes wiederzufinden. Zum Beispiel Verbindung zur Natur, Nähe, Verständigung." (a. a. O., S. 16)

Trotz dieser psychologischen und psychodramatischen Themen müssen die Stücke als „eminent politisch" verstanden werden, insofern als sie „– radikal und existentiell – nach den Bedingungen und Zwängen menschlichen Zusammenlebens fragen", die Ausbeutung des Menschen durch den Menschen, v.a. der Frauen durch die Männer kritisieren und neue Wege zu mehr Menschlichkeit suchen (Schmidt 1984, S. 28).

Was leibhaftig entschlüsselt wird, sind persönliche Erfahrungen und Befindlichkeiten, die aber durch die angewandten Stilmittel wie Wiederholung, Verfremdung, Montage und Verdichtung zu überpersönlichen Mitteilungen werden. Sie decken Leidensgeschichten auf und leisten damit ein Stück „Wiederaneignung von biografisch-verankerter wie gesellschaftlicher Wirklichkeit" (Fritsch 1985, S. 20).

Dabei fordern die Tanztheaterstücke den Zuschauer zu eigener Auseinandersetzung heraus, sie sind:

„(...) eine Herausforderung an den Zuschauer, seine persönliche Alltagswelt zum Bühnengeschehen in Beziehung zu setzen und ein kritisches Bewusstsein gegenüber den sozialen und gesellschaftlichen Gegebenheiten und deren Auswirkungen zu entwickeln" (Vent 1985, S. 27).

Dieser sinnlich-reflexiven Auseinandersetzung mit dem Bühnengeschehen kann sich kaum ein Zuschauer entziehen, es sei denn, er verdrängt die Betroffenheit und spaltet sie von seinem Bewusstsein ab. Mit dieser Herausforderung an das Publikum lässt sich auch erklären, wieso Pina Bausch und auch andere Tanztheatergruppen in den ersten Jahren ihrer Bühnenarbeit schärfste Kritik und Ablehnung erfuhren, wieso große Teile des Publikums in den frühen 1980 er Jahren das Theater fluchtartig verließen. Die „grausame Poesie" mit Trauerritualen, nicht enden wollenden Wiederholungen, mit krassen Wechseln zwischen „Stille" und „Hysterie" (Servos 1985 b, S. 9) können das Publikum, über die Betroffenheit hinaus, in Gefühle bis hin zur existenziellen Angst versetzen.

Doch mit zunehmender Bereitschaft, sich mit dieser Form des authentischen Theaters auseinanderzusetzen, sich spiegeln zu lassen, tat sich auch die bereinigende, um nicht zu sagen heilsame Wirkung dieser Choreografien auf. Neue Erlebnis- und Sehweisen, neue Erwartungen an das „Politische im Tanztheater" (a. a. O.) und die Mit-Teilung einer ursprünglichen Energiequelle stellten sich ein, die zwar keine politischen und menschlichen Problemlösungen aufzeigten, aber neue Horizonte für sinnlich-reflexives Erleben aufdeckten.

Das Thema Angst und Bannen von Angst, das bereits in den Ausführungen über Tanzkompositionen von Wigman und Graham beschrieben wurde, wird auch zum zentralen Antrieb in Pina Bauschs Stücken (vgl. Schmidt 1998, S. 28). Am Beispiel von Bildern und Szenen aus ihrer Choreografie „Victor" werde ich dies veranschaulichen.

Viele Alltagsbewegungen und Arbeitsverrichtungen werden in Pina Bausch Stücken vorgeführt, jedoch in ironischen und symbolhaften Verzerrungen. Geputzt wird im Brokatkleid, Pelze werden übergestreift und weggeworfen, aber auch wie ein Hund an einer Leine hinter sich hergezogen. Während ein Schreiner Holz sägt, repariert ein Schuster die Schuhe am Fuß der Frau, als wolle er ein Eisen erneuern. Der Eindruck einer zum Verkauf stehenden Welt wird vermittelt, wenn immer wieder Auktionen dargestellt werden, die nicht nur lautstark und aggressiv sind, sondern wegen der Zuspitzung der Rituale des Zur-Schau-Tragens immer trauriger, menschenverachtender und verzweifelter wirken: Angepriesen und zu Markte getragen werden nicht nur Nippes und Alltagsgegenstände, sondern immer persönlichere Waren (zunächst Schoßhündchen, dann die eigenen Körperteile und der Körper als Sexualobjekt). Immer wieder tauchen neue Motive des Körpertragens und Verladens auf; Körper werden in Teppiche gerollt und abgeschoben.

Aus tiefenpsychologischer Sicht ist ein Motiv beachtenswert, das dem Stück einerseits eine choreografische Klammer verleiht und gleichzeitig – wegen der mehrmaligen Wiederholung und Steigerung – augenscheinlich ein symbolisches Leitmotiv darstellt: Helena Pikons Trauertanz zeugt von einer unüberwindbar scheinenden Verzweiflung und Einsamkeit. Die Frau, die ihn im Anfangsteil des Stückes zunächst allein und ohne Musikbegleitung tanzt, bewegt sich sitzend und vorwärtsschiebend bis an die Rampe der Bühne. Mit ihrem zumeist nach vorn hängenden Kopf und den überproportional lang wirkenden Armen spricht sie einen Gebärdentanz, der wohl zu den eindringlichsten Szenen gezählt werden muss und der bei den ZuschauerInnen starke Gefühlsbewegungen hervorruft. Eine südeuropäische oder mexikanische Musik, die Ausdruck von Melancholie und Traurigkeit ist, aber gleichzeitig auch (durch ihre Ähnlichkeit zu Wiegenliedern) trostspendend und kraftaufbauend wirkt, unterstützt und verstärkt dann die weiteren Wiederholungen dieses Tanzes. Klagend und beschwörend zugleich wirkt die zu Boden gedrückte Frau, deren Armbewegungen gestisch immer wieder den Pol des Himmels hineinnehmen, ja in ihn hineinwachsen, um darzustellen, dass alles Leid dieser Welt, ein unbezwingbares Schicksal auf ihr lastet. Mit Bewegungen, die aus der Taubstummensprache entlehnt zu sein scheinen, trägt sie dieses Schicksal, verneint sie jegliche Beschwichtigungsversuche oder fiktiven Lösungsmöglichkeiten. Die eindringliche Körpersprache scheint verzweifelte Ausrufe in den Raum hineinzuzeichnen: Haut doch alle ab, keiner kann mir helfen, ich will euch nicht, mein Herz ist gebrochen, ich sage „Nein" und gehe doch vorwärts, fühle den Boden unter mir, spüre den endlosen Schmerz, der auf mir lastet, aber der gehört mir! Ein Opfer, das sich selber opfert, aber auch sich selber in seiner Einsamkeit unbeirrbar und zielgerichtet auf einen Endpunkt oder Wendepunkt zu bewegt.

Dieser Tanz ist von einer großen Energie, einer kraftvollen Gebärde in der Todesahnung erfüllt. Dieser Eindruck verstärkt sich in den Schlussszenen, in denen die Frau ihr Solo tanzt, aber das ganze Ensemble wie in einer Trauerprozession in ihrem Rhythmus mitschwingt. Auch die Trauernden und Klagenden bewegen sich in Sitzhaltung vorwärtsrutschend bis an den Bühnenrand. Sie nehmen an diesem aktiven und deshalb so optimistisch wirkenden Tanz der Frau teil, obwohl ihre Oberkörper – verhüllt und verborgen hinter ihren schwingenden Haaren – leidend vornüber hängen. Dieser Trauertanz von Helena Pikon verkörpert in seiner Doppeldeutigkeit von Einsamkeit und Gemeinsamkeit, von Todesahnung und

Lebenskraft eine symbolische Präsentation jener politischen Lebens- und Welterfahrung, die Angst und Verstörung erzeugt und gleichzeitig zum Widerstand und zur Selbstbefreiung ermutigt. Hier wird die Ambivalenz des Erlebens und potentiellen Verarbeitens evident.

In Pina Bauschs „Victor" offenbart sich – auf den ersten Blick – kein „Ich" in seiner Angst und Not. Vielmehr zeigt sich ein Szenario aus Rollenträgern: Totengräber, Standesbeamte, Brandstifter, Schreiner, Schuster, Auktionatoren und Nummern-Girls verrichten ihre Arbeit. Wer erlebt hier Desorientierung, Angst und Irritation? Nicht die Tänzer/innen, die ihre Aktionen scheinbar emotionsfrei vorführen, sondern der Zuschauer. Weder die „arm- und handlose" (und damit handlungsunfähige) Frau im roten Kleid, noch die leblosen Vermählten, noch die zum Wasserspeier degradierte Frau transformieren ihr Leid in ein Aufbegehren, eine kämpferische Auseinandersetzung. Eine Wandlung gibt es nicht auf der Bühne, weil es keine Charaktere gibt, die sich auf den Weg der Veränderung begeben könnten. Gibt es also keine (Entwicklungs-)Arbeit an sich und an der Welt? Das Tanztheater kann keine Utopien verkörpern, vorleben. Die Gefahren für die Menschheit in der zweiten Hälfte des 20. Jahrhunderts und im ersten Jahrzehnt des 21. Jahrhunderts erlauben keine optimistischen Versprechungen mehr. Das individuelle Leiden ist als gesellschaftlich übermitteltes entlarvt. Das Bühnengeschehen fordert das Publikum mehr denn je zuvor auf, sich selbst mit Problemen und Missständen zu konfrontieren. Die Brüchigkeit der gesellschaftlichen Moral, die Fragwürdigkeit der künstlerischen Mittel des bürgerlichen Theaters und des Bühnentanzes spiegeln sich im Tanztheater in Stilmitteln der Brüche: statt musikalischer Ganzheiten nur musikalische Fragmente, Verzerrungen, Collagen; statt wandlungsfähiger Charaktere und Handlungsträger nur Rollenträger und „Funktionäre"; statt Geschichten und Handlungsbögen nur Stimmungsbilder, Einzelaktionen und lose geflochtene Handlungsfäden.

Trotz aller dramaturgischer Abweichungen und kompositorischer Reformen bleibt ein Erbe des Ausdruckstanzes spürbar: die Sehnsucht nach Ehrlichkeit und Authentizität. Die Wirkung von archetypischen Energien geht dabei nicht verloren. Alle symbolischen Bilder können gegensätzliche Wirkungen erzeugen, aber einen emotionalen Gehalt transportieren sie auch bei scheinbarer Fühllosigkeit und Gleichgültigkeit. Die zeitgeschichtliche Überformung der Archetypen deutet sich im modernen Tanztheater an: Die Ursituationen wie Liebe, Hass, Macht, Schuld, Verrat, Einsamkeit werden fließbandartig vorgeführt, teilweise in nicht enden wollenden Kreistänzen oder dramatischen Diagonalen mit Alltagsbewegungen und -gesten.

Getanzte Bilder, wie oben beispielhaft beschrieben, beeinflussen ihr Publikum: wecken Gefühle zwischen Protest und Mitgefühl, zwischen Distanzierung und Mitleiden. Aber auch die Tänzer und Tänzerinnen erleben und erleiden rückwirkend starke Gefühle, die sie nicht ausziehen können wie ihre Tanzkostüme. Die Gefühle stecken tief unter der Haut und werden nicht im Bühnen-Off einfach losgelassen. Diese starke psychische Belastung ohne psychologische Beratung, Betreuung oder therapeutische Begleitung kann zu starker Überlastung, dauerhafter Erschöpfung und Schaffens- und Lebenskrisen führen. Jo Ann Endicotts Aussage aus ihrem Buch „Ich bin eine anständige Frau“, das sie zum 25jährigen Jubiläum des Wuppertaler Tanztheaters für Pina Bausch geschrieben hat, möge diese extremen Belastungen, denen sich Tänzer und Tänzerinnen im Tanztheater aussetzen, belegen:

„Aber ich musste aufhören. Mein Körper wollte nicht mehr mitmachen, und meine Seele auch nicht. Jeder geht einen anderen Weg mit Pina, und Pina geht mit jedem einen anderen Weg. Nehmen und Geben und Geben und Nehmen. Nach sieben Jahren war ich das erste Mal leer. Ich war an einem Punkt angekommen, wo gar nichts mehr ging. Null. Pinas ewige ‚Fragen‘ – ich konnte sie nicht mehr hören. Immer mit Gefühlen oder Gefühltem zu spielen ist am Ende fast so gefährlich wie mit Feuer. Ich brauchte eine Pause.“ (Endicott 1999, S. 34)

In der Tanztherapie werden diese emotionalen Themen wie Wut, Trauer, Verzweiflung und psychodynamischen Prozesse wie Begegnung mit dem Schatten, Bearbeiten von Schattenseiten in Maskentänzen, Durchleben und Bearbeiten von traumatischen Erfahrungen im therapeutischen Prozess, in einer therapeutischen Beziehung aufgearbeitet. Hier kann im geschützten Rahmen, in professioneller Begleitung und Unterstützung auch das Labilisierende in der Beschäftigung mit kraft- und machtvollen Bildern getragen werden. Im künstlerischen Arbeitsprozess hingegen ist die Tänzerin einsam oder im Ensemble bestimmten Gruppendynamiken ausgesetzt und es fehlt dieser tragfähige Boden für eine behutsame und stimmige Verarbeitung innerer Bilder zu heilsam wirkenden getanzten Bildern.

2

Die Pionierin der leiborientierten Tanztherapie: Trudi Schoop

Gabriele Frick-Baer

Dass „wir der Fantasie erlauben sollten, lebendiger Teil unserer Realität zu sein" (Schoop 1981, S.128), bezeichnet Trudi Schoop als eine wesentliche Erkenntnis, die ihre Arbeit begründete. Vieles, was wir heute „bewegte Imagination" nennen, findet sich bereits in ihren lebendigen und mich berührenden Beschreibungen ihrer Arbeit als Tanztherapeutin mit psychisch kranken Menschen. Trudi Schoop war auf ihre bescheidene und gleichzeitige leidenschaftliche Art eine Pionierin der Tanztherapie, die als erste den Tanz zu heilenden Zwecken in die Psychiatrie brachte und einen Prozess in Gang setzte, der heute zu einem verzweigten und breiten Strom geworden ist.

Trudi Schoop wurde 1903 in Zürich in der Schweiz geboren. Sie starb 1999 in Kalifornien, wo sie seit 1952 lebte. Der moderne Tanz war eine der beiden Hauptquellen für ihre spätere tanztherapeutische Arbeit. „Sie war Einzelgängerin und Autodidaktin, hatte also zunächst keine Ahnung von der Entwicklung einer neuen Tanzkunst und -pädagogik durch Rudolf von Laban und Mary Wigman. (...) Ohne von den großen Theorien und Kämpfen des Ausdruckstanzes etwas zu wissen, gelang es ihr auf Anhieb, dessen zentrale Idee zu erfüllen und für ihre innere Bewegtheit einen gültigen Bewegungsausdruck zu finden. Ihre Kunst entstand aus ihrem persönlichen Erleben, ihrer körperlichen Wahrnehmung der Umwelt." (Pellaton 1999, S.44) Sie begann mit tänzerischen Improvisationen, entwickelte ein eigenes Stück und führte es als junges Mädchen erfolgreich auf. All dies, ohne eine einzige Stunde Tanzunterricht absolviert zu haben. „Heute glaube ich, dass mein Erfolg nur darum verständlich war, weil meine Tänze in die damalige Zeit passten. Als ich zu tanzen begann, waren die Tänzer Deutschlands gerade auf der

Suche nach neuen Inhalten und Formen." (Schoop 1981, S. 13) Gestützt auf diesen Erfolg und getragen von ihrer Begeisterung nahm sie Unterricht in Ballett und in modernem Tanz bei einer Schülerin von Isadora Duncan. Parallel zu diesem Studium entwickelte sie weitere Tanz-Stücke und trat mit großem Erfolg auf. Mit ihrem Stück „Fridolin en route" z. B. errang sie 1932 beim internationalen Choreografiewettbewerb in Paris den vierten Platz. Damit begann ihre internationale Karriere. (vgl. Pellaton 1999, S. 44)

Sie gründete eine Schule für Tanzunterricht und musste feststellen, dass das, was für sie selbstverständlich schien, anderen schwer fiel: „Gefühle und Fantasie körperlich auszudrücken, sie gleichsam als Bewegung zu offenbaren" (Schoop 1981, S. 15). Also versuchte sie, unbekannte Menschen auf der Straße in ihren Bewegungen zu imitieren, um ihren Geisteszustand zu erfühlen. Die Erfahrungen mit diesen Alltagsbewegungen flossen in ihre nächsten Tänze ein – schon damals war sie auf der Suche nach den Verbindungen von Körper, Seele und Geist.

Ihr Tanz machte sie berühmt und führte sie auf zahlreiche Tourneen. Damals schon begann sie, den Tanz und ihr Talent „in den Dienst einer Sache" (a. a. O., S. 17) zu stellen, indem sie im Berlin der zwanziger Jahre mit anderen Künstler/innen zusammen in einem kleinen avantgardistischen Kabarett politische Satiren aufführte. Während des Krieges setzte sie dies in der Schweiz fort, indem sie z. B. mit Hitlerbärtchen und schwarzem Röckchen den sterbenden Schwan tanzte. Der Nazi-Botschafter protestierte wütend, die Aufführung wurde verboten.

Die andere Hauptquelle für ihren späteren Weg zur Tanztherapeutin bestand in ihren persönlichen Erfahrungen, wie der Tanz sie aus schweren psychischen Leiden rettete. Sie litt schon als kleines Mädchen unter massiven Angstzuständen und Zwangshandlungen. Diese bekämpfte sie, indem sie Platten auflegte und sich zu dieser Musik improvisierend bewegte. Später bekräftigte sie ihre Überzeugung, dass sie dies von ihren Seelennöten befreit hatte: „Ich machte den Versuch, meine Fantasien zu verkörpern, dadurch findet eine Umkehrung statt: Man beginnt die Fantasien zu meistern, *man ist nicht mehr von der Fantasie besessen – man besitzt Fantasie!* Die Angst hielt mich nicht mehr gefangen, ich hatte Angst, wenn es notwendig war, Angst zu haben." (a. a. O., S. 12)

Immer wieder betonte sie, dass sie an diesen persönlichen Erfahrungen anknüpfte und diese ihr den Mut gaben, mit psychotisch erkrankten Menschen zu tanzen. Nach dem zweiten Weltkrieg fragte sie in einer großen psychiatrischen Klinik in Kalifornien an, ob sie „mit Ihren Patienten tanzen" könne (a. a. O., S. 26). Sie durfte und begann einen Weg des Experimentierens und der Entdeckungen, den Weg der Tanztherapie.

Drei Grundmerkmale ihrer Arbeit sind uns v. a. für die heutige tanztherapeutische Arbeit wesentlich:

Erstens: Sie stellte ihre tänzerischen Fähigkeiten in den Dienst der heilenden Begegnung mit psychotischen Menschen.

Den Tanz „in den Dienst stellen" ist eine wunderbar passende Formulierung für die Verbindung von Tanz und Therapie in der Tanztherapie. Als Tanztherapeut/innen sind wir in erster Linie Therapeut/innen und den Menschen verpflichtet, mit denen wir arbeiten. Indem wir uns bereit erklären, mit ihnen therapeutisch tätig zu werden, geben wir ein Versprechen ab: das Versprechen, uns zu bemühen, ihnen mit allem, was wir an Kompetenz und Lebenserfahrung haben, zu helfen. Ob das gelingt, hängt nicht nur von uns ab, sondern auch von Lebensumständen, der therapeutischen Beziehung und Bereitschaft zur gegenseitigen Wertschätzung, von „Wellenlänge" und Wertesystemen und vielem anderen mehr. Dass wir uns bemühen, zu unterstützen und zu helfen, das versprechen wir. Mit allem, was wir haben – das beinhaltet auch: mit unseren tänzerischen Fähigkeiten, die wir in den Dienst der therapeutischen Arbeit stellen, die damit eine Richtung, einen therapeutischen Sinn, bekommen.

Als Zweites ist die grundlegend suchende und offene Haltung Trudi Schoops gegenüber den Menschen, mit denen sie arbeitete, vorbildlich. Als sie anfing, tanztherapeutisch zu arbeiten, versuchte sie, sich über ihre „eigene Vorstellung von einem Körper in seiner idealsten Form klar" zu werden (a. a. O., S. 46), um eine Orientierung für ihre Arbeit zu haben. Damit scheiterte sie. Sie war fähig, aus den Erfahrungen zu lernen, und entdeckte staunend und bewundernd die unendliche Vielfalt körperlicher Bewegungen und vor allem die Verknüpfung emotionaler Konflikte mit körperlichem Ausdruck. „Wie scharf sticht sich dieses Bild von meiner Vorstellung einer Idealform ab", konnte sie später ihren Irrtum benennen (a. a. O. S. 66).

Die Menschen, mit denen sie arbeitete, waren für sie Menschen mit besonderen, fremdartigen Verhaltensweisen, keine Patient/innen. „Wie ungern habe ich dieses Etikett!"(a. a. O., S. 68) So konnte und durfte sie sich auf jeden Einzelnen einlassen und dabei die Zusammenhänge von Körper und Geist, von Gefühlen und sozialen Kontakten erkunden. Sie würdigte den erlebenden Menschen und seine Einzigartigkeit: „Wie faszinierend ist es zu wissen, dass jeder Mensch mit dem Potenzial auf diese Welt kommt, etwas Eigen-Artiges zu werden." (a. a. O., S. 51) Sie benutzte den Begriff „Leib" nicht in der leibphänomenologischen Bedeutung des Wortes, sondern eher als Synonym für den Körper, ihre Arbeitsweise war jedoch vom leiblichen Ansatz durchdrungen.

Dies zeigte sich in ihrer dritten und im Kontext dieses Buches bedeutsamsten Grundhaltung, die ihr ganz selbstverständlich und natürlich zu sein schien: ihrer Haltung zu der Bedeutsamkeit von Imaginationen. In jeder Arbeit, die sie in ihrem Buch „...komm und tanz mit mir!“ vorstellt, nutzt sie Imaginationen. Wie schon erwähnt, beschrieb sie ihre persönlichen Tanzerfahrungen damit, ihre „Fantasien zu verkörpern“. Die Tanzformen, die sie gestaltete, waren ihre inneren Bilder: die Krähe, die Schlangenbeschwörerin, der aufbegehrende Sklave usw. In den ersten Tagen ihrer Arbeit mit den psychotisch erkrankten Menschen bat sie daran anknüpfend die Patient/innen, Bilder, die sie vorschlug, zu tanzen. Sie wollte sie durch die Vorgabe, hin und her schwingende Weizenfelder oder Wellen des Meeres zu tanzen, ins Schwingen bringen. Doch sie scheiterte, diese Menschen verweigerten sich, denn sie waren aufgrund ihrer Erkrankung nicht dazu in der Lage. „Vielleicht hatten sie nie Weizenfelder im Wind gesehen. Vielleicht hatten sie Angst vor den Wellen des Meeres. Könnte nicht ein Bild, das mir harmlos erscheint, auf sie bedrohlich wirken?“(a. a. O., S. 41) Also veränderte sie ihren Ansatz und nahm sich vor, die PatientInnen zukünftig zu fragen: Woran erinnert Sie mein Schwingen? Sie setzte damit Vertrauen in die inneren Bilder der Menschen, mit denen sie arbeitete. „Würde das nicht jedem Patienten erlauben, aus seiner eigenen Erfahrung heraus zu reagieren? Würde es ihn nicht ermutigen, sich aktiv zu beteiligen, sich auf seine eigene Initiative zu verlassen, statt in passiver Haltung von meinen eigenen Anregungen abhängig zu sein? Außerdem könnte mir jede persönliche Ideen-Assoziation wertvolle Aufschlüsse über sein Wesen geben. Wer weiß, vielleicht hülfe es ihm sogar, mehr über sich selber zu erfahren.“ (a. a. O.)

In der Folge wurde das Entwickeln und Verstärken innerer Bilder und deren Verkörperung zum Hauptansatz ihrer Arbeit. So machte sie ihren Therapieraum in der Vorstellung der Beteiligten zu einer riesigen Arena, in der ihre Patient/innen, die sie lieber „Fremde“ nannte, als Politiker und Stierkämpfer, Könige, Mannequins und Artisten auftraten. „Nach anfänglicher Unsicherheit gewinnen die Rollen Macht über die Patienten und Dompteure, Clowns, Seiltänzer und Akrobaten werden sichtbar. Ich sehe Einzelne sich im Raum bewegen, wie sie nie vorher sich bewegten.“(a. a. O., S. 111) Um dem Dunklen, den Angstfantasien und Zwängen, dem Bösen und Grausamen, das im Innern dieser Menschen Raum eingenommen hat, den Weg zur Verkörperung und zu verändernder Bewegung zu verhelfen, musste aus dem dumpfen Ahnen und Spüren zuerst einmal ein Bild werden. Also bat sie darum, dass jede und jeder „ seine kleinen und größeren Teufel“ vorstellt: „,Mein Teufel ist eine Kratzbürste‘, sagte einer meiner Patienten und stellte ganz vortrefflich mit seinem ganzen Wesen eine Kratzbürste dar. ‚Mein Teufel ist ein Blahh! Er ist dick und unförmig, zäh und klebrig‘, ‚Meiner ist neidisch, so neidisch!‘ – ‚Meiner rennt und rennt, hat nie Zeit, gar nie Zeit, aber im Vorbeirennen macht er allen und jedem eine lange Nase.‘“ (a. a. O., S. 113) Alle ihre Arbeitsberichte zeugen von solchen Beispielen, in denen sie die Entwicklung fördert, Bilder, die angstbesetzt sind und Kräfte gefangen halten, frei zu setzen, um Bildern der Vitalität, Kreativität und des Lebenswillens Raum zu geben. „Ein Traum, der uns nicht loslässt, Geschichten, die nie enden, Gefühle, die uns gefangen halten, Fantasien, die uns plagen, Stimmungen und Gesichter, die uns verfolgen, Ängste ... Ängste – wir versuchen sie zu gestalten, rhythmisch, räumlich zu gestalten, sie bewegungsmäßig sichtbar, hörbar zu machen.“ (a. a. O.)

Dies hat Auswirkungen auf das Verständnis und den Zugang zu den psychisch erkrankten Menschen. Dadurch, dass diese ihre Wahnideen verkörpern und in Bewegungen darstellen können, eröffnen sich die Möglichkeiten der Veränderung und den Therapeut/innen die Chance, an Wahnideen und das ihnen zugrunde liegende Erleben „anzudocken“ und so einen Zugang zu den Innenwelten psychotisch erkrankter Menschen zu gewinnen. Die Unterschiede zwischen den „Psychotikern“ und den „Normalen“ schwinden durch ihr Verständnis von Imagination: Jeder Mensch hat innere Bilder, jeder Mensch kann sie verkörpern, kann sie bewegen. Daran kann unser Konzept der bewegten Imagination anknüpfen. Denn nur, wenn die ver-rückten inneren Bilder auch von „normalen“ Menschen ernst genommen und sich in bewegten Imaginationen, in der Wirklichkeit, entfalten dürfen, können sie ihre heilende Kraft entwickeln.

3

Die Kraft innerer Bilder in Tanz und Tanztherapie – unser Grundverständnis

Gabriele Frick-Baer und Martina Peter-Bolaender

3.1 Imagination, aktives Imaginieren und bewegtes Imaginieren

Als Sigmund Freud 1900 mit seiner „Traumdeutung“ die Psychoanalyse begründete, überführte er die inneren Bilder der Menschen, die bis dahin eine Rolle in der Religion und Literatur gespielt hatten, in die Heilkunde. Sein Interesse an den Traumbildern konzentrierte sich darauf, über sie Zugang zum Unbewussten der PatientInnen zu finden, um so zur Heilung beitragen zu können. C. G. Jung hat sein Interesse an inneren Bildern über die Traumbilder hinaus auf Tagträume, Fantasiereisen, kreative Bilder im künstlerischen Prozess usw. ausgeweitet und all dies als Imagination bezeichnet.

Unter Imaginieren verstehen wir ein Entstehenlassen von inneren Bildern. Der bildproduzierende Prozess basiert im angenehmen Fall auf einer seelischen Verfassung, die als offen, zulassend, geschehenlassend, fließend beschreibbar ist. Im entgegengesetzten Fall können innere Bilder auch überfallen und überwältigen, gegen den eigenen Willen überrumpeln und sich verselbständigen. In jedem Fall, ob angenehm oder unangenehm, bewusst oder unbewusst: Imaginationen sind eine wesentliche Lebensäußerung des Menschen.

Wenn sich Imaginierende bewusst in eine „aktive Haltung“ versetzen, die des Empfangens, Lauschens, in eine Aufmerksamkeit und Hingabe an den Fluss innerer Bilder, dann bezeichnen wir diesen Prozess in Anlehnung an C. G. Jung als aktives Imaginieren. Die aktive Imagination ist eine „Methode der Introspektion, nämlich der Beobachtung des Flusses innerer Bilder“ (Jung 1976, S. 206 f.) und kann „... je nach individueller Neigung und Begabung in dramatischer, dialektischer, visueller, akustischer, tänzerischer, malerischer, zeichnerischer oder plastischer Form geschehen" (Jung 1971, S. 232).

Das aktive Imaginieren in der Tanztherapie geht noch einen Schritt über das aktive Imaginieren im Sinne C. G. Jungs hinaus: Das Imaginieren verbindet sich mit dem Aktivieren von Bewegungsimpulsen und stößt damit das Entstehen von Bewegung und Tanz an. Innere Bilder finden so im Tanz einen Ausdruck, aber nicht nur das, sie entwickeln sich weiter, verändern sich, entfalten sich, breiten sich im Leib, im Erleben, aus. Dies nennen wir „bewegte Imagination". Da unserer Imaginationsarbeit ein Verständnis von Leiblichkeit, Leibgedächtnis, Leibregungen und Leibbewegungen zugrunde liegt, öffnet das bewegte Imaginieren den ganzen Menschen und wirkt gleichzeitig auf ihn zurück.

„Leiblichkeit ist die grundlegende Weise des menschlichen Erlebens." (Fuchs 2000, S.15) Das Leibgedächtnis umfasst demnach die Vielfalt erlebter biografischer Erfahrungen, die in Imaginationen, besonders im bewegten Imaginieren, aktiviert werden können.

„Der lebendige Mensch erregt sich, er regt sich immer und auf äußerst unterschiedliche, mehrschichtige, mehrdimensionale Weise. Alle Äußerungen des Leibes, die der Wahrnehmung zumindest potenziell zugänglich sind, alle Momente des Erlebens bezeichnen wir als Leibregungen (vgl. Schmitz 1989; Fuchs 2000)." (Baer/Frick-Baer 2001, S. 48) Imaginationen sind leibliche Regungen.

Die so verstandenen Imaginationen tragen die Tendenz und Kraft zur Veränderung selbst in sich. Dies gilt um so mehr, als die Verknüpfung von Imagination und Tanz die Leiblichkeit des Tanzes verstärkt. Das Tanzen verlässt hierbei die Ebene ausgeführter instrumenteller Körperbewegungen und der „Eigensinn des Körpers" (Berger 2006, S. 104) übernimmt die Führung. „Der Körper hat in diesen Momenten nicht mehr seinen Körper, sondern man könnte sagen, der Körper in seiner Leiblichkeit hat den Tänzer." (a. a. O.)

Wir benutzen die Terminologie der aktiven Imagination in Anlehnung an C. G. Jung zur Beschreibung von Gestaltungsprozessen in der Tanzkunst. In der imaginationsgestützten Selbstentfaltung und in der tanztherapeutischen Arbeit haben wir eigene Arbeitsschritte, Techniken und Methoden weiterentwickelt, um das Individuum in seinem Heilungsprozess spezifischer und individueller unterstützen zu können. Die Verbindung von aktiver Imagination, Urbildern, Archetypen ist in der Tanzkunst von grundlegender Bedeutung. In Kapitel 1 wurde dargestellt, wie Mary Wigman und Martha Graham selbst Begrifflichkeiten wie universelle Bilder, Archetypen und das kollektive Unbewusste als Quelle ihrer Kreativität benannten. Auch in der Gruppenarbeit, wie sie in pädagogischen Prozessen in Schule, Hochschule und Erwachsenenbildung angeboten wird, z.B. in Kreistänzen und Tanzritualen, kommt die Wirkung archetypischer Konstellationen zur heilsamen Wirkung.

In der spezifisch tanztherapeutischen Arbeit möchten wir jedoch keine allgemeingültigen Bedeutungen von inneren Bildern und aktiven Imaginationen unterstellen oder gar vorschreiben. Hier hat die jeweilige Bedeutungszuschreibung, die eine imaginierende Person selber entdeckt, immer den Vorrang. Besonders deutlich wird dies in tanztherapeutischen Settings wie Einzel- und Gruppentherapie, in denen wir die Klient/innenkompetenz in der Weise bestärken, wie wir es in den Ausführungen der Kapitel 5 und 6 beschreiben.

Aber auch in der Tanzkunst hat sich ein Wandel weg von vorgegebenen Bedeutungen vollzogen. Mit den Arbeitsmethoden und Gestaltungsprozessen des Tanztheaters ist das Individuum mit seiner persönlichen Biografie so bedeutsam geworden und in den Vordergrund des Bühnengeschehens gerückt, dass die entstehenden Bilder auch als individuell und subjektiv betrachtet und nicht in ihrem archetypischen Bezug gedeutet werden müssen.

Hier sei nur beispielhaft an Szenen aus Pina Bauschs Stücken erinnert, in denen einzelne Ensemblemitglieder an den Bühnenrand treten und durch das Mikrophon individuelle Antworten geben auf Fragen, wie „Wie bist du zum Tanz gekommen?" oder „Nenne typische Dinge aus deinem Heimatland". Das Individuum wird mit seiner Geschichte wert und wichtig genommen und zur Biografie befragt. Das löst ganz andere, direktere Identifikationsprozesse im Publikum aus. Und das erfordert und setzt ganz andere, viel intensivere Erinnerungsarbeit und psychische Präsenz des Tänzers und der Tänzerin schon während der gesamten Probenarbeit voraus. Die emotionale Betroffenheit wirkt gleichzeitig in beide Richtungen. Nicht nur beim Publikum werden Erinnerungen, Gefühle und Bilder geweckt. Auch die Tänzer/innen sind mit der Kraft innerer und getanzter Bilder berührt und bewegt. Während starke überwältigende Gefühle in der therapeutischen Beziehung respektvoll und achtsam begleitet und bearbeitet werden, gibt es hier für Tänzer/innen kein Auffangnetz für unverarbeitete Gefühle. Das Tanzen auf der Bühne ist kein dialogisches Geschehen, sondern eher ein unvollständiger Dialog, denn das Publikum ist nicht greifbar nah und es gibt auch keine in Empathie mitgehende, stützende Instanz, die der Rolle einer professionell arbeitenden Tanztherapeutin in der tanztherapeutischen Beziehung vergleichbar wäre.

3.2 Aspekte des Imaginierens

Innere Bilder sind nicht nur geistige Vorstellungen, sondern sinnlich-sinnhafte Eindrücke, die sinnlich-körperlich und emotional gefärbt sind. Sie überführen unbewusstes Material ins Bewusstsein. Hierbei können alle Sinneskanäle an den Bildern synästhetisch beteiligt sein. Die Bilder können visuelle, akustische, taktile, gustatorische, kinästhetische Qualitäten haben und berühren und bewegen dadurch die Imaginierenden nachhaltig. Imaginationen sind Regungen des Erlebens, Leibregungen. Sie sind immer mit anderen Regungen verknüpft, v.a. mit Gefühlen und Stimmungen, aber auch mit dem Körpererleben. Diese Verknüpfungen entwickeln und entfalten sich, wenn Imaginationen getanzt werden.

Der leibliche Charakter des Imaginierens ist die Grundlage für die Chance, Imaginationen mit dem Tanz zu verknüpfen und zu bewegten Imaginationen weiterzuführen. Imaginationen werden zum Tanz – und umgekehrt, im Tanzen entstehen Imaginationen, wenn dafür eine aufmerksame Haltung erweckt wird. Diese aufmerksame Haltung und dieses Eintauchen in die Welt innerer Bilder haben Ehrlenbruch/Peter-Bolaender (2004) in ihrer Analyse des choreografischen Prozesses anhand von Choreografinnen-Interviews eingehend untersucht. Auch Tänzerinnen werden im Rahmen von Improvisationen, die Teil choreografischer Prozesse sind, in diesen Imaginationsprozess einbezogen.

Im bewegten Imaginieren besteht also eine Wechselwirkung zwischen dem Ausdruck der inneren Bilder und der Rückwirkung des Ausdrucks auf den Ausdrückenden. Dies ist der erste dialektische Aspekt bewegten Imaginierens.

Das bewegte Imaginieren ist vielschichtige Verwandlung, ist nicht nur ein bildproduzierender Prozess, sondern auch ein verkörpernder, sich in Bewegungsspuren, Bewegungsmotiven, Ausdrucksbewegungen äußernder und verwandelnder Prozess. Das heißt, innere Bilder werden im leiblich-sinnlichen Ausdruck sichtbar, hörbar und kommunizierbar durch Bewegen/Tanzen, Malen, Plastizieren, Installieren, Collagieren, Tönen, Zum-Klingen-Bringen über Stimme und Klang-Instrumente. Und dies wirkt auf die Tanzenden zurück, verändert ihr Erleben und ihre Imaginationen. Die Eindrucks- und Ausdruckskraft der imaginierten und entäußerten Bilder hat einen stark belebenden Einfluss auf die Imaginierenden. Der Ausdruck bringt unbewusstes Material an die „Oberfläche" des Bewusstseins und verwandelt es gleichzeitig. Er bereichert die Fantasie und den Gestaltungswillen und ermöglicht im pädagogischen, künstlerischen und therapeutischen Prozess eine individuelle Suchbewegung, die auf anwendungsspezifische Weise von Lehrer/innen, Choreograf/innen und Therapeut/innen begleitet werden kann.

Der zweite dialektische Aspekt bewegten Imaginierens besteht in der Gleichzeitigkeit von pathogenem und salutogenem Material, das er in Bewegung setzt. Eingeschränkte Wahlmöglichkeiten, Einsamkeit, Ängste, körperliche oder psychische Schmerzen, Ohnmacht und viele andere Formen erfahrenen Leidens, die Menschen in die Therapie führen und die sich auch in tänzerischen oder tanzpädagogischen Settings manchmal ganz ungewollt Bahn brechen, können in Imaginationen ihren Ausdruck finden. Diese sind insofern Ausdruck von Pathogenese, der Leidensentwicklung. Auch die Geschichte des Leidens, Szenen der Biografie, in denen sich Quellen des Leidens verdichten, werden in Bildern und imaginationsgeleiteten Tänzen lebendig.

Imaginationen enthalten gleichzeitig auch Potenziale, Hoffnungen, Chancen, Träume, Sehnsüchte, manchmal sogar Hinweise auf den nächsten Schritt der Veränderung. Sie sind insofern auch Ausdruck von Salutogenese.

Ein weiteres dialektisches Phänomen des bewegten Imaginierens besteht darin, dass in ihm gleichzeitig und ineinander verwoben die Vergangenheit, Gegenwart und Zukunft der tanzenden Person erscheint. Imaginationen sind immer gegenwärtig. Jetzt und hier träume ich, jetzt und hier tanze ich. Im Gegenwärtigen ist aber auch Vergangenes enthalten, das nachwirkt, und Zukünftiges, das gelebt werden möchte. Der japanische Tänzer und Choreograph Saburo Teshigawara bezeichnet den Körper als Ort des Gedächtnisses und dieses als „Stätte der Erinnerung und der Voraussicht" (zit. n. Berger 2006, S. 59). Dies gilt ebenso für Imaginationen, vor allem für bewegte Imaginationen. Sie enthalten als „Stätte der Erinnerung" Ressourcen wie Leiden und als „Stätte der Voraussicht" Sehnsüchte und Ängste als Wegweiser in die Zukunft. „Die erlebte Gegenwart schließt Vergangenheit und Zukunft in ihre Dichtigkeit ein. Das Phänomen der Bewegung macht diese räumlich-zeitliche Implikation noch deutlicher." (Merleau-Ponty 1966, S. 329)

3.3 Therapie und Imagination: bewegter Ausdruck, Einsicht, Verwandlung, Integration

Ziel von Therapie ist Veränderung von Leiden und persönliches Wachstum. Die Arbeit mit Imaginationen ist ein wichtiges Mittel in diesem Prozess. Ziel leiborientierter Tanztherapie ist nicht, einen Ausdruck für Imaginationen zu finden, sondern die Veränderung harter, rigider, die Lebendigkeit und Veränderung einschränkender Muster, unter denen Menschen leiden. Tänzerischer Ausdruck beinhaltet, dass eine Vorstellung verkörpert wird, also von innen nach außen tritt. Das ist schon der erste Schritt der Veränderung.
Aber eben auch nur ein erster Schritt, weitere müssen folgen. In der Arbeit mit bewegter Imagination sind uns deshalb vier Aspekte besonders wichtig: bewegter Ausdruck, Einsicht, Verwandlung, Integration.

Bewegter Ausdruck:
Die inneren Bilder versetzen die Imaginierenden in Schwingung, in innere (Gefühls-)Bewegtheit (Eindruck), die sich über Bewegung, Stimme und Klänge, über Formen, Farben oder Collagen ausdrücken können. Neben Malzeug, Schreibwerkzeug (für „automatic writing“, Gedichte, Geschichten ...) und Musikinstrumenten können auch Objekte (wie Stöcke, Seile, Stofftiere ...) und Materialien (wie Tücher, Stoffe, Naturmaterialien, z. B. Sand, Steine, Blumen ...) Verwendung finden, um innere Bilder zu transformieren. Ein tanztherapeutisches Ziel besteht darin, den subjektiv stimmigen Ausdruck für das innere Bewegtsein zu finden. In der therapeutischen Beziehung kann durch die Resonanzfähigkeit der Therapeutin bzw. des Therapeuten, über die therapeutische Resonanz „als spürendes und bewusstes gemeinsames Schwingen“ (Schellenbaum 2003, S. 93), eine Bearbeitung beginnen.

Friedrich Cramer weist in seiner „Symphonie des Lebendigen“ nach, dass Resonanz über die Akustik hinaus von Bedeutung ist: „Resonanz ist eine Form der Wechselwirkung, ja es ist die Form der Wechselwirkung schlechthin, über die alle raumzeitlichen Strukturen miteinander in Beziehung treten können.“(Cramer 1998, S. 14) „Resonanz ist es, die die Welt im Innersten zusammenhält.“ (a. a. O., S. 223)

Konkret heißt das: Wenn sich innere Bilder entäußern, werden die Schwingungen sichtbar, hörbar, spürbar, fühlbar. In diesem Prozess ist das empathische Mitschwingen, die Resonanzfähigkeit der Therapeutin bzw. des Therapeuten wichtig. Es ist also wichtig und besonderes Merkmal von Therapie, dass die Klient/innen nicht isoliert bleiben, sondern dass Therapie immer dialogisch ist. Die Therapeut/innen begleiten die individuellen Suchbewegungen der Klient/innen im Imaginationsprozess. Sie begleiten den Weg, die getanzten Symbole individuell zu entschlüsseln. Dabei wird Vertrauen in die Fähigkeit des imaginierenden Menschen gesetzt, die Bedeutungen selbst zu entschlüsseln.

Einsicht:
Da jede Imagination eine Regung des Erlebens ist, verhilft das spürende Wahrnehmen zu Einsichten über das Leiden und seine Veränderung. Tanztherapeut/innen interpretieren hierbei nicht, sondern begleiten und unterstützen den Prozess: die körperlichen, bewegungsmäßigen, skulpturalen, szenischen Ausdrucksmöglichkeiten werden auf ihre subjektive Bedeutung hin befragt! Was bedeutet in diesem Moment die spontan gestaltete Bewegung für die Imaginierende oder den Imaginierenden? Bedeutungszuschreibungen kommen nicht von den Therapeu/innen, sondern von den Imaginierenden selbst. Die Erlebnisbedeutung ist subjektiv und die Therapeut/innen vertrauen auf die Klient/innenkompetenz.

Verwandlung:
In Verwandlung schließlich mündet der Prozess. Verwandlung kann schon im Ausdruck beginnen, jeder tänzerische Ausdruck eines inneren Bildes verändert das Bild und damit auch das Erleben. Diese Veränderung kann durch Einsicht verstärkt werden. Gleichzeitig erweitert sich das Spektrum. Tanztherapeut/innen können aus eigen-leiblichen Resonanzen auf den Ausdruck der Imaginierenden reagieren und diese nachfragend mitteilen. Sie können im Beziehungsprozess und Beziehungsraum darüber hinaus Interventionen vorschlagen, die für den weiteren Verwandlungsprozess hilfreich sind, z. B.
- einen gemalten Ausdruck in Tanz zu transformieren,
- einen Tanz in ein Bild, ein Gedicht, ein Lied, eine Geschichte zu transformieren,
- einzelne Elemente des Bildes zu verkörpern, zu vertonen,
- in tänzerische Dialoge zu treten,
- einen Tanz unter einem anderen Aspekt der Beachtung oder anderer Musik zu wiederholen,
- durch therapeutische Gespräche die Bedeutung des Bildes für die aktuellen Lebens- und Beziehungsthemen verstehbar zu machen.

„Entschlüsseln" und „Verstehbarmachen" – das ist allerdings nur eine Facette der Veränderung. Es gilt auch, Neues auszuprobieren, experimentell Veränderungen zu wagen. Wenn in einer Imagination ein Bild eines Kreises entstanden ist, der beispielsweise als unangenehm und einengend erlebt wird, dann kann er zugleich im tänzerischen Ausdruck als erster Schritt in Bewegung kommen, körperlich und im Erleben. Durch das aktive Gestalten gerät etwas ins Schwingen, die Imaginierende ist dem engenden Kreis nicht ausgeliefert. Dies kann Einsichten eröffnen über Biografie und aktuelles Leben und Leiden und Wünsche der Klientin. Und das ist ein möglicher Ausgangspunkt für Experimente, in denen Veränderungsmöglichkeiten probiert werden (den Kreis tanzend verändern / den Kreis tanzen, während die Therapeutin daneben tanzend ein Kontaktangebot macht / sich mit dem Kreis identifizieren und als „Kreis“ tanzen / Übergänge zwischen innen und außen tanzen ...)

Integration:
Klient/innen machen mittels der bewegten Imagination neue Erfahrungen: sie bringen Themen, die sie beschäftigen, einschließlich unbewusster Aspekte zum Ausdruck, gewinnen tanzend Einsichten und erproben gleichzeitig Verwandlungen. Diese Erfahrungen bedürfen zweifacher Integration. Einerseits müssen sie mit den vorhandenen Erfahrungsfeldern verknüpft werden, andererseits sollten Wege gefunden werden, diese Erfahrungen in den Alltag zu übertragen. Diese Integrationsarbeit braucht Aufmerksamkeit und Platz in der Therapie. Unterstützend dabei wirkt oft die Verknüpfung von Tanz mit den anderen kreativen Methoden und Medien, die Verknüpfung von Tanz mit Gestaltung, Musik und Poesie. Imaginationen wohnt eine ungeheure Kraft inne, umso mehr, wenn sie „praktisch“ greifbar werden dürfen: Der Tanz wirkt zunächst einmal flüchtiger, man kann ihn nicht festhalten wie ein Bild oder eine Skulptur. Aber er kann sich, wenn er an das Innere gebunden ist, im Körper festsetzen und ist dann das „Greifbarste“, was wir Menschen haben.

4

Bewegte Imaginationen in der leiborientierten Selbstentfaltung

Martina Peter-Bolaender

4.1 Das Konzept der Bewegung

„Sich bewegen lernen, heißt leben lernen.“ (Jacobs 1978, S. 9) Bewegung ist die fundamentale Lebensäußerung des Menschen. „Zur ‚Bewegung‘ gehören sämtliche Veränderungen des Körpers als eines Ganzen oder in seinen Teilen in Raum und Zeit, in seinem Zustand wie auch in der Konfiguration seiner Teile sowie die Atmung, Essen und Trinken, Sprechen, Herzschlag, Blutkreislauf, Verdauung usw.“ (Feldenkrais 1981, S. 56)

Nach Feldenkrais (vgl. a. a. O., S. 31 und 56) ist Bewegung Bestandteil jeder Handlung, gleichzeitig und in Wechselwirkung mit Sinnesempfindung, Gefühl und Denken. Weil keiner der vier Bestandteile einer Handlung losgelöst von den anderen besteht, kann über die Beeinflussung eines Bereichs, hier: der Bewegung, das „Ich-Bild“ (a. a. O., S. 57) differenziert und erweitert, damit auch der Freiraum für kreative Handlungsmöglichkeiten vergrößert werden. Wenn in diesem Sinne von Bewegungs-Lernen gesprochen wird, dann wird nicht das Erlernen von Fertigkeiten gemeint sein, sondern das Ziel des Sich-bewegen-Lernens:

„Denn das Wesentliche an der Bewegung ist nicht ihr so oder so gearteter äußerer Ablauf, sondern ihre Einstimmung auf die so oder so gearteten, immerfort wechselnden Um- und Inweltreize. Sich bewegen können, heißt vollkommen improvisieren können.“ (Jacobs 1962, S. 133)

Die Betonung der Improvisation im Rahmen der leiborientierten Selbstentfaltung, ob in Schule, Hochschule oder Agogik, soll und kann dem mechanischen Tun und Bewegen entgegenwirken und das Lernen von innen heraus fördern.

„Wer Bewegung durch Vor- und Nachmachen, durch Kommandieren und

Gehorsam lernt, lernt sie ‚auswendig' statt ‚inwendig'. Er erwirbt eine Formel statt lebendiger Form." (Jacobs 1978, S. 36)

Diese Wertschätzung der Improvisation ist grundlegend für meine Konzeption von Körperarbeit und Tanz im Rahmen einer leiborientierten Selbstentfaltung, jedoch sollte dieser Pol der Bewegungsfindung parallel zum Pol der strukturierten und strukturierenden Körperarbeit verlaufen. Die Integration der Pole zielt auf eine individuelle Sinnfindung durch körperlich-seelisch-geistige Beweglichkeit ab.

Meiner langjährigen tanzpädagogischen und tanztherapeutischen Erfahrung folgend, kann der Weg von der Vorgabe von Bewegungsformen und Bewegungsritualen über den Nachvollzug durch die Lernenden sehr wohl auch zur inwendig erfühlten und erfüllten Bewegung führen. Dieser Erfahrungsprozess der Übenden steht in starker Abhängigkeit zur Motivation (Offenheit und Bereitschaft), zu der zur Verfügung stehenden Zeit (individuelles Zeitmaß ist erforderlich!) und zur Unterrichtsatmosphäre (angenehme räumliche Bedingungen, Ruhe, etc.; Lehrer/innenverhalten: Lehrer/in als Modell, aber nicht nur vordergründig und äußerlich; Motivation durch Polaritäten, etc.).

Auch bei der strukturierenden Körperarbeit und den Bewegungsritualen darf ein individueller Freiraum für einen emotionalen Ausdruck nicht fehlen. Dies ist ein eindeutiges Plädoyer für ein „emotionales Training" (Humphrey 1985, S. 163). Eine erlebnisbetonte und lebendige Körper- und Bewegungsschulung muss auf die Verbundenheit von Innen- und Außenbewegung bedacht sein.

„Unter Innenbewegungen verstehen wir die Gesamtheit der innerleiblichen Lebensvorgänge, die mit der Bewegung zusammenhängen und auf sie wirken, insbesondere Atmung und Säfteströmung als die beiden Organtätigkeiten, die der Bewegung am nächsten verwandt sind; darüber hinaus aber auch die Lebenstätigkeit der Gewebe, ihre Durchblutung, ihre Entschlackung, ihren Gaswechsel usw." (Jacobs 1962, S. 55 f.) Als Möglichkeiten zur Stimulierung von Innenbewegungen, die ich sowohl bei Lisa Ullmann, Mitarbeiterin von Rudolf von Laban, als auch in meiner Tai Chi und Qi Gong Praxis erlebt und erfahren habe und bei Dore Jacobs (1962, S. 66 f.) schriftlich festgehalten und als „Innenbewegungs-Experimente" bezeichnet finde, werden folgende Erfahrungsbereiche unterschieden:

- Berührungsreize (Streichen, Schlagen, Klopfen, etc.)
- Ausklingenlassen von Bewegungen und Nach-Spüren
- Instinktbewegungen (dehnen, schmiegen, wälzen etc.)
- tönendes Ausatmen
- gefährdetes Gleichgewicht und
- Wechsel zwischen oben und unten.

Diese Formen der Körperarbeit habe ich in meinem Unterricht in Schule, Hochschule und Erwachsenenbildung mit dem Ziel leiborientierter Selbstentfaltung variantenreich angewandt und vielfältige Reaktionen erlebt:

- Wird der Körper durch Streichen, Klopfen und Schlagen „behandelt", dann belebt diese Tätigkeit nicht nur die Körpergrenze, die Haut als Grenzschicht zwischen Innen und Außen, sondern weckt psychophysisch ein Körperspüren und eine Bewegungsbereitschaft. Wenn diese Behandlung durch einen Partner oder eine Partnerin ausgeführt wird, steigert diese Übung die Achtsamkeit für leibliche psychophysische Reaktionen auf den Berührungskontakt: Wie verändert sich meine Haltung, meine Atmung, meine Innenbewegung? Wird nach einer Bewegungsübung eine gewisse Zeit eingeräumt, um der Bewegung und ihrer Wirkung auf die psychophysische Gestimmtheit nachzuspüren, erlebt der bzw. die Übende die ganzheitliche Wirkung: Obwohl die Bewegung von außen betrachtet ausgeklungen ist, schwingt sie im Körper innerlich weiter. Pulsierende Atemwellen durchströmen soeben „geöffnete" Körperinnenräume und erhöhen hierbei das Körpergefühl. Bewegungsphrasierungen, bestehend aus Bewegungsansatz, Bewegungsvollzug, Bewegungsausklang und bewusstem Nachspüren werden als organisches Ganzes erlebt.
- Die Instinktbewegungen wie das Sich-Dehnen, -Schmiegen, -Wälzen sind uns aus der Tierbeobachtung bekannt. Tiere, insbesondere Katzen, dehnen sich genüsslich, bevor sie sich nach einem Schlaf in Bewegung setzen. Sie räkeln, strecken und biegen sich, um ihren Körper für die Bewegung vorzubereiten. Ihre Ausdrucksbewegungen umfassen eine Vielfalt an Bewegungen des Wälzens und Schmiegens. Wenn sich Menschen in diesen Instinktbewegungen erproben, dann lösen diese Innenbewegungs-Experimente „Reflexe aus wie Gähnen, Stöhnen, Lachen, Schreien und wecken mit ihnen primitive Empfindungen, gleichsam Urgefühle, die den Menschen daran erinnern, dass er kein frei schwebendes Bewusstseinswesen, sondern in einem Leibe zu Hause ist (...)" (a.a.O., S.67).
- Die Einladung, bei der Bewegung tönend auszuatmen, stößt bei den meisten Schüler/innen und Gruppenteilnehmer/innen auf erheblichen Widerstand. Die anfängliche Ablehnung wird durch die folgende Aussage von Jacobs (a.a.O., S.67) verstehbar:

  „Man hat den Eindruck, dass Singen leiblich in tiefere Schichten dringt als anderes Tun. Es wird auch das Seelische im Menschen anders berührt. Vielleicht aber mag es auch umgekehrt sein, dass nämlich das Leibliche tiefer aufgerührt wird, weil zum Ton das Seelische unmittelbareren Zugang hat als zur Bewegung." Wird das tönende Ausatmen jedoch zur gewohnten Bewegungsbegleitung, dann befreit es ein inneres Bewegungsbedürfnis, eine Bewegungsfreude und unterstützt instinktiv das Lösen von Spannungen und Bewegungsblockaden.

- Die Themen „gefährdetes Gleichgewicht" und „Wechsel zwischen oben und unten" finden ihre tänzerische Entsprechung und dynamische Anwendung in einem grundlegenden Bewegungsprinzip der Modern-Dance-Technik nach Doris Humphrey (1985, S. 150): „fall and recovery".

„Der menschliche Gang weist das Grundmuster von Fallen und Wieder-Stabilisieren auf (so meine Theorie der Bewegung); das bedeutet, der Schwerkraft nachzugeben und wieder federnd von ihr wegzustreben. Nach meiner Überzeugung ist dies der eigentliche Kern jeder Bewegung. Alles Leben fluktuiert zwischen zwei Polen: der Schwerkraft zu widerstehen und sich ihr zu überlassen. (...) Leben und Tanz spielen sich zwischen zwei Polen ab, spannen so den Bogen zwischen zweierlei Tod. Ein Menschenleben umschließt tausendfaches Fallen und Sich-wieder-Aufraffen, was – im Tanz sehr spezialisiert und überzeichnet – qualitative und zeitliche Akzente jeglicher Art ergibt." (a. a. O.)

Nach Ernestine Stodelle (1986, S. 7) versuchte Doris Humphrey als Tänzerin und Tanzphilosophin, die „Grundbedingungen menschlicher Existenz zu erfassen und diese zur Grundlage eines Trainingssystems zu machen". Die Erkenntnis, dass das menschliche Gleichgewicht immer gefährdet ist, auch in der scheinbar stabilen Position des Stehens, wird zum Ausgangspunkt einer Vielfalt von Erfahrungen gemacht: „Stehen", „Gewichtsverlagerung", „Gehen", „Laufen" und „Springen" als „fundamentale Erfahrung" (a. a. O., S. 36 ff.).

Dabei kann die Verbindung von Körper und Seele erfahren werden: Das Geschehenlassen der Fallbewegung, das Zulassen der Tiefe, das Wirkenlassen der Kräfte (z. B. der Schwerkraft) ermöglicht und bewirkt aus sich heraus die Gegenbewegung der Aufrichtung, der Mobilisierung eigener Kräfte, der Energieumwandlung in Richtung Höhe. Das rhythmische Grundmuster des „fall and recovery" birgt eine physiologisch-psychologische Erfahrung, denn bei „den Bewegungen nach Humphrey ist das Gefühl der Verlagerung des Körpergewichts ein intensives Erlebnis. Die Bodenberührung ist eine bewusste Bewegung, in ihrer akzentuierten Wirkung nicht unbedingt schwer, doch entschieden. Wenn auch der Körper deutlich dem Boden zuneigt, tut er dies doch mit einem klaren Gefühl für seine Beziehung zur Erde. Die Handlung wird zu einer körperlichen und emotionalen Aussage, zu einer Art, einfach und unwiderruflich zu sagen: ‚Ich bin'.

Das Anerkennen der realen Gegebenheiten war eine Grundvoraussetzung des frühen Modern Dance. Verwurzelt sein bedeutete Kraft haben; verwurzelt sein bedeutete, eine Identität haben." (Stodelle 1986, S. 39)

Die Entscheidung darüber, ob eine Bewegung „richtig" oder „falsch" ist, fällt niemals eine objektive Instanz. Der Maßstab erwächst aus dem individuellen „Körpergefühl, der Propriozeption. Leitend ist nicht die Vorstellung davon, wie richtig die Bewegung sein soll, leitend sind das ungestörte Lebensgefühl von innen und die Umweltreize von außen, auf die die Bewegung reagiert" (Jacobs 1978, S. 40). Grundsätzlich muss man wissen, dass es die „richtige" Bewegung nicht gibt.

Als Beispiel für die Vielschichtigkeit des Sich-bewegen-Lernens im Spannungsfeld zwischen Bewegungsstrukturierung und Bewegungsfindung stelle ich Übungen zum Thema Bewegung im Dimensionalkreuz nach Rudolf von Laban (1981, 1988) vor. Hierbei übernehme ich den Begriff von Laban, die methodische Arbeit mit dem Bewegungsmaterial stellt meine eigene Fortführung dar. Ich stütze mich im Erarbeitungsprozess auch auf die Bewegungsprinzipien von Humphrey (Erspüren des gefährdeten Gleichgewichts, Verbindung von Atmung und Bewegungsphrasierung, emotionales Training) und Jacobs (Lenkung der Achtsamkeit auf die Verbindung von Außen- und Innenbewegungen, auf subjektive Stimmigkeit als Maßstab, anstelle der Kategorien „richtig" und „falsch").

Ein Bewegungsritual wird vorgegeben, bei dem die Verbindung zwischen Atmung und Bewegung erspürt und erprobt werden kann: Die Einatmungsphasen dienen der Sammlung, der bewussten Rückkehr des Körpers in die Ausgangsstellung, den anatomisch-physiologisch aufrechten Stand. Die Ausatmungsphasen stellen die Aktionsphasen dar, in denen der Körper die Bewegungen des Wachsens, Schrumpfens, Ausbreitens, Verschmälerns, des Vorschreitens und Rückschreitens erfährt und erprobt. Die Atempausen dienen dem Ausklingenlassen, Nachspüren und der Richtungsumkehr. Zu dieser Koordination von Atem und Bewegung gibt es deutliche Parallelen zur altchinesischen Atemkunst. In vielen Übungen des Tai Chi und Qi Gong wird die Einatmung mit körperlich-geistiger Sammlung auf die Körpermitte und das Energiefeld der Mitte (Tan Tien) verbunden und die Ausatmung mit der Vorstellung des Verteilens der gesammelten Energie in alle Richtungen oder bestimmte Richtungen (je nach Zielsetzung). Des Weiteren dienen auch hier Vorstellungsbilder zur Verstärkung der Wirkungen, so wie in der hier beschriebenen Bewegungsschulung.

Aus dem aufrechten Stand bewege ich mich aufwärts bis zur Streckung im Ballenstand. Die rechte Hand wird dabei vom Körperzentrum weg geführt; sie steigt in der Lotlinie aufwärts, bis sie zum Himmel zeigt. Diese kontinuierliche Aufwärtsbewegung wird ganzkörperlich ausgeführt, z. B. von der Vorstellung geleitet, dass die Hand die Bewegung des Steigens auslöst oder von der Vorstellung, dass ein elastisches Gummiband zwischen Körpermitte und Hand sich ausdehnt oder eine Spiralfeder sich entfaltet.

Dieses Streben aus dem Ausgangsstand (Mitte, Zuhause) bis hin zur größtmöglichen Ausdehnung des Körpers in der vertikalen Ebene wird durch die Ausatmung unterstützt. Während der Atempause spüre ich dem Wachstumsprozess nach und erspüre die Auswirkungen dieser räumlichen Ausrichtung auf meine Befindlichkeit, meine Stabilität oder Labilität infolge der Verringerung der Unterstützungsfläche und des gehobenen Körperschwerpunktes. Das Zurückkehren in die Mitte vollzieht sich bei der Einatmung. Bei der nächsten Ausatmung drückt die Hand in Richtung Erde, das Gewicht des Körpers folgt. In der Atempause spüre ich der Gewichtsverlagerung tiefwärts nach und lasse sie ausklingen.

Ich bereite die Rückkehr zur Mitte vor. In der Einatmungsphase konzentriere ich mich auf die Wiedererlangung des Gleichgewichts im aufrechten Stand. In der folgenden Ausatmungsphase breite ich mich in der horizontalen Ebene aus. Mein rechter Arm und meine rechte Hand machen eine öffnende Geste und ziehen mich in die Weite. Dabei setze ich einen Schritt mit dem rechten Fuß nach rechts. Ich kann meine Tragweite, meine Ausdehnung in der Ausrichtung zwischen rechts und links erfahren. Die Einatmungsphase führt mich zurück zur Mitte. Die nächste Ausatmung dient der Verschmälerung in einer Überkreuzbewegung mit rechtem Bein vor dem linken. Die rechte Hand und der rechte Arm ziehen mich nach links, verengen meine Kinesphäre, den persönlichen Bewegungsraum. Während der Atempause lasse ich diese Bewegung ausklingen, erspüre meine verkleinerte Kinesphäre und bereite die Bewegungsumkehr vor. In der Einatmungsphase entfalte ich mich wieder zur Mitte. Meine rechte Hand schiebt sich in der sagittalen Ebene vor und zieht meinen Körper in Vorwärtsrichtung. Diese mit der Ausatmung koordinierte Aktion endet mit einem Schritt vorwärts. In der Atempause nehme ich die Gewichtsverlagerung und den nach vorn ausgestreckten rechten Arm wahr.

Ich bereite mich innerlich auf die Rückkehr zur Mitte vor. In der Einatmungsphase kehrt der Körper zurück zum aufrechten Stand. Mit der folgenden Ausatmung zieht der rechte Arm rückwärts, während der Körper durch eine Rückverlagerung auf ein rückwärts gestelltes Bein eine leichte Rückbeuge einnimmt. In der Atempause lasse ich diese Rückwärtsbewegung und Gewichtsverlagerung ausklingen und erspüre meine Ausbreitung in der sagittalen Ebene. Die Einatmungsphase wird begleitet durch das Zurückfließen in die Mitte.

Dieselbe Erforschung der Dimensionalbewegungen oben – unten, rechts – links und vorwärts – rückwärts wird nun in der Verbindung der Körpermitte mit der linken Hand ausgeführt. Die Übenden nehmen anfänglich deutliche Unterschiede im Körpergefühl und der Bewegungsempfindung wahr, da wir gewohnt sind, unsere Körperseiten unterschiedlich zu gebrauchen, ohne dies aber bewusst wahrzunehmen. Nach einer Weile des Übens der Bewegungen im Achsenkreuz lade ich die Teilnehmer/innen ein, aufmerksam zu sein für Stimmungen und innere Bewegungen. Ich frage, welche Körpersensationen, Bilder und Assoziationen bei den unterschiedlichen Bewegungsrichtungen aufgetaucht sind. Antworten werden im sogenannten „Ein-Wort-Blitzlicht" in den Raum gesprochen. Für die Bewegungsrichtung oben z. B. luftig, arrogant, selbstbewusst, würdevoll, bodenlos, entgrenzt, spielen, fliegen und für die Bewegungsrichtung unten z. B. stark, gewichtig, felsenfest, getragen, geerdet, verbunden, erschöpft. Diese Eindrücke sammle ich manchmal ein, um sie auf ein großes Stück Papier zu schreiben und sie später bei Improvisationen wieder als Impulse aufzugreifen. Spielerisch und frei werden die genannten Qualitäten und bildhaften Eindrücke verkörpert und z. B. in getanzten Dialogen weitergeführt.

Bei einer konzentrierten Ausführung dieses Rituals können die Ausdehnungen des Körpers in den sechs Grundrichtungen hoch-tief, rechts-links, vor-zurück ausgemessen, das heißt sinnlich erspürt und verstanden werden. Bei dieser strukturierenden Übung habe ich sehr vielfältige Rückmeldungen von StudentInnen und SchülerInnen erhalten. Viele Gruppenmitglieder sprachen nach der Übung dieser Bewegungsfolge über eine harmonisierende Wirkung; sie fühlten sich ruhig und ausgeglichen. Andere Aussagen betonten das neu empfundene Raumgefühl, die Beziehung des Körpers zu seiner Umwelt: Jede räumliche Ausrichtung löse andere Empfindungen aus. Während die Bewegungen der Ausdehnung in die Höhe und in die Breite ein Gefühl von Endlosigkeit evozierten, waren die Bewegungen in Richtung Erde und in Richtung Verschmälerung eher mit Grenzziehung und dem Gefühl von Begrenztheit begleitet. Viele Gruppenteilnehmer/innen empfanden die Ausdehnung in der sagittalen Ebene nach vorwärts als angenehm, aber nach rückwärts als unangenehm und schwindelerregend. Wenn ich sie daraufhin bat, eine subjektiv stimmige Bewegungsamplitude zu finden, dann zeigten sich die Bewegungspräferenzen und -muster sehr unmittelbar. Einige Schüler/innen erprobten sich immer in den Grenzbereichen der Labilität, das heißt oft bis hin zum Umfallen, während andere nie ein Optimum ihrer räumlichen Ausrichtung erfuhren. Letztere konnten zunächst nicht ihre Kinesphäre ganz ausfüllen, weil sie nur beschränkt fähig waren, ihren sicheren, beidbeinigen Stand aufzugeben und ein anderes, einbeiniges Gleichgewicht zu erproben. Verbale Vorstellungshilfen („Ganz zur Linie werden", „Stabilität in der Labilität suchen", „emotionale Ausdrucksvarianten erproben"...) konnten zu einem ausbalancierten Gebrauch dieser Körper-Raum-Bezüge sowohl bei den Gruppenteilnehmer/innen mit tendenziell engem als auch mit grenzlosem Raumverhalten beitragen.

Meine strukturbildende Körperarbeit war auch in dieser Aufgabenstellung an einer Zielsetzung orientiert, wie sie Trudi Schoop (1983, S.9) in einem Interview formulierte:

„Da sind in einem Körper zwei oder drei Gefühle ausgedrückt. Du hast vorhin gefragt, was meine Ziele sind. Eines, rein vom Körper aus, ist das Ziel, die Spannung oder den Ausdruck oder den Rhythmus einheitlich über den ganzen Körper zu empfinden. Das ist nicht immer leicht, die Füße wollen etwas anderes als die Hände, oder der Kopf bewegt sich in einem anderen Rhythmus als die Füße usw. Einerseits müssen wir das als Koordination auch haben und andererseits ist es schrecklich, wenn das immer in einem Menschen geschieht, dass er sich uneinig ist, dass er eigentlich nie auch nur in die geringste Harmonie hereinkommen kann, dass er eins ist, einig lebt, nicht zwei oder drei auf einmal."

Wird die oben beschriebene Übung mit Körperbewusstheit ausgeführt und als Ritual kontinuierlich geübt, dann kann sich ein Gefühl ganzheitlich ausprägen und ausbreiten: ganz von der Aufrichtung zwischen Himmel und Erde erfüllt sein, ganz in der Ausrichtung zum Boden, zur Schwere aufgehen, ganz in der Öffnung, in der Weite präsent sein, ganz in der Verwrungenheit, der Verschlossenheit oder Begrenzung präsent sein, ganz in der Erfahrung von Voranschreiten bzw. Rückschreiten, Sich-zurückziehen gegenwärtig sein. Dieses Einssein von Körper- und Sinnesbewusstsein ist meiner Meinung nach die Erklärung für die von Teilnehmer/innen so häufig angesprochene harmonisierende Wirkung dieser Körperarbeit. Probleme stellten sich in meiner Arbeit ein, wenn Student/innen nicht bereit waren, sich im Rhythmus des eigenen Atems zu bewegen. Eine Studentin teilte mir zum Beispiel mit: „Ich kann keine Beziehung zu meinem Atem finden." Dieser jungen Frau, deren Körperbewusstsein sehr schwach ausgeprägt war, konnten Atemübungen dazu verhelfen, Kontakt mit dem Körper, den Körperinnenräumen und Atemräumen zu finden, um dann eine Koordination zwischen Atem und Bewegung zu erproben.

Die eher erspürende Körperarbeit im Dimensionalkreuz nach Laban konnte sich im weiteren Übungs- und Selbstentfaltungsprozess in Richtung auf emotionalen Ausdruck und Bewegungsfindung entwickeln. Von der klaren räumlichen Strukturierung (von der Mitte zur Peripherie und zurück zur Mitte) konnte ich überleiten zur schwungvollen Verbindung der peripheren Ausrichtungspunkte. Während die eher meditative Körperarbeit der ersten Stufe in Stille geschah, wurde nun die rhythmische Musik ein Stimulans für die schwingende Bewegung in der persönlichen Kinesphäre. Nicht die Rückkehr zur Mitte, zur Sammlung im aufrechten Stand wurde thematisiert, sondern der rhythmische Vollzug der Richtungswechsel im kreisenden Energiefluss. Die Strenge der linearen Ausdehnung und Schrumpfung des Körperraums wich der spielerischen Auseinandersetzung mit schwungvollen Kreisbögen.

In anderen Lerngruppen schien es mir zunächst wichtiger zu sein, der Grenzenlosigkeit der Körperausdehnungen bewusst erfahrene Grenzen zu setzen. Ich stellte die Aufgabe, die Punkte, bis zu denen die Hand in den sechs Ausrichtungen gelangt war, miteinander zu verbinden. Nun wurde die runde Kinesphäre ausgemalt: mit Händen, Füßen, mit Körperpunkten und Körperflächen. Nach dieser Grenzziehung konnte man sich in dieser erfühlten Blase oder Kugel frei bewegen, verwringen, drehen, gleiten und schwingen. Ich erhielt folgende Rückmeldungen von Gruppenteilnehmer/innen:

„Ich habe noch nie wahrgenommen, dass ich so viel Raum beanspruchen kann."

„Ich habe zum ersten Mal meine Dreidimensionalität erlebt."

„Ich fühlte mich sehr allein, sehr abgegrenzt von meiner Umgebung."

Lange Gespräche wurden ausgelöst durch Improvisationen, in denen sich zwei Kinesphären begegnen sollten. Viel stärker als in jeder anderen Partnerimprovisation spürten die TeilnehmerInnen die Spannung, die zwischen zwei Menschen bei wechselnder Nähe und Distanz entstehen kann. Viel deutlicher wurde eine Kontaktgrenze erfahren, die bewusst angenommen oder als „poröser werdend" und verschmelzend mit der des Partners bzw. der Partnerin erlebt wurde. Nach dieser nonverbalen Kommunikation äußerte eine Teilnehmerin: „Ich habe nie geglaubt, dass man so viel ohne Worte sagen kann, dass man wirklich so viel verstehen kann, was der andere mitteilen wollte." Eine andere Teilnehmerin jedoch kritisierte betroffen das Verhalten ihrer Partnerin: „Du hast meinen Raum ignoriert. Ich habe mich verletzt gefühlt, weil du meinen Raum durchkreuzt hast."

Die theoretischen und exemplarischen Ausführungen zusammenfassend kann festgehalten werden: Bewegungsfindung und Bewegungsstrukturierung müssen in einem ausbalancierten Verhältnis zueinander stehen. Die Balance und die jeweilige Gewichtung von Anteilen ist letztlich nur situativ zu entscheiden. Entscheidungskriterien können sein: Motivation der Gruppe und der Lehrenden bzw. der Gruppenleiterin (der Einfachheit halber wird hier nur die weibliche Form gewählt), Bedürfnis der Lerngruppe (formuliert als Selbstwahrnehmung und aus der Sicht der Fremdwahrnehmung bzw. Einschätzung der Gruppenleiterin), Atmosphäre, kurz-, mittel- und langfristige Planungen von Erlebnis-, Erfahrungs- und Gestaltungsprozessen, Lernschwierigkeiten, Ausdruckshemmungen).

Eine Körperarbeit und ganzheitlich verstandene Tanz- und Bewegungsschulung im Dienste einer leiborientierten Selbstentfaltung soll strukturierende Elemente und spielerisch-explorierende Elemente verbinden. Die angebotenen Strukturen erweitern die Beweglichkeit und das Bewegungsverständnis und die individuellen Erfahrungs- und Ausdrucksfreiräume dienen der freudvollen und befriedigenden Integration und Einverleibung.

4.2 Das Konzept der Kreativität

„Mehr als alles andere ist es die kreative Wahrnehmung, die dem Einzelnen das Gefühl gibt, dass das Leben lebenswert ist." (Winnicott 1979, S.78)
Die Suche nach dem Selbst ist eng verbunden mit dem Versuch, sich durch seine individuelle Kreativität zu finden (vgl. a.a.O., S.66). Die Entfaltung von Kreativität ist nicht nur Teil der individuellen Sinnfindung, sondern gehört zum Lebendigsein, zur Auseinandersetzung mit der inneren und äußeren Realität (vgl. Jung 1972, S.207ff.). Wenn sich der Mensch kreativ entfalten kann, wird er sich als ganze Persönlichkeit entdecken.

Ein übereinstimmendes, modellübergreifendes Kriterium seelischer Gesundheit ist nach Peter Becker (vgl. 1982, S.142f.) die Kreativität, also die Fähigkeit des Menschen, kreativ/produktiv tätig zu sein, zu erleben, zu fühlen, zu denken und zu handeln.

Eine ausgeprägte Ich-Stärke ist ebenso Voraussetzung für kreative Wahrnehmung und kreatives Handeln wie auch die Fähigkeit, sich zu „lockern" (Cropley 1982, S.61), sich zu entspannen und sich von vorhandenen Wahrnehmungs-, Denk- und Verhaltensmustern zu lösen. Ein „schöpferisches Aus-sich-Herausgehen" (Winnicott 1979, S.68) wird erst in einem Ruhestadium, einem Entspannungszustand entwickelt. Die Entspannungsfähigkeit ist aber wiederum von einem Gefühl des Vertrauens abhängig. Für den pädagogischen und therapeutischen

Rahmen von Kreativitätsentfaltung ist demzufolge die Bereitstellung einer vertrauensvollen Atmosphäre von nicht zu unterschätzender Bedeutung.

Kreativität ist nicht nur ein Ziel der Selbstentfaltung, sondern auch unabdingbare Voraussetzung für den dialogischen Prozess aller Beteiligten. Die Unterrichtsplanung ist ein schöpferischer Prozess und sollte von den Lehrenden als kreativer Dialog verstanden werden (vgl. Ickstadt 2007, S. 21 ff.). Die Reflektion von Unterricht und die Planung von weiteren Stunden ist dialogisch, weil die Interaktionen beleuchtet und ausgewertet werden, z. B. durch folgende Fragen: Welche Bewegungsimpulse sind angemessen und motivierend gewesen, welche unter- oder überfordernd? Welche Improvisationsaufgaben sind verstanden oder missverstanden worden? Welche gruppendynamischen Probleme tauchen auf?

Die kreativitätsfördernde Arbeit im Rahmen der leiborientierten Selbstentfaltung verläuft hauptsächlich über die Improvisation. Im Sinne multimedialer Gestaltungsprozesse ermöglicht die Transformation von einem Ausdrucksmedium in ein anderes jeweils neue sinnliche Erfahrungen und Erkenntnisse, setzt jeweils neue kreative Potentiale frei. Hierbei kommt im Besonderen die Erfahrung zum Tragen, die der Musiktherapeut Fritz Hegi (1986, S. 137) ganz prägnant zusammenfasst: „Die Improvisation lässt beide Prozesse zu: Form verlieren und Form gewinnen." Improvisationen stellen in allen ästhetischen Erfahrungs- und Gestaltungsfeldern – sei es des Malens, des Rhythmisierens und Musizierens, des Formens mit Ton und anderen Materialien, der Bewegung mit Schattenspiel und pantomimischen Elementen, der Bewegung mit Objekten, der Tanzimprovisation – immer Formen der Selbsterfahrung und Selbstentfaltung dar, in denen neue Grenzerfahrungen gemacht und Ausdrucksmöglichkeiten entdeckt werden. Diese Prozesse fördern auch die Experimentierfreude und die Neugierde, die wiederum zur kreativen Selbstentfaltung beitragen.

Kreatives Verhalten setzt hier immer wieder an alten, vorhandenen Mustern und Strukturen an, überwindet die vorhandenen Grenzen durch Variationen und intuitive Weiterführungen.

Mein methodischer Weg zum Thema „Das Symbol des Kreises" verlief von der Malimprovisation über die Transformation in Bewegung wieder zurück zum Medium des expressiven Malens. Im Rahmen dieses Fallbeispiels werde ich der Frage nachgehen, wie die kreativitätsfördernde und symbolbildende Arbeit im Rahmen von Improvisationen auch mit dem strukturbildenden Anteil von Gestaltungsprozessen verbunden werden kann.

Das Thema „Symbol des Kreises“ wurde gleich von Anfang an thematisiert und in der Improvisation realisiert. Der weitere Verlauf der bewegten Imagination ergab sich aus den Reflektionsphasen, in denen Probleme analysiert und Bedürfnisse und Wünsche artikuliert wurden.

Nach einer Einstimmungsphase mit Bewegungs- und Atemübungen, Lockerungsübungen, Zentrierungsübungen und tönendem Ausatmen bat ich die Student/innen, sich partnerweise zusammenzufinden. Wie bei der Methode der aktiven Imagination wurde partnerweise entschieden, wer zunächst die Rolle der aktiv Gestaltenden und wer die Rolle der beobachtend Teilnehmenden einnahm. Danach nahmen die Partner/innen – sich gegenüber sitzend – auf dem Boden Platz; zwischen ihnen war eine Tapetenrolle ausgebreitet. Nachdem sie eine angenehme Sitzposition gefunden hatten, die sie eine längere Zeit entspannt und achtsam einhalten konnten, bat ich die Aktiven, die Augen zu schließen und sich in Stille und mit Aufmerksamkeit für die eigene Atmung auf die anstehende Arbeit einzustimmen.

Nun gab ich einige Informationen über die Symbolträchtigkeit des Kreismotivs. Die symbolischen Bedeutungen des Kreises wurden jedoch nur in andeutender und inspirierender Weise, nicht in interpretatorischer Form angesprochen. Es ging mir hier darum, den Kreis als Raum der Sammlung anzusprechen. Kreise bündeln Energie. Die positive Kraft dieser Sammlung kommt unter anderem in Mudras im Indischen Tanz und Yoga, in Mandalas in der Tibetischen Meditationspraxis und in Kreistänzen im Bereich des Sakralen Tanzes (Wosien 1985) oder Meditativen Tanzes (Lander/Zohner 1987) zum Tragen. (Dass andererseits der Kreis wie auch andere Symbole von Gruppenmitgliedern und Klient/innen als beengend und begrenzend erlebt werden kann, wird in den Kapiteln 5 und 6 beschrieben.)

Daraufhin begann die Sensibilisierung für den eigenen Mal-Raum der Improvisation: das Ertasten des Papiers, das taktile und olfaktorische Wahrnehmen der Malstifte (Wachskreiden), das Ertasten der Größe des zur Verfügung stehenden Raumes. Dann bat ich die aktiven Gruppenteilnehmer/innen, ein inneres Bild des Kreises aufsteigen und dann die Vorstellung des Kreises von innen nach außen durch die Schultergelenke, Arme, Finger und Malstifte auf das Papier hinausfließen zu lassen.

Nach einem Zeitraum von ca. zehn Minuten bat ich die Improvisierenden, ihre Improvisation, ihr „geführtes Zeichnen“ (Hippius 1986; zur Lippe 1986; R. Müller 1981, S. 281 ff.) zu einem Ende zu führen und sich dann das Bild, das sie gemalt hatten, zunächst innerlich vorzustellen, um es dann später mit dem realen, vor sich liegenden Bild vergleichen zu können. Nun öffneten die Malenden ihre Augen und ließen sich von ihrem eigenen Bild beeindrucken.

Die Erlebnisse beim Malen und die Eindrücke des Bildes wurden nun mit dem jeweiligen Partner bzw. der Partnerin ausgetauscht. Danach suchten sich die aktiven Partner/innen einen Platz im Bewegungsraum und versuchten, die Essenz des inneren und gemalten Bildes in eine Tanzimprovisation zu transformieren. Die Partner/innen, die die Improvisierenden auch während des Malens beobachtet hatten, richteten nun ihre ungeteilte Aufmerksamkeit auf die Tanzenden.

Einige Äußerungen zu den Bildern und den Tanzimprovisationen sollen einen Eindruck über die Erfahrungen bei diesen individuellen symbolbildenden Prozessen vermitteln:

„Ich habe geglaubt, dass ich runde Kreise malte. Jetzt bin ich schockiert von meinem Bild, das so viele Haken, Ecken und Kreuzungen enthält und ganz unharmonisch auf mich wirkt. Ich habe mich in der Bewegung viel runder erlebt."

„Der Raum war für mich viel zu klein. Ich fühlte mich beengt durch den begrenzten Malboden. Beim Tanzen konnte ich den Raum erobern, aber dabei spürte ich das Zentrum des Kreises nicht mehr so stark wie beim Malen."

„Ich fühlte mich beengt/begrenzt durch meine Sitzposition. Ich hätte lieber im Stehen gemalt."

„Meine rechte und linke Hand waren wie eine Einheit; sie malten synchron und immer gemeinsam. Dieses Gefühl habe ich mit in die Bewegung genommen."

„Meine rechte und linke Hand konnten nie gleichzeitig malen. Ich konnte mich immer nur auf die eine oder die andere Seite konzentrieren."

„Es ist eine wunderbare Spirale, aber ich spüre, dass die symmetrischen Rundungen nicht meinem Selbst entsprechen. Wenn ich mein Bild betrachte, erfüllt mich ein Gefühl von Sehnsucht nach Rundheit und Harmonie. Hier ist ein deutliches Zentrum, das ich in der Bewegung nur erahnen konnte. Ich glaube, deswegen habe ich auch die Farbe Violett gewählt."

„In meinem Bild erkenne ich rückblickend, warum ich mir zuvor die Farben Hellblau, Hellgrün, Hellbraun gewählt habe: Es sind nicht meine Lieblingsfarben, aber ich wollte mit ihnen malen. Und nun zeigt mir das Bild, was ich auch mit Kreisen verbinde: die Wellen, die Energie des Wassers und die Sogwirkungen im Meer. Ich bin Surferin und habe nun auch Erfahrungen mit dem Tauchen gemacht. Ich sehe in diesen Wellen und diesen Schwüngen und auch in meinen energischen Strichen, die ich in diese Rundungen hineingeschlagen habe, die lustvollen Bewegungen, die ich mache, wenn ich unter Wellen hindurchtauche, als auch die furchterregende Kraft des Soges und der Flut, die ich einmal erlebt habe."

„Meine getanzten Kreise und mein gemaltes Bild zeigen mir, wie introvertiert ich im Moment bin. Alle Kreise, alle Figuren, alle Tendenzen streben von außen hin zu mir, zu meinem Körperzentrum. Diese hervortretenden Bewegungsrichtungen, Malrichtungen und Strichführungen bestätigte auch meine Partnerin, die während der gesamten Malimprovisation den Eindruck hatte, dass ich Dinge einsammle, Energien einsammle und sie mir einverleibe. Meine Partnerin empfand schon meine Sitzhaltung beim Malen (ich malte zwischen den lang ausgestreckten, gegrätschten Beinen und begrenzte so meinen Malraum) als eine ganz abgegrenzte Gestalt im Umraum. Ich schien ganz allein und nach innen gekehrt zu sein. Beim Tanzen habe ich dieses Gefühl verstärkt. Hier konnte ich es sehr genießen."

Nach der Tanzimprovisation hat jedes Gruppenmitglied die Möglichkeit, das Erlebte und Erfahrene durch expressives Malen erneut auszudrücken.

In dieser kreativitätsfördernden Arbeit werden somit Wandlungsprozesse, Transformationen zwischen den verschiedenen Ausdrucksformen und Ausdrucksmöglichkeiten des Individuums angestrebt. Persönliche Fragestellungen, Erlebnisse und Fantasien können Gestalt annehmen und Gestaltverwandlungen erfahren.

Im weiteren Verlauf der Arbeit werden strukturbildende, themengebundene Improvisationsaufgaben gestellt (analytische Schritte, um weitere Möglichkeiten für kreisende Bewegungen zu explorieren):

- Wie kann ich den Kreis durch Fortbewegungsarten als Raumweg auf den Boden zeichnen?
- Wie kann ich mit einzelnen Körperteilen Kreise als „airpatterns" und Spuren in den Raum hineinsetzen?
- Mit welchem Körperteil kann ich meinen kleinsten Kreis zeichnen, mit welchem Körperteil und mit welcher Bewegung kann ich meinen größten Kreis zeichnen?
- Welches ist mein liebster Kreis, welches ist mein dynamischster und energetischster Kreis-Lauf?

Durch diese themengebundenen Improvisationsaufgaben konnte die Bewusstheit stärker auf Teilaspekte des Körpers und weitere Explorationen gelenkt werden, die dann in einem Rückkopplungsprozess in die Selbstgestaltung des Symbols Kreis zurückfließen konnten. Des Weiteren wirkten Übungen strukturbildend, die darauf abzielten, Atemkreisläufe im Körper zu erspüren.

Um den Kreativitäts-Aspekt der Um- und Neugestaltung („Form verlieren, Form gewinnen") erneut zu thematisieren, erprobten wir Kreistransformationen: Auf einer Kreisbahn gehen, gehen, gehen. Aber während des Gehens und der konzentrierten Wahrnehmung des Gehens bei gleichzeitiger Einstellung des Geschehenlassens des Gehens und jeglicher anderer Bewegung, die sich ungeplant und von innen heraus einstellt, verändert sich das Gehen, sowohl bezüglich der Neigungen und Haltungen des Körpers, als auch bezüglich der Bewegungselemente Zeit/Rhythmus, Raum, Dynamik und Form (z. B. der Beteiligung und Exponierung bestimmter Körperteile). „Improvisation ist ein dauerndes Suchen nach Gestaltbildung und Gestaltverwandlung. Dieser Prozess durchdringt psychische, körperliche und soziale Fragen gleichermaßen." (Hegi 1986, S. 159)

Trotz der (oder gerade wegen der) strukturierenden Vorgabe („Gehen auf einer Kreisbahn") gerieten einige Gruppenteilnehmer/innen in eine trance-ähnliche Verfassung. Eine dynamische Qualität des (rituellen/modernen) Tanzes, nämlich die „existenzielle Dimension des Fließens" (Kreitler/Kreitler 1980, S. 173) konnte hierbei erlebt werden.

Eine intensive Erfahrung des Motivs „Werden und Vergehen" von Formen stand hier in einer strukturierten Improvisation im Vordergrund. Den Hintergrund bildete das Thema: das Symbol „Kreis" tanzen und gleichzeitig vom tanzenden Kreis ergriffen zu sein. Dieses Hintergrundthema wird im Tanzritual „Der Ring" von Laura Sheleen nochmals aufgegriffen und vertieft. An diesem Beispiel (siehe Kap. 5.3.2) kann verdeutlicht werden, wie in einem Tanz Gruppenerfahrung und individuelle Bedeutungssuche gleichermaßen angeregt werden.

4.3 Das Konzept der Meditation

Meditative Fähigkeiten scheinen zur menschlichen Grundausstattung zu gehören, auch wenn in unserer schnelllebigen Zeit und in der Hektik des Lebensalltags in unserer Gesellschaft Bedürfnisse danach überlagert und überschüttet sind. Trotzdem steigt im Menschen die Sehnsucht nach Momenten des Staunens, des Innehaltens und Aufgehens im Augenblick immer wieder auf (vgl. Hoffmann-Axthelm 2003, S. 194). Der Tanz eröffnet Räume, in denen meditatives, zentriertes Selbsterleben und die Erfahrung von „Mittendrin-sein im Erleben" möglich ist.

Denn neben der passiven Form der Meditation im Sinne der traditionsreichen Versenkungsübung gibt es auch aktive meditative Praktiken, zu denen das Tanzen zählt (vgl. Hoffman 1984; Lander/Zohner 1987 und Dürckheim 1978, S. 21, 39, 54 und 57).

Entscheidend für alle meditativen Übungen ist das Bemühen um Achtsamkeit und Präsenz, das heißt das Eins-Sein mit dem, was man tut. Meditation umfasst sowohl die Versenkung nach innen, die „Abkehr vom Leben“ als auch das Gegenteil davon, „die Schärfung und Intensivierung der Sinne für das Hier und Jetzt“ (Mögling 1986, S. 11). Bewegt sich die übende Person im strukturierten Ablauf einer Bewegungsmeditation (z. B. Tai Chi oder Yoga), entspricht kein Prozess dem anderen, denn im Hier und Jetzt wird sie sich der momentanen körperlich-seelisch-geistigen Verfassung gewahr. Die Atmung, das dynamische Gleichgewicht und der Bewegungsfluss werden jeweils neu und kreativ erlebt, auch wenn die von außen Betrachtenden keine Veränderungen erkennen könnten. „Meditatives Erleben“ kann „über das Üben einer klassischen Technik der Bewegungsmeditation erleichtert werden“ (Mögling 1986, S. 14) oder wird über die Techniken der Imagination vermittelt:

„Imagination heißt aber auch meditieren, und in der Meditation liegt das passive Geschehenlassen.“ (Tietze 1986, S. 133)

Die Begriffe aktive Imagination und Meditation als passives Geschehenlassen scheinen sich zunächst zu widersprechen. An anderer Stelle wurde jedoch ausgeführt, dass bei der aktiven Imagination eine Balance zwischen aktiver Bereitschaft, Achtsamkeit und dem Loslassen von intellektueller Kontrolle zugunsten eines In-Fluss-Seins mit dem Strom innerer Bilder, dem Geschehenlassen seiner Entfaltung angestrebt, ja notwendig ist.

Lebendiges Lehren und Lernen im Zusammenhang mit Meditation oder meditativen Praktiken fördert Achtsamkeit. Auf dem Weg zu einer „achtsamen Pädagogik“ sind vier Aspekte von grundlegender Bedeutung: Aufmerksamkeit (für äußere und innere Vorgänge), Präsenz (Gegenwärtigkeit), Selbstreferenz (Verstehen des Wahrgenommenen) und Achtung (freundlich zugewandte, akzeptierende, nicht-(ver)urteilende Haltung zum Wahrgenommenen) (vgl. Altner 2006). Und diese vier Aspekte von Achtsamkeit kommen in der bewegten Imagination in besonderer Weise zum Tragen.

Für meinen Ansatz von leiborientierter Selbstentfaltung im und durch Tanz wähle ich überwiegend die Einstimmung über Körperarbeit und/oder Musik. Wenn eine Musikmeditation die bewegte Imagination einleiten soll, ist die Hinführung/Lenkung der Bewusstheit auf das Horchen nach außen und innen („Horchendes Tun“, Jacobs 1978, u. a. S. 110) sehr hilfreich. Zum Beispiel rege ich an, dass jedes Gruppenmitglied eine individuell angenehme, entspannte Position im Liegen, Sitzen oder Stehen findet. Die Bewusstheit wird nun auf das Hören gelenkt: Welche Geräusche höre ich in meiner engen räumlichen Umgebung? – Meine Ohren werden ganz groß und aufmerksam! Welche Geräusche höre ich aus weiter Ferne? – Meine Ohren schrumpfen immer mehr, bis sie sich der Außenwelt verschließen und sich nach innen kehren. Welche Geräusche vernehme ich, wenn ich in meinen Körper hineinhorche? – Ich öffne meine Ohren und konzentriere mich voll auf die erklingende Musik.

Beispielhaft beschreibe ich eine Musikmeditation zu dem Musikstück „Barcelona Rain" von der Gruppe Between. Dieses Instrumentalwerk ist durch einen musikalischen Aufbau charakterisiert, den man als A – B – A' bezeichnen kann. Der A-Teil wird von Zuhörer/innen als weich, lieblich und melodisch beschrieben. Der B-Teil wirkt durch ein crescendo und accelerando aufgewühlt, chaotisch, unruhig und steigert sich dynamisch bis zu einem Höhepunkt, der oft mit einem Gewitter verglichen wird. Der A'-Teil stellt eine Variation von A dar: melodisch, aber dynamischer und bestimmter als der A-Teil des Anfangs. Diese Musik provoziert bei konzentriert horchenden Menschen in der Regel folgende Assoziationen:

A-Teil: Er fördert die innere Ruhe und Gelassenheit, beflügelt die Fantasie und das Aufsteigen von Bildern und Emotionen.

B-Teil: Er provoziert die Zuhörer/innen, irritiert ihre in A gewonnene Erwartungshaltung. Die Spannungszufuhr wird körperlich erfahren.

A'-Teil: Die Irritation, Erregung, Spannungszunahme wird aufgelöst, abgebaut, jedoch bleibt eine Ahnung: Der „paradiesische" Zustand des A-Teils ist unwiderruflich verloren gegangen, kann nicht zurückgeholt werden. Das musikdramatische Ereignis hat seine Spuren hinterlassen.

Nach einem erstmaligen Hören und der anschließenden kurzen Musikanalyse (s. o.) wurden die Gruppenteilnehmer/innen gebeten, wieder eine individuell gewählte Position einzunehmen und der Musik ein zweites Mal zu folgen: Horcht nach außen und nach innen! Welche Bilder und Emotionen löst die Musik bei dir aus? Wenn du wahrnimmst, dass dein Körper sich bewegen möchte, so lasse ihm freien Lauf!

Nach diesem meditativen Hören des Musikstückes stellten wir fest, dass sich kein Gruppenmitglied äußerlich sichtbar bewegt hatte. Die Musikmeditation war nicht in eine bewegte Imagination eingemündet. Stattdessen teilten die Teilnehmer/innen ihre Erlebnisse verbal in der Gruppe mit. Die ins Bewusstsein aufgestiegenen emotionsgeladenen Bilder entsprangen aus verschiedenen Bereichen des Erlebens:

- Eine Quelle war die momentane psychische Befindlichkeit des Alltags, das Wachbewusstsein. Eine Studentin teilte mit, dass sie in ihrem Leben, „ein

Beziehungsproblem zu lösen habe, dieses aber seit geraumer Zeit vor sich herschiebe". Im B-Teil der Musik sei ihr „das eigene Problem klarer bewusst geworden, der Konflikt aufgebrochen". Im A'-Teil sei sie „ruhiger geworden und habe die Kraft gespürt, eine Problemlösung herbeizuführen".

- Es wurden reale Erlebnisse nacherlebt, die mehrere Jahre zurücklagen. Eine Studentin berichtete folgendes Erlebnis: Sie war Teilnehmerin der Eröffnungsveranstaltung der 12. Weltfestspiele in Moskau. Im Lenin-Stadion waren 10-15000 Moskauer Student/innen auf einer Seite der Tribüne versammelt, alle mit farbigen Tüchern ausgestattet, während sich eine weitere Gruppe von Kindern und Jugendlichen im Stadion befand. Sie erlebte dort, wie zu einem dreigeteilten Musikstück eine faszinierende Choreografie vorgeführt wurde. Zum ersten, lieblich klingenden Teil schwenkten die Student/innen auf der Tribüne verschiedenfarbige Tücher, so dass riesige Bilder entstanden. Gleichzeitig spielten Kinder Spiele im Stadion. Zu der darauf folgenden düsteren Musik, die sich dynamisch steigerte, zogen dunkle Wolken auf. Im Meer der wehenden Fahnen konnten nun Raketen, Gewehre und Helme erkannt werden. Die Kinder im Stadion drückten ihre Angst angesichts des Krieges aus. Sie liefen wild auseinander, kauerten sich zusammen. Im Schlussteil der Choreografie, untermalt wieder durch liebliche Musik, zeigten die Student/innen durch ihre Tücherbewegungen zerbrochene Helme, Gewehre und Raketen. Beim Abschlussbild der großen, weißen Friedenstaube, wieder dargestellt durch die Student/innen der Tribüne, flogen aus allen vier Ecken des Stadions Tauben auf. Dabei erklangen Stimmen, die in mehreren Sprachen das Wort „Frieden" ausriefen. Eine Mutter und ein Kind liefen im Stadion aufeinander zu und umarmten sich.
- Eine Studentin sah eine Landschaft mit Sandstrand, ruhigem Wasser, hohen Klippen und dichtem Buschwerk. Ich zitiere wörtlich den von ihr aufgeschriebenen Text ihrer aktiven Imagination, die durch die Musikmeditation ausgelöst wurde:

  „Szenerie: Sandstrand – ruhiges Wasser – dichtes Buschwerk – hohe Klippen – die Sonne steht noch tief. Ich lasse die Landschaft auf mich wirken. In Gedanken sehe ich einen Mustang, der am Strand dahingaloppiert. Ein ausgelassenes Pferd, verschwitzt vor Anstrengung, jedoch mit ruhigem Gesichtsausdruck. Mein Blick streift vom Meer nach links, den Strand entlang. Ein Geräusch hat mich aufmerksam gemacht. Musik kommt zu mir herüber. Ich sehe Menschen, alte und junge, tanzend und fröhlich, in bunte Gewänder gehüllt. Ihr Tanz ist ausgelassen, fantasievoll, spielerisch. Ein Gefühl der Menschenliebe überkommt mich.

Das Pferd, das ich zuvor in meinen Gedanken gesehen hatte, nähert sich der tanzenden Gruppe, es kommt in mein Blickfeld. Jetzt sitzt ein Reiter auf dem Pferd. Eingehüllt in eine schwarze Kutte, die Kapuze tief ins fahle totenähnliche Gesicht gezogen, ein schwarzes Banner hinter ihm herwehend. Das Pferd hat einen wilden Gesichtsausdruck angenommen. Das Antlitz des Reiters ist zu einer Grimasse verzogen. Sein Blick ist starr geradeaus gerichtet, als interessiere ihn nur die Ferne. Er nähert sich der Gruppe. Sein Gesicht verfinstert sich. Ein Grollen überdeckt die Musik. Der Reiter jedoch setzt seinen Siegeszug ungestört fort. Ich sehe ihm nach, bis er aus dem Blickfeld verschwunden ist. Es klart langsam wieder auf. Die Sonne scheint heller als zuvor. Ein neuer Tag scheint angebrochen. Ich erinnere mich der Gruppe. Dort, wo ich sie tanzen sah, bedecken nun vom Wind bewegte Tücher den Strand. Mit der Zeit steigen weiße Schmetterlinge aus den Tüchern auf, lebendig, spielerisch tanzend gen Himmel. Ein angenehmes, zufriedenes, hoffendes Gefühl breitet sich aus.“

In diesem pädagogischen Kontext habe ich die Erzählung im Raum stehen lassen. Im tanztherapeutischen Kontext hätte ich eine Klientin gefragt, welche Assoziationen ihr zu den einzelnen Elementen und Bildern der Imagination einfallen. Für die therapeutische Arbeit ist es wichtig herauszufinden, welche Bedeutung die Imaginierende selbst für die symbolischen Elemente entdeckt. Neben dem therapeutischen Gespräch kämen auch weitere Möglichkeiten zur Erschließung der subjektiven Bedeutung von Imaginationselementen zur Anwendung, wie z. B. die Identifikation, die Verkörperung und die Dialogtechnik zwischen Teilen und Aspekten der aktiven Imagination (vgl. hierzu Kap. 5 und 6).

Die abschließende Gefühlslage der Imagination erfüllte die Studentin zutiefst. Die Gruppe schwieg teilnahmsvoll und beeindruckt. Die meisten Imaginierenden standen ihren Bildern und Assoziationen freudig und entspannt gegenüber. Sie waren erfüllt von der eigenen Erlebnistiefe, von der Bilderwelt, die in ihnen schlummert.

Die Musikmeditation, die im dargestellten Fallbeispiel nicht in eine bewegte Imagination einmündete, diente letztlich als Einstimmung und als Phase der Themenfindung für eine daran anschließende Übung: Ich fragte die GruppenteilnehmerInnen, welches Motiv aus der Vielzahl der mitgeteilten Bilder und Geschichten sie beeindruckt habe und gleichermaßen zum individuellen Ausdruck motiviere. Die Gruppe entschied sich für die Vision einer Studentin, die sich als Mauerblümchen erlebt hatte: wachsend, gedeihend, dem harten Regen ausgesetzt und sich dennoch wieder aus eigener Kraft zur Sonne hin aufrichtend. Die Teilnehmer/innen wünschten diese Geschichte als Leitlinie, jedoch nicht als Vorgabe. Ich leitete, diesem Wunsch entsprechend, folgende Imagination an: „Du bist ein Samenkorn. Stelle dir mit deiner konzentrierten Vorstellungskraft vor, ein Samenkorn zu sein, und drücke dies mit deinem Körper aus. Nehme wahr, in welcher Umgebung du dich befindest (erdig, sandig, wässrig, steinig…). Nehme wahr, welche Nahrung du brauchst und wie du sie dir beschaffst. Entfalte dich gemäß deiner Anlage. Welche Gestalt nimmst du an? Wie entwickelt und wandelt sich diese Gestalt? Lass dich von deinen inneren und den von außen auf dich einwirkenden Kräften beeindrucken und leiten."

Diese bewegte Imagination wurde ohne musikalische Begleitung ausgeführt. Eine musikalische Vorgabe hätte zu stark strukturierend gewirkt und damit die innere Dynamik und das subjektive Zeitmaß gestört.

4.4 Das Konzept der Bewusstheit

Körpererfahrung beinhaltet sowohl körperliche Wahrnehmung als auch emotionale Bewertungen dieser Wahrnehmungen (vgl. Paulus 1982, S. 16). Diese beziehen sich einerseits auf kontinuierlich gesammelte und gespeicherte Erfahrungen der zurückliegenden Persönlichkeitsentwicklung und andererseits auf spontanes, im Hier und Jetzt stattfindendes Erleben.

In der leiborientierten Selbstentfaltung im und durch Tanz stehen die situationsspezifischen und emotional geprägten Erfahrungen im Vordergrund: Erfahrungen, die durch und mit dem Körper und in Bezug auf den eigenen Körper gesammelt werden. Es wird der Frage nachgegangen, wie die im Laufe der Lebensgeschichte entwickelten emotional-affektiven Leistungen des Individuums bezüglich des eigenen Körpers durch Bewegung und Tanz entwickelt und gefördert werden können. Um diese Frage nach Förderung und Entfaltung von „Körperbewusstheit" und „Körperbewusstsein" bearbeiten zu können, ist es zunächst dringend erforderlich, diese Begriffe, die auch in der Fachliteratur teilweise unkritisch synonym benutzt werden, zu bestimmen und deutlich voneinander zu unterscheiden.

Die Bewusstheit ist, wie der Begriff „awareness" im angloamerikanischen Sprachgebrauch nahelegt, als eine Fähigkeit der Wahrnehmung, Achtsamkeit, des Gewahrseins in Bezug auf Verhalten, Denken, Fühlen und Handeln zu verstehen. Die Wachheit gegenüber inneren und äußeren Wahrnehmungen und Geschehnissen hat ein prozesshaftes Moment und bezieht sich auf eine Hier-und-Jetzt-Situation. Das Bewusstsein (engl.: consciousness) bezeichnet sowohl ein Wissen des Menschen als auch einen Zustand des Bewusstseins im Gegensatz zu „bewusstlos" oder „unbewusst".

Am prägnantesten grenzt Feldenkrais (1981, S. 78) die Begriffe voneinander ab: „Bewusstheit ist Bewusstsein und das Erkennen dessen, was im Bewusstsein vor sich geht, oder dessen, was in uns vor sich geht, während wir bei Bewusstsein sind."

So wie Feldenkrais die menschliche Entwicklung und Entfaltung im Dienste der Selbst-Verwirklichung durch ein Training der Bewusstheit fördern will, definieren auch die Gestaltpädagog/innen und -therapeut/innen ihre Therapie als Bewusstheitstraining:

„Diese Definition basiert auf dem existenzialistischen Ansatz der Gestalttherapie, der Wichtigkeit, den Hier-und-Jetzt-Zustand zu erleben, die Realität des Augenblicks zu erfahren und jede Flucht in die Vergangenheit oder Zukunft zu vermeiden, durch die die Bewusstheit der Gegenwart ersetzt oder gestört werden könnte." (Brown 1978, S. 41)

Die Bewusstheit wird als Energie des Bewusstseins gedeutet, die willentlich auf etwas gerichtet und (vgl. Yeomans 1978) wie ein psychologischer Scheinwerfer in der Persönlichkeit hin und her wandert: „Bewusstheit ist das Vorfeld zum Bewusstsein, Bewusstsein ist das Feld, in dem sie existiert." (Yeomans 1978, S. 73)

Zusammenfassend wird bei der Verwendung der Begriffe Bewusstheit und Bewusstsein Folgendes zu beachten sein: Bewusstheit ist Mittel und Weg, ist Fähigkeit zu menschlicher Entfaltung. Bewusstheit ist nicht allein als ein Denkprozess, sondern als ein Beobachtungsprozess, als ein waches, nicht kontrollierendes, sondern urteil-aufschiebendes Da-Sein zu verstehen. Bewusstsein ist das Feld, in dem Bewusstheit existiert, das Feld, das sich über Bewusstheitsförderung erweitert.

Überträgt man diese Feststellungen auf den pädagogischen und selbsterfahrungsorientierten Fragenkomplex, dann lautet meine zentrale These: Wenn im Rahmen einer leiborientierten Selbstentfaltung Körperbewusstheit, aufgefasst als Teil der Selbstbewusstheit, gefördert wird, so erweitern sich damit die Grenzen des Selbstbewusstseins! Um den Begriff Körperbewusstheit inhaltlich zu füllen, sei Herbert Maier zitiert, der explizit die Verbindung von Körper- und Selbstbewusstheit herstellt und der Körperbewusstheit eine entscheidende Bedeutung für die Ausbildung personaler Identität zuspricht: „Damit (d. h. mit Körperbewusstheit, Anm. M. P.-B.) ist die Fähigkeit gemeint, innenkörperliche Prozesse, Empfindungen usw. im Vollzug einer motorischen Aktion wahrzunehmen, das heißt, zu spüren, dass und in welcher Weise etwa eine Bewegung mit mir als ganzer Person zu tun hat, nach außen und nach innen wirkt, meine Empfindungen, Gefühle und Gedanken wiedergibt und beeinflusst usw." (Maier 1980a, S. 15) Maier betont die Wechselwirkungen zwischen innen und außen: Da eine Bewegung immer ein Ausdruck des Selbst ist, erzeugt sie nach innen und außen gerichtete Wirkungen. Ein Mensch bewegt sich (oder handelt) mit Körperbewusstheit, wenn er sich der Hier-und-Jetzt-Situation aller Bewusstheitsfelder (Wahrnehmung, Gefühl, Gedanke, Absicht/Wunsch und Handlung) und ihrer Wechselwirkungsprozesse gewahr ist. In diesem Idealfall lebt und verhält sich der Mensch in Übereinstimmung mit sich selbst (Kongruenz) (vgl. Feuerbach 1980, S. 16).

Zur Schulung der Körperbewusstheit müssen die Sinne als Hauptinformationsquellen für Körpererfahrung sensibilisiert werden. Die über die Sinne vermittelten Wahrnehmungen, Empfindungen und Gefühle und die damit einhergehenden oder mit- und nachvollziehenden Gedanken, handlungsweisenden Absichten und Handlungen werden im Folgenden als Körperbewusstheit bezeichnet. Diese durch und über den Körper angesprochenen Bewusstheitsfelder erweitern das Bewusstsein, also das Feld, innerhalb dessen sie als Teilfelder existieren.

Die Förderung von Körperbewusstheit wird exemplarisch am Beispiel des Themas „Führen und Folgen" dargestellt. Das Rollenspiel Führen und Folgen ist zwar in vielen Tanzstilen (Partner- und Gruppentänzen) als stilprägendes Merkmal enthalten, aber es wird wegen der gewachsenen, tradierten und verfestigten Formen zumeist wenig hinterfragt. Wie führt der Mann eine Frau im Tango, Cha-Cha-Cha, Walzer? Mit welchen Körperteilen berührt und führt der Mann seine Partnerin? Wie führt ein Ansager beim Square Dance die Tanzgruppe? Wie führt ein Vortänzer beim Sirtaki? Wie führt ein klassischer Tänzer seine Ballerina im klassischen Pas de deux? Die kaum oder gar nicht hinterfragten Führungs- und Anpassungsformen (meist geschlechtsspezifisch getrennt nach männlicher und weiblicher Tänzerrolle) werden in der Körperarbeit und Tanzimprovisation erfahrbar und bewusst gemacht. Die Voraussetzung dafür schafft eine Körperarbeit, die den Kontakt (Berührungspunkte, Berührungsflächen, Berührungsdauer, Nähe und Distanz) thematisiert und die Bedürfnisse bezüglich Körperkontakt erforschen lässt. Zu diesem Thema sind in den letzten Jahren bemerkenswerte Veröffentlichungen zur Contact Improvisation erschienen, z. B. von Thomas Kaltenbrunner (1998) und Dieter Heitkamp (2003/2004). Hier werden die hierarchischen Strukturen, Rollenfestlegungen und Geschlechterrollen kritisch hinterfragt und im Tanzen überwunden. Aus dem Berührungskontakt von Körper zu Körper entstehen aus dem Moment heraus Duette und Tänze in kleinen Gruppen, wobei Tänzer wie Tänzerinnen bereit sind, zu führen und sich führen zu lassen, berühren und sich berühren zu lassen. Sie tragen das Gewicht des Partners oder der Partnerin ohne festgelegte Formen und Rollen.

Im Fallbeispiel „Führen und Folgen“ übernimmt jede Einzelne (der Einfachheit halber wird im Folgenden nur die weibliche Form verwendet) sowohl die eine wie auch die andere Rolle im Hinblick auf Partner- und Gruppenkontakte und -beziehungen. Jede lernt sich bewusst erlebend und reflektierend in der Rolle der Führenden und der Folgenden kennen und kann, über längere Zeiträume betrachtet und auf diese zurückblickend, erfahren und erkennen, welche Präferenzen sie situationsspezifisch (im spezifischen Aufgabenkontext, in bestimmten unterrichtlichen, selbsterfahrungsorientierten Rahmenbedingungen, mit wechselnden Partner/innen) und überdauernd hat. Damit werden letztlich individuelle Vorlieben und Abneigungen als zunächst unbewusste Muster aufgedeckt.

Die Pole Aktivität und Passivität sind der Ausgangspunkt eines Bewegungsdialogs. Hierbei folgt die nonverbale Kommunikation mit der Partnerin dem Prinzip: Aus der Leere, dem Nicht-Tun, dem Geschehenlassen erwächst der/dem Folgenden ein Reservoir der vielfältige Möglichkeiten, zu reagieren und sich anzupassen.

Passiv sein bedeutet in diesem Fallbeispiel für die Folgende:
- ihr Gewicht abzugeben und sich tragen zu lassen (bezogen auf Körperteile, z. B. Kopf, Arme, Beine, Becken, Brustkorb oder Ganzkörper),
- auf Beugen, Strecken, Drehen in den Gelenken zu reagieren und Rotationen von Teilkörperbewegungen auf Ganzkörperbewegungen transformieren zu lassen.

Aktiv sein bedeutet hier für die Führende:
- das Gewicht von Körperteilen oder des Ganzkörpers zu tragen, die Passive zu „entlasten“, ihr durch einfühlsamen Körperkontakt zur Entspannung oder zum Spannungsabbau zu verhelfen,
- Bewegungsimpulse zu geben durch Beugen, Strecken und Drehen in den Gelenken.

Das Beziehungsmuster „Führen und Folgen“ bezieht sich auf der psychomotorischen Ebene auf das Impuls-Geben und Impuls-Aufnehmen für Bewegungen. Wenn die Führende ihre Partnerin durch einen Berührungskontakt“„beeindruckt“, das heißt, einen Eindruck bei ihr hinterlässt, muss sie die Folgende sehr achtsam und verantwortungsbewusst beobachten und „behandeln". Zunächst muss die Bewusstheit auf die körperliche Befindlichkeit der Partnerin gelenkt werden, vor allem auf die anatomischen Gesetzmäßigkeiten und auch auf die individuellen, bewegungs-technischen Voraussetzungen.

Des Weiteren wird die Bewusstheit auf die Reaktionsweisen der Partnerin gelenkt, zum Beispiel auf Atmung, Spannungsmuster, Grad der Entspannung, um darüber nonverbale Rückmeldung von ihrer Partnerin zu erhalten. Somit kann der die Führende während ihres Aktiv-Seins auch die korrespondierenden Antworten der passiven Partnerin einfühlsam beobachten, um sich zunehmend durch deren Antworten zu weiteren Impulsen leiten zu lassen.

Wenn die Führende sich in die Reaktionsweisen ihre Partnerin eingefühlt hat und ihr zu mehr Vertrauen verhelfen konnte, wird die Aufgabenstellung sowohl für die Aktiven als auch für die Passiven differenzierter gestaltet. Die Führende soll bewusster auf die Reaktionen der Passiven eingehen, die Passive selbst wird aktiver, vervollständigt, verstärkt oder schwächt Impulse, setzt eigene Akzente.

Mit kontinuierlicher Zunahme der Aktivität werden Bewegungsimpulse bewusst weiterentwickelt, um damit den die Führende der Einseitigkeit ihrer Rolle zu entheben und sie von der „asymmetrischen" zur „symmetrischen Kommunikation" (Kramer-Lauff 1978) zu geleiten. Aus dem fließenden, nonverbal kommunizierenden Hin- und Herwechseln zwischen beiden Polen kann schließlich ein partnerschaftliches Bewegtsein entstehen.

Letzteres Stadium des Erfahrungsprozesses wird von Teilnehmer/innen mit folgenden Worten beschrieben: „Ich war passiv und aktiv zugleich, aber die Führung ging letztlich aus einer zwischen uns Partnern liegenden Spannung, einem Gefühl von Eins-Sein aus." Andere Kommentare lauten: „Ich mag mehr das Geführtwerden. Hier kann ich mich entspannen und kann kleinste Bewegungen genießen." „Ich kann nicht passiv sein! Das macht mich unruhig. Ich war froh, als ich aktiver mit Impulsen umgehen konnte." „Endlich kann ich führen! Meine Partnerinnen in der Tanzschule haben mich immer kritisiert. Daran habe ich mich gleich erinnert, als ich das Thema der Stunde hörte. Heute habe ich mich sehr wohl gefühlt, weil meine Partnerin auch sichtlich zufrieden war." „Ich konnte nicht schnell wechseln zwischen Führen und Folgen. Wir haben viele Missverständnisse gehabt."

Erst der kontinuierliche Rollenwechsel zwischen Bewegen und Bewegtwerden fördert die Fähigkeit zur Empathie, das heißt, sich in den Körper des Partners bzw.

der Partnerin und dessen oder deren psychomotorische Reaktionsweisen einfühlen zu können und sie handelnd und bewirkend einzusetzen.

4.5. Zur Bedeutung und Anwendung von bewegten Imaginationen in der leiborientierten Selbstentfaltung

In den vorangegangenen Fallbeispielen wurde die bewegte Imagination als Methode zur Entfaltung kreativer und meditativer Fähigkeiten eingesetzt. Dabei wurde die Bewusstheit für Körper und Bewegung in dialogischen und gruppenbezogenen Prozessen geschult und erweitert. Über die Körperbewusstheit entwickelt sich die Selbstbewusstheit sowie das Wissen über und das Erleben von Co-Kreativität.

Die aktive Imagination ist eine Methode, die primär psychotherapeutisch eingesetzt wird. Wird die bewegte Imagination mit spezifischer Tiefendimension im pädagogischen und agogischen Rahmen eingesetzt, werden sowohl die konfliktzentrierten Aspekte als auch die biografischen Bezüge im Hintergrund bleiben.

Ein gemeinsames Ziel beider Anwendungsformen und -felder ist die Förderung der Selbstbewusstheit durch Tanz. Diese stellt sich jedoch nicht automatisch ein, sie ist vielmehr das Ergebnis einer spezifischen, eher als meditativ zu bezeichnenden Einstellung zum Körper und zur Bewegung. Das meditativ-konzentrative In-sich-Hineinhören im Tanz führt die sich Bewegenden zu einer neuen Dimension von Körperbewusstheit und damit von Selbstbewusstheit, lässt sie die ursprüngliche Quelle der Kreativität erfahren. Wenn in der bewegten Imagination Körpersensationen, Bilder oder Gefühle aufsteigen und die Bewegung initiieren, entwickelt sich ein authentischer Tanz als Ausdruck der von innen nach außen drängenden Impulse.

Die bewegte Imagination im tanzpädagogischen und selbsterfahrungsorientierten Rahmen umfasst sowohl die einzelnen Tänzer, deren Partner als auch die Beziehung zwischen beiden. Eine Grundlage für die bewegte Imagination bildet das wechselseitige Vertrauen zwischen den sich Bewegenden und ihren anteilnehmenden Partnern.

Auf Seiten der sich Bewegenden muss die Bereitschaft vorhanden sein, sich von bekannten Bewegungsmustern und ästhetischen Normen zu lösen und sich dem Fluss innerer Impulse zu öffnen. Passivität in diesem Zusammenhang meint also nicht die totale Entspannung oder Kraftlosigkeit, sondern eine entspannte, offene, nicht (be-)urteilende Haltung, die für die Energie, die sich selbst ausdrücken will, achtsam und aufmerksam macht. Hierbei konzentriert sich die bewegende Person auf von innen her geleitete Bewegungen, auf auftauchende Bilder und Gefühle, die mit Bewusstheit, jedoch ohne planenden, kontrollierenden und bewertenden Eingriff des Bewusstseins erlebt werden. In dieser körperlich-geistigen Präsenz führt der bewegende Mensch einen inneren Dialog und offenbart sich dem Partner oder der Partnerin über die Verkörperung seiner inneren Regungen. Die beobachtende Person nimmt – frei von Abwertungen – die Bewegungen wahr und versucht, sich mit innerer Anteilnahme einzufühlen. Nach der bewegten Imagination können beide Beteiligten in einem Gespräch das Erlebte austauschen und reflektieren. Die reflexive Auseinandersetzung mit der eigenen Person und den eigenen Bewegungen verhilft dem Individuum „zu schöpferischer Unabhängigkeit, zu seelischer Reife" (Ammann 1978, S. 17). Diese kann sich im Persönlichkeitswachstum in der Entdeckung, Schöpfung und Entwicklung neuer, authentischer (von innen kommender, nicht durch äußere Vorgaben oder Tanzstile geprägter) Bewegungen niederschlagen.

Die Wechselwirkung zwischen Wahrnehmen und Gestalten, auf die der Tanzunterricht in Hochschule, Schule und Freizeit abhebt, gewinnt in der bewegten Imagination eine tiefere Ausprägung: Aus dem Wahrnehmen, dem „Für-wahr-Nehmen" von Wahrnehmen von Körpersensationen, Gefühlen und inneren Bildern entstehet das „Wahr-geben", die Entwicklung von individueller Bewegung mit subjektiv stimmigem Ausdruck. In einer so verstandenen Wahrnehmungsschulung (Einheit von Körperarbeit, Bewusstheitslenkung und Gestaltung) wird das Unbewusste als Bewegungsstimulus und Quelle der Kreativität erlebt.

Bei der üblichen Improvisationsmethode im Tanz stehen überwiegend von außen vorgegebene Impulse (Thema, Musik, Material, Partnerbezüge, Bewegungsmotive, Gestaltungskriterien) im Vordergrund, wobei formale Gestaltungskriterien bewusst erfahren und angewendet werden. Die spezifische Form der Improvisation in der bewegten Imagination bildet hierzu einen Gegenpol, der den Gesamtbereich des Gestaltens bereichert und ergänzt. Die bewegte Imagination vermittelt die grundlegende Erfahrung von eigener, authentischer, im wahrsten Sinne individuell erlebter, gefüllter und in Besitz genommener Bewegung. Damit fördert sie die individuelle Motivsuche, Themenfindung und Ausdruckskraft. Wenn man sich selber von innen nach außen tanzt, kann man sich selbst gestalten (vgl. Ammann 1978, S. 17). Die bewegte Imagination ist somit eine Form authentischer Selbst-Gestaltung.

In einigen Tanzrichtungen (wie Modern Dance, Ausdruckstanz, Tanztheater, Contact Improvisation und Body-Mind Centering) wird diese Möglichkeit, zu authentischer Selbstgestaltung zu gelangen, bereits in Ansätzen verwendet bzw. findet zunehmend Berücksichtigung. Unter dem Gestaltungsaspekt liefert die bewegte Imagination zwei mögliche Extrakte:

a) In der bewegten Imagination kann sich ein Thema herauskristallisieren, das für den Imaginierenden oder die Imaginierende so bedeutungsvoll ist, dass er bzw. sie es als Ausgangspunkt für eine Komposition benutzen möchte.
b) Authentische Bewegungsmotive, die von Imaginierenden oder deren Partne erinnert werden, können die Grundlage für eine gemeinsame choreografische Arbeit bilden.

Folgende Ideen können in die choreographische Arbeit einfließen:

- mit erinnerten Motiv improvisieren und ein Solo choreografieren („Selbst-Gestaltung"),
- Transformieren des Erlebten in andere Ausdrucksmedien (Gedicht, Geschichte, Melodie, Rhythmus, Zeichnung, gemaltes Bild, Skulptur) und sich selbst wieder von diesen Ausdrucksträgern beeindrucken und inspirieren lassen,
- mit der Essenz der bewegten Imagination improvisieren: sie in eine bedeutungsvolle Form fügen (in Gestalt einer Position, eines Bewegungs- oder Haltungskontrasts) und dieser Essenz einen Namen, Titel geben,
- sich beeindrucken lassen durch die Formgebung der Essenz, dargestellt durch den Partner, die Partnerin,
- Kontrastierung und/oder Zusammenfügung beider Formgebungen,
- vom Gruppenbild, das aus Einfühlung und Spiegelung entsteht, zur Gruppenimprovisation.

Als Voraussetzungen für die Anwendung der bewegten Imagination im tanzpädagogischen und an Selbstentfaltung orientierten Kontext müssen gegeben sein:

- eine vertrauensvolle Beziehung zwischen Lehrer/ in bzw. Gruppenleiter/in und Lernenden sowie zwischen allen Lernenden untereinander,
- eine innere Bereitschaft aller Beteiligten, eventuell vorbereitet durch andere Formen der Körpererfahrung und (Bewegungs-) Meditation,
- die Kompetenz des/der Lehrenden bzw. Gruppenleiter/in: Selbsterfahrungen mit dieser Methode, verantwortungsvoller Umgang, Wissen um die fließenden Grenzen zwischen Pädagogik und Selbstentfaltung einerseits und Tanztherapie andererseits,

– angemessene Atmosphäre (bezüglich Raum, Zeit, Freiwilligkeit), also keine Zielgruppe, die unter Zeit-, Leistungs- und Notendruck steht.

Als Adressaten können alle Menschen und Gruppen betrachtet werden, die durch Tanz nach persönlichem Wachstum streben:

– Erwachsene, die im Freizeitbereich entsprechend ausgewiesene Angebote wählen,
– Tanzstudierende, die zu einem Wesenskern des Tanzes (sich von innen nach außen tanzend vermitteln und verkörpern, Tanz als Spiegel der Seele) vordringen wollen,
– Tanzlehrende und Tänzer/innen, die ihren eigenen, meist durch Tanzstile geprägten „Tanz-Körper" (vgl. Rumpf 1984) für ganzheitliche Erfahrungen öffnen wollen, um so die Essenz, den Bedeutungskern der Ausdruckstanzbewegung in sich selbst wieder zu beleben:
  „Wenn ich mit Worten sagen könnte, was meine Tänze meinen, gäbe es keinen Grund, sie zu tanzen." (Wigman 1983)

Die vier Konzepte und Prinzipien einer leiborientierten Selbstentfaltung sind auch bezogen auf tanztherapeutische Prozesse und im Rahmen der Ausbildung von Tanztherapeut/innen von zentraler Bedeutung. Sie bauen eine essenzielle Brücke zwischen Selbstentfaltung und Therapie. Leibliche Erkundungen, wie sie in diesem Kapitel beispielhaft beschrieben wurden, schaffen einen reichen Erfahrungsschatz, den die Tanztherapeut/innen in ihrer eigenen Leiblichkeit und in ihrem Zur-Welt-Sein, in der Bezogenheit zum Du, zum Wir und zur ökologischen und sozialen Lebenswelt der Klient/innen benutzen können. Die geschulte Wahrnehmungsfähigkeit und verbale wie nonverbale Ausdrucksfähigkeit schaffen eine sichere Grundlage für die Sensibilität im zwischenmenschlichen und zwischenleiblichen Bereich. Und diese Sensibilität ermöglicht und verstärkt die Fähigkeit zur Empathie, eine tiefe leibliche Verbindung und Resonanzfähigkeit, die in der Kunst des Therapierens zur Wirkung kommt.

5

Bewegte Imaginationen im Tanzritual

Martina Peter-Bolaender

5.1 Zur Bedeutung von Ritualen in der Tanztherapie

Der Tanz existiert schon seit Menschengedenken (Abbildungen aus der Steinzeit belegen dies) und hat eine starke Affinität zum Ritual. Der Tanz gehört neben dem Opfer zu den ältesten kultischen Handlungen. Die geistigen Inbilder aller magischen und mythischen Tänze leben in den Kulturen der Kontinente in den unterschiedlichsten Formen bis zur Gegenwart fort. Ritualtänze waren nicht nur in Kulte eingebunden, sondern stellen möglicherweise, so Helga Ettl (1992, S. 797), die Urform des Theaters überhaupt dar:

„Kulte ohne Tanz, Darstellung, Gesang, Instrumentalspiel, Sprache, vom Ruf bis zur Rezitation, sind nicht denkbar. Alle Künste in ihren Urformen werden in den magischen Aktionen synergetisch auf ein Ziel hin ausgerichtet, verzweifelte Schwäche gegenüber den Mächten der Natur oder gegenüber äußeren Feinden zu überwinden und übergroße Faszinationen zu verarbeiten. Die Menschen müssen ihr Selbst übersteigen oder zumindest ausweiten (...)."

Der Tanz ist rituellen Ursprungs und im Wesenskern hat er diese frühe Bedeutung von symbolischer Lebens- und Weltbewältigung nicht verloren. Bilder, die im Tanz kreiert werden, und Symbole, die körperlich und räumlich gestaltet werden, sind nach Susanne Langer (1979) präsentative Symbole, die sowohl in der Kunst als auch im Alltagsleben das nicht diskursiv, also über Sprache, Vermittelbare in einen sinnlichen und sinn-vollen Ausdruck transformieren und damit Erlebnisgestalten vermitteln, die sogar die Möglichkeiten verbalen Begreifens überschreiten. Diese

Erlebnisgestalten wirken nach innen (auf den sich präsentierenden Menschen) und nach außen (auf die mit ihm kommunizierenden Mitmenschen) und auf kommunikative Prozesse der Zwischenleiblichkeit (Peter-Bolaender 1992, S. 77).

Der Individuationsprozess des Menschen wird durch archetypische Bilder und Symbole gefördert, die das Bewusstsein und das Ich mit dem Selbst verbinden. Als Symbole der Ganzheit und des Selbst werden u.a. der Kreis und die Kugel gedeutet:

„Wo das Motiv des Kreises auftaucht, in den alten Sonnenkulturen oder in modernen religiösen Darstellungen, in Mythen oder Träumen, in Meditationsbildern oder im Grundriss moderner Städte: immer weist es auf einen Aspekt des Lebens hin – auf seine ursprüngliche Ganzheit." (Jaffé 1968, S. 240)

Seit Jahrtausenden haben Menschen Rituale praktiziert, die aber nicht nur der eingangs beschriebenen Funktion, nämlich mit dem Göttlichen in Kontakt zu treten, dienten. Darüber hinaus wurden wichtige Lebensereignisse in Ritualen gefeiert, wie die Geburt eines Kindes, der Übergang eines Jugendlichen ins Erwachsenenleben, die Hochzeit, die Jagd und die Ernte. Weitere Rituale standen in engem Zusammenhang mit Krankheit und Tod. Vor allem wurde die Notwendigkeit erkannt, wichtige Übergangsphasen im Lebenslauf durch Übergangsrituale (vgl. Turner 2000) zu begleiten und zu unterstützen.

In der Geschichte der westlichen Zivilisation ist die Bezogenheit des Menschen zur Gemeinschaft und die Pflege dieses Gemeinschaftsgefühls durch Rituale in den Hintergrund getreten (vgl. Douglas 1981). In Gesellschaften, in denen das Individuum und die Verwirklichung des Selbst im Vordergrund steht, werden gemeinschaftsfördernde Rituale zumeist als sinnentleert erlebt.

Für den tanztherapeutischen Kontext sind der Sinn und die Bedeutung von Ritualen wiederentdeckt worden. Vor allem, wenn es darum geht, Krisen zu begleiten und Übergänge von einem Lebensabschnitt zum nächsten zu unterstützen, dann können Rituale Halt und Struktur geben. Im sicheren Rahmen des getanzten Rituals werden neue Perspektiven gewonnen. Diese tragen dazu bei, dass das Individuum innerhalb der Gemeinschaft die eigene Identität im Wandel bewusst erlebt.

Rituale werden als sinnerfüllt erlebt, wenn sie dem Einzelnen ermöglichen, sich mit sich selbst und der Gemeinschaft zu verbinden, wenn ein Mensch mit seiner Individualität einen Platz in der Gemeinschaft einnehmen kann. „Bewusste, wiederholte Ausführungen ritueller Handlungen haben eine identitätsfördernde, stabilisierende, lebensbejahende und allgemein stärkende Wirkung auf alle Beteiligten." (Oberem 1998, S. 179)

Auch in Laura Sheleens Ritualen, die ich im Folgenden vorstelle, werden Entwicklungsaufgaben erlebt und durch bewegte Imaginationen bearbeitet. Über die rituelle Praxis der Wiederholung und der dabei möglich werdenden meditativen Versenkung werden die Pole Identitätsstärkung einerseits und Verbundenheit mit dem Du und dem Wir andererseits ausbalanciert.

5.2 Die Tänzerin, Choreographin und Tanzpädagogin Laura Sheleen

Laura Sheleen ist 1925 geboren, wuchs in Amerika auf, studierte in New York moderne Tanztechniken, tanzte und choreografierte, bevor sie eigene Wege im pädagogischen Bereich beschritt. Sie erarbeitete ein System „Impression/Expression Corporelle", das darauf abzielt, „ein Erziehungsinstrument zu entwickeln – hauptsächlich für ‚normale Erwachsene' – das die gesamte psychomotorische Entwicklung der Persönlichkeit fördert, um damit gehemmte oder schlummernde Potentiale zu erwecken und zu entfalten" (Sheleen 1983, S. 64). Sie gründete und leitete in Paris viele Jahre eine Theaterschule und unterrichtet bis heute in mehreren Ländern Europas. In ihrem „Mythodrama" oder „Theater der Wandlung" geht es ihr um die Wiederentdeckung der Initiationsriten, wie sie in traditionellen Kulturen praktiziert werden. Vor dem Hintergrund eines jungianischen Verständnisses von Mensch und Welt hat sie Masken- und Theaterarbeit in ihre pädagogische Arbeit einbezogen und neu gestaltet mit dem Ziel, die persönliche Entwicklung, sprich Individuation, zu fördern.

Ich lernte Laura Sheleen im Rahmen meiner Ausbildung am Fritz Perls Institut in Hückeswagen kennen, wo sie Bewegungs- und Selbst-Erfahrungen in Raum und Zeit auch am Beispiel ihrer Ritualtänze „Der Sonnenlauf" („The Ring" oder „L'Anneau") und die „Meditation der vier Himmelsrichtungen" („The Sufi Dance") unterrichtete. Ich habe sie danach viele Jahre lang ein- bis zweimal jährlich für Wochenendkurse an die Hochschule für Musik und Darstellende Kunst nach Frankfurt eingeladen, wo ich – zusammen mit Kolleginnen und Kollegen und Studentinnen und Studenten – von ihr lernen durfte.

Ich bin Laura Sheleen sehr dankbar, da mein Tanzverständnis, zuvor durch den modernen Tanz, die Tanzimprovisation und das eigene Choreografieren geprägt, hier eine Erweiterung erfuhr. Meine frühere Abneigung gegen strukturierte Tänze, vor allem Kreistänze, konnte ich nicht nur überwinden, sondern die Tanzrituale auch genießen, wertschätzen und als einen erfüllenden Gegenpol zu dem zuvor bevorzugt praktizierten Tanzen erleben.

Indem ich zunächst die Arbeit von Laura Sheleen vorstelle und anschließend beschreibe, wie ich diese im tanztherapeutischen Setting weiterführe, wird nochmals eine Brücke geschlagen zwischen den Anwendungsfeldern Pädagogik/Agogik und Therapie.

Laura Sheleen sieht sich selbst als Tanzpädagogin, die durch die Verbindung von Bewegung in Raum und Zeit und dem Erzählen aus ihrem umfassenden Wissensschatz von mythischen Zusammenhängen und Schöpfungskosmologien den Menschen in seinem Zur-Welt-Sein berührt und ihn in größere Zusammenhänge, auch in kosmische Bezüge, stellt. Allein dies hat in einer Zeit, die durch Entfremdung, Globalisierung etc. geprägt ist und die Menschen mit Themen wie Isolation, Abgetrenntsein, Beziehungslosigkeit konfrontiert, eine belebende, bereichernde und erhellende Qualität.

5.3 Laura Sheleens „Kreislauf", „Sonnenlauf" oder „The Ring"

5.3.1 Beschreibung des Rituals

Laura unterrichtet zumeist in englischer Sprache und benutzt den Namen „The Ring" und im Französischen den Titel „L'Anneau". Ich spreche im Folgenden vom Ring.

Der Ring ist ein Ritual mit acht Akteuren oder Rollen (siehe Abb. 1).

Vier befinden sich in stabilen Positionen (im Achsenkreuz vom Norden zum Süden und vom Osten zum Westen) und vier in labilen, sich drehenden Körpern (auf den zwei Diagonalen von NO zu SW und von SO zu NW). Diese acht Rollen ermöglichen den Tänzer/innen folgende polare Rollen zu explorieren:

„(…) den leidenden Körper als Gegenpol zum strahlenden Körper, das Abwesendsein als Gegenpol zum Präsentsein, das Vergehen (Tod) als Gegenpol zum Werden (Geburt), das Sich in den Dienst des ‚Anderen' stellen durch Unterstützen, Unterordnen, Vergrößern und als Gegenpol das durch ‚Andere' in den Vordergrund, in das Zentrum Gestelltsein." (Sheleen, unveröffentlichtes Manuskript, übers. von M.P.-B.)

Die Abbildung stellt diese acht Rollen in Kreisaufstellung dar, wobei der „leidende“ Körper die liegende Position im symbolischen Norden ist und der „strahlende Körper“ stehend im symbolischen Süden, das Abwesendsein im Norden und das Präsentsein im Süden, das Vergehen im NW und das Werden im NO, das Vergrößern des strahlenden Körpers in SO und SW und das Vergrößertwerden im S durch SW und SO. Die Rollen, die auf der Achse West-Ost stehen, repräsentieren den Horizont, wo die Sonne aufsteigt (im Osten) bzw. absteigt (im Westen).

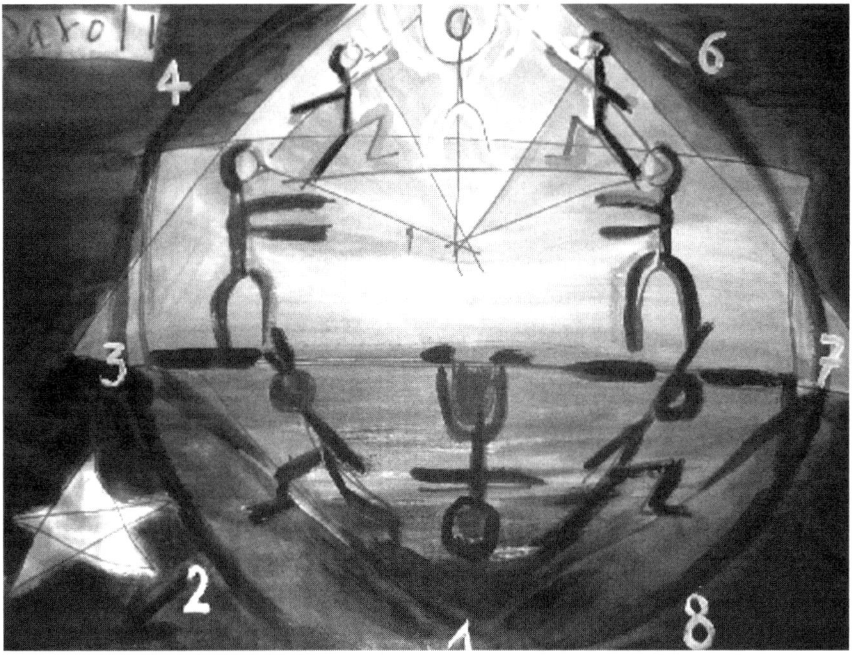

Abb. 1: The Ring (Rollen 1 bis 8 im N, NO, SO, S, SW, W, NW)

Jede Rolle hat eine spezifische Körper-Haltung im Raum.

Im Ring entwickelt sich die Körper-Präsentation der acht Rollen zum Gruppenkörper und in der Bewegung zur bewegten Skulptur. Die Abbildung 1 zeigt die unterschiedlichen Haltungen der acht Rollenträger wie den stehenden Süden in der X-Position, den in Bauchlage liegenden Norden in Kreuzhaltung usw. Laura Sheleen (1998, S. 141) spricht vom Meta-Bild: „Mit Meta-Bild meine ich ein Bild, das alle Bildsequenzen enthält, aus denen es gemacht ist. Der Tänzer folgt der Reihenfolge des Tanzes, während er außerhalb der Zeit zu stehen und zuzuschauen scheint. Dies erlaubt der tanzenden Person, aus dem sie dominierenden Gefühl ihrer Alltagserfahrung mit linearer Zeit zu entfliehen."

Die Bewegung der acht Tänzer/innen geschieht auf einem Kreis.
Ein Grundmodell unserer Tänze, so Sheleen, liegt im rituellen *Umkreisen* einer heiligen Mitte: Der Schamane oder Priester umschreitet den Altar, eine Gruppe von Menschen umrundet in einer Prozession einen heiligen Ort.

„Die Raum-Zeit in Ritualen zyklisch zu erfahren, erlaubt dem Künstler (in jedem Menschen, Anm. M. P. - B.), viele Male geboren zu werden und entsprechend häufig zu sterben." (Sheleen 1998, S. 141)

Während viele Tänze im Meditativen Tanz auf der Kreislinie linksdrehend getanzt werden (allgemein als „Tanzrichtung" bezeichnet, quasi als Weg der Sonne entgegen), geht man im Ring rechtsherum (im Uhrzeigersinn), weil Laura Sheleen den Gang der Sonne als menschlichen Weg versteht und ausdrückt. Dabei bezieht sie sich einerseits auf mythische Bilder aus Ägypten: „So nahmen im Altertum die Ägypter Verbindung auf mit dem Gottfalken Horus, der im Osten aufsteigt und sich über die Fülle der Gottheit Re im Süden hinabsenkt zum Abschied nehmenden Osiris, der seinerseits die Bewegung fortführt und sich einlässt in die Dunkelheit des Todes im Norden." (Stangier 2003, S. 34) Andererseits erwähnt Laura im Zusammenhang mit dem Ring die Schlange, die sich selbst in den Schwanz beißt, den Uroboros. Dieses Symbol steht für die unendliche Wiederholung, für Anfang und Ende in einem.

Das Ritual ist charakterisiert durch einen kontinuierlichen Bewegungsfluss mit Momenten des Innehaltens.
Von Heraklit stammt der Satz: Alles fließt (panta rhei), alles ist in Bewegung, es gibt kein bleibendes Sein, es gibt nur Werden.

Dieser besondere Bewusstseinszustand, der im langsamen und achtsamen Bewegungsfluss und in der „aktiven Versenkung" (Sheleen 1998, S. 143) entsteht, lässt den Geist ruhig und konzentriert werden. „Dieser Bewusstseinszustand, der eine Zeit ohne Dauer wahrnimmt, ist charakteristisch für mythisch-zeitlose und religiöse Handlungen. Jene, die ihn erlangen können, leben in beständiger Gegenwart, worin Vergangenheit und Zukunft in einem zeitlosen Stillstand zusammenfließen." (Sheleen 1998, S. 142)

Um die Tänzer und Tänzerinnen in einem ruhigen Bewegungsfluss zu unterstützen, wird zumeist eine Musik von Phillip Glass (Glassworks: „Facades") gespielt. Sie unterstützt die Ruhe in der Bewegung und die Bewegung in der Ruhe. Sie trägt auch dazu bei, dass sich die acht Tänzer/innen in der Bewegung synchronisieren können. Zwar tragen alle gemeinsam und gleichzeitig zum Werden des Zyklus bei, aber der Person im Norden kommt die besondere Aufgabe zu, das Bewegungstempo und den Bewegungsfluss, an die sich alle im Kreis anpassen müssen, zu bestimmen.

Der Ring ist ein getanztes Mandala.
Das Sanskritwort Mandala bedeutet im allgemeinen Sinne Kreis, und in der Psychologie bezeichnet es Kreisbilder, die gezeichnet, gemalt, plastisch geformt oder getanzt werden. Die Kreisbilder enthalten sehr häufig eine Vierheit oder ein Mehrfaches von vier in der Form eines Kreuzes oder Quadrates (vgl. Jung 1976, S. 115). Die Verbindung von Kreis und Viereck bzw. Kreuz wird im Tanzritual des Rings anschaulich verkörpert. Das erste Viereck bilden die vier stabilen Rollen im Norden, Osten, Süden, Westen und das zweite Viereck verbindet die vier dynamischen Übergangspositionen NO, SO, SW, NW. Bilder mit Mandalacharakter sind Symbole des Selbst. Und dies war Laura Sheleen sehr wohl bewusst, wenn sie die Struktur des Rings beschreibt:

„Die gesamte choreografische Struktur sollte ein Symbol des Selbst sein, und alle unterschiedlichen Rollen sind gleichzeitig in diesem choreografischen Wesen dargestellt." (Sheleen 1998, S. 141) Das Selbst definiert die Jungianerin Marie-Luise von Franz wie folgt: „Das Selbst ist eben nicht völlig in unserem Bewusstseinsbereich und seinem Zeitraum enthalten, es hat einen Aspekt von Zeitlosigkeit und Allgegenwart. Darum wird es oft durch einen ‚großen Menschen' symbolisiert, der den ganzen Kosmos umfängt." (von Franz 1968b, S. 199)

Das Ritual drückt Analogien.
Dazu gehört der Tag- und Nachtrhythmus, der Zyklus der Jahreszeiten, Licht und Schatten, Präsenz und Abwesenheit, der Zyklus von Werden und Vergehen, der ganze Lebenslauf von Geburt über Wachstum und Reife bis zum Tod.

Die poetischen Analogien, die Laura zur Charakterisierung der Rollen im Ring benutzt, fasst Klaus-Werner Stangier (2003, S. 36 f.) ganz eindrucksvoll zusammen:

„Der Süden verkörpert auch den höchsten Stand der Sonne um 12 Uhr mittags, den Höhepunkt des Sonnenlaufes im Jahr zur Sommerzeit. Dort angekommen steht die Person mit hoch erhobenen Armen. Nicht in bittender Haltung, als ob von außerhalb jemand kommen könnte, dort steht kein Gefäß, das die Sonne aufnehmen könnte, dort steht die strahlende Sonne selbst. Aus jeder Pore des

Körpers fließen Licht und Wärme, Hingabe, ohne sich zu verlieren. So strahlt die Sonne, und wird unterstützt von den Positionen zur Linken und zur Rechten, im Südosten und Südwesten. Beide weisen mit ihrer Hand und Aufmerksamkeit ein wenig über ihren Kopf und erzeugen so die Mandorla, in der der Süden strahlt. Bezogen zur gegenüberliegenden Seite, zum Norden. Die Gegenposition zieht mit. Wo der Süden ist, schwingt auch der Norden, der Höhepunkt des Lebens steht auf dem Tiefpunkt. Langsam zieht die Sonne dann über den Südwesten zum Westen, die Hände ragen in einer gebenden Gebärde in die Kreismitte und über die Mitte hinaus hin zur Position im Osten. Wer den Weg gegangen ist, kann aus den gewonnenen Einsichten und erworbenen Schätzen geben – und muss sich verabschieden. Die rechte Hand geht zusammen mit den Augen den Weg nochmals in einem weiten Bogen nach, der Körper wendet sich rechtsherum aus dem Kontakt mit den anderen Himmelsrichtungen heraus und taucht langsam in Richtung Nordwesten ab. Wieder im Zwiespalt: der rechte Arm hat den Kopf schon umfangen und richtet sich hin zum Norden, der linke ragt noch in die Höhe, streckt sich aus zum Westen hin, hängt noch am Leben. Abschied. Hin zur Erfüllung, zur Vollendung im Norden.

Acht Menschen gehen den Gang der Sonne, den menschlichen Weg der Verwandlung, aufeinander bezogen, aufmerksam für den gemeinsamen Rhythmus der Lebensbewegung."

Der Ring ist somit ein Ritual, das eine Vielfalt von Bezügen hat. Das menschliche Leben wird als Werden und Vergehen erlebbar und in größere Zusammenhänge eingeordnet. Die leibliche Erfahrung, Teil des Ganzen zu sein und damit wichtig und sinnstiftend, macht den Vollzug des Tanzes so heilsam für die Übenden.

Der Ring kann als ontologische Suche verstanden werden.

Die Funktion der Choreografie ist, „einen aktiven Ausdruck für die ontologischen Fragen zu finden, die uns alle beschäftigen: *Ich werde sein: Ich bin: Ich war: Ich muss trotzdem sein: Ich werde nicht mehr sein*" (Sheleen 1998, S. 141).

Zum Ring gehört das „Paroli".

Laura Sheleen legt sehr großen Wert darauf, dass alle Tänzer/innen auch zum Publikum anderer Tänzer/innen werden. Nach dem Tanzritual setzen sich die zwei Gruppen (Darsteller/innen und Zuschauer/innen) gegenüber. Es ist der Ort und die Zeit für ein „Paroli" (Sheleen 1987, S. 102 ff.): „Das Spiel und seine Inszenierung waren eine Vorgabe, um Fantasien anzuregen. Das Paroli soll wiederholen, was

der Körper gemacht hat, um die Bewusstwerdung zu fördern." Und: „Das Paroli hat die Verbalisierung der in den Spielen in Gang gesetzten identifikatorischen und projektiven Prozesse zum Ziel. Was besonders deutlich wird, sind die Phänomene, die man als *Resonanz durch Empathie* bezeichnen könnte."
Zuerst teilen sich die Tänzer/innen mit ihren Selbstwahrnehmungen mit, dann sprechen die Zuschauer/innen aus ihrer Resonanz und geben Feedback. Das Paroli kann das weitere Üben des Rituals anregen, kann Ansporn geben für den neuen Tanz und die neue Einverleibung der Rollen. Es können aber auch persönliche Erinnerungen auftauchen oder Blockierung und Abwehr entstehen.

5.3.2 Fallbeispiele aus der tanztherapeutischen Praxis

Die individuellen Reaktionen und Resonanzen umfassen ein großes Spektrum und reichen von tiefer Befriedigung bis zu großer Unzufriedenheit, von Vertrautheit bis Fremdheit der Rollen, von Bewegtheit bis Bewegungslosigkeit. Um das unterschiedliche Erleben näher zu beleuchten, möchte ich Fallbeispiele aus meiner tanzpädagogischen und vor allem tanztherapeutischen Arbeit beschreiben.

Ich stellte das Tanzritual meinen Studentinnen und Studenten der Darstellenden Kunst vor und lud sie ein, sich auf diese bewegte Imagination einzulassen. Nachdem wir ca. eine Stunde geübt hatten und die Gruppe für sich auch ein stimmiges Timing für die Bewegung und das Zusammenspiel gefunden hatte, bat ich die Tanzenden, sich über ihre individuellen Wahrnehmungen und Erfahrungen auszutauschen.

„Mich erinnert der Tanz an unsere Bühnenarbeit. Es ist schön für mich, die Sonnenposition einzunehmen. Im Scheinwerferlicht gebe ich mein Bestes und ich finde es schade, wenn der Auftritt zu Ende ist."

„Ich überlasse heute gerne dem Nächsten den Sonnenplatz. Ich bin müde und genieße es, am Boden einfach nur zu sein, zu atmen. Ich war mir auch bewusst, dass ich in diesem Moment das Tempo bestimme, wenn ich im Norden liege. Ich bin fast verschwunden, aber habe doch viel Aufmerksamkeit von der Gruppe, bin eine graue Eminenz."

Eine Studentin, die sich wegen einer familiären Problematik belastet fühlte, wollte sich zunächst nicht auf den Tanz einlassen, sondern bevorzugte das Zuschauen. Nachdem sie miterlebt hatte, wie viel Konzentration im Raum spürbar wurde und wie unterschiedlich jeder Tänzer, jede Tänzerin ihre Rolle ausgestaltete, wurde sie neugierig und tauschte mit einer zuvor Aktiven, die an ihrer Stelle ausschied. Anschließend teilte sie mit: „Für mich war es heute schwer, im Mittelpunkt zu stehen. Dieser Moment in der Rolle der Sonne fühlte sich ewig lang an! Das kenne ich sonst nicht von mir. Ich hoffe, ich habe es gut überspielen können! Wir Bühnenmenschen brauchen doch eine Maske, oder?" Im Feedback durch die Kommiliton/innen wird ihr die „Professionalität" bestätigt, die sie üben wollte. Man hatte ihr das Unwohlsein kaum angesehen. „Du kannst das Private abstreifen und verlierst nicht deine Ausstrahlung auf der Bühne."

Ein anderer Student teilte mit: „Für mich war der Süden gar nicht so aufregend, dafür um so mehr der Horizont. Hier ist die einzige Stelle, wo wir Zuwendung haben, deutlich spürbaren Augenkontakt. Das war bei jeder Wiederholung spannend, neu und anders!"

Als ich im Rahmen eines interdisziplinären Graduiertenkollegs zum Thema „Raum und Ritual" zu einem Symposium mit dem Titel „Bewegte Räume" eingeladen wurde, als Tanzwissenschaftlerin zu referieren, leitete ich im Anschluss an meinen Vortrag das Tanzritual an und lud die Teilnehmer/innen ein, sich auf diese Erfahrung einer bewegten Imagination einzulassen. Per Overhead-Projektion hatte ich die Raumskulptur mit ihren acht Tänzer/innenrollen im Vortrag vorgestellt, um eine kurze Einstimmung zu geben. Die Reaktion auf meine Einladung, den „Bühnenraum" zu betreten, war sehr unterschiedlich. Einige interessierte Zuhörer/innen waren spontan aufgestanden, andere eher zögerlich. Einige Menschen verließen nach der Ankündigung einer praktischen Bewegungs- und Imaginationsübung den Raum, andere blieben sitzen und bekundeten ihr Interesse, als Publikum zu verweilen. Es folgte eine kurze Einführung, in der ich alle acht Haltungen demonstrierte, worauf sich dann die acht Bereitwilligen auf der Kreisbahn verteilten. Ich bat meinen musikalischen Begleiter, einen Percussionisten, die Gruppe einfühlsam musikalisch zu unterstützen und durch die Musik der Rahmentrommel im langsamen Bewegungstempo den Bewegungsfluss zu tragen.

Nach einer Weile entstand vor dem Hintergrund der Klangkulisse eine meditative Ruhe im Raum. Der Bewegungsfluss und die Bewegungssynchronisierung waren so stimmig, dass man den Eindruck gewann, hier übe ein Gruppe schon seit Tagen. Danach kamen viele unterschiedliche Stimmen und Stimmungen zu Wort:

„... ein sehr besonderer Moment",

„... eine Art Gebet",

„... ein unglaubliches Kraftfeld",

„... nie zuvor erlebte Ruhe und Ausstrahlung in diesen universitären Räumen",

„... ein spannungsvoller Wechsel zwischen den Rollen",

„... Unvermögen, geschmeidig in den Boden zu rollen und wieder aufzutauchen“,
„... berührende Kontakte auf der Achse zwischen Osten und Westen“,
„... Aufregung und Erregung im Moment der Präsentation im Süden“.

Ein Zuschauer beteiligte sich am Austausch nach dem Tanz: „Ich finde es im Nachhinein schade, dass ich mich nicht bereit erklärt habe, beim Tanz mitzumachen. Mir fehlte einfach der Mut dazu. Ich spüre, dass ich eine wichtige Chance und mögliche Erfahrung versäumt habe. Bei einem weiteren Mal würde ich mich trauen, mitzutanzen.“

In einer Ausbildungsgruppe für Tanztherapeut/innen lade ich am letzten Tag die Gruppe ein, mit mir für die Morgenbewegung in die Natur zu gehen. Wir finden eine schöne, ruhig gelegene Wiese. Die Morgensonne scheint. Wir haben in der Ausbildungswoche viele biografische Themen intensiv bearbeitet. Wie immer fehlte das Thema Leiden, Trauern und Verlust durch Tod nicht im Spektrum der Gefühle und existenziellen Themen. Ich stelle mir vor, dass eine Morgenbewegung im Freien, an der frischen Luft und in der wärmenden Sonne, eine gute Möglichkeit bietet, noch Kraft für die anstehende Rückreise und Rückkehr in den Lebensalltag zu tanken.

Aus diesem Grunde leite ich die bewegte Imagination in dieser speziellen Situation nicht in der Kreisformation mit acht Rollen an, sondern als Einzelübung. Jeder Teilnehmer, jede Teilnehmerin sucht sich einen Platz auf der Wiese, wo er bzw. sie ihren reichlichen Bewegungsumraum hat, so dass wir miteinander üben können, alle nach einem symbolischen Norden ausgerichtet. Die Anleitung vereinfache ich derart, dass statt acht Haltungen nur die vier (Norden, Osten, Süden, Westen) vorgegeben werden. Ich will die „Morgenbewegung“ nicht mit zu viel Worten, Kommentaren und Erklärungen überladen. Stattdessen sollen die TeilnehmerInnen die wärmende Kraft der Sonne aufnehmen können: In der Rolle des „Nordens“ bescheint die Sonne den Rücken der in der Hocke gekauerten Tänzer/innen (da eine Bauchlage wegen des Morgentaus nicht angebracht ist) und in der Position des „Südens“ die ganze Körperrückseite.

Es geht darum, eine Sonnenbahn zu imaginieren. Die Sonne ist für unsere Orientierung lebenswichtig. Sie gliedert das Jahr und den Tag. Gleichzeitig kann imaginiert werden, wie im Kreislauf der Bewegung sich das eigene Sonnengeflecht, das Nervengeflecht, das sich hinter dem Magen und vor der Wirbelsäule befindet, als Sammelpunkt mit Sonnenenergie auftankt. Das Sonnengeflecht kann Kräfte sammeln und auch aussenden. Im eigenen stimmigen Bewegungstempo und -fluss darf jede Person ihren Imaginationen folgen. Die Übergänge zwischen den vier Positionen sollen aus dem eigenen Fluss der inneren Bilder entstehen.

In dieser Morgenbewegung, in der eine Gruppe schweigend in Bewegung kommt, jedes Mitglied um ein eigenes Zentrum kreisend sich bewegt, mit eigenem Rhythmus von Bewegungsfluss und Innehalten, entsteht eine fast andächtige Stille. Ich lasse mich selber auch auf die bewegte Imagination ein, während ein Co-Therapeut als Zeuge der gesamten Gruppe wacht. Mehr und mehr kann ich die atmosphärische Dichte, die Präsenz aller Beteiligten spüren. Am Ende gehen alle still und zentriert zum Tanzsaal zurück. Wir sitzen im Kreis. Die Gesichtszüge vieler in der Gruppe sind weicher geworden und die Rückmeldungen haben unterschiedliche Färbungen:

„Mir sind einzelne Bilder aus den letzten Tagen aufgetaucht. Dieser Tanz hat mich versöhnt. Er lässt alles in anderem Licht erscheinen: als Kommen und Gehen; nichts bleibt starr, kein Gefühl bleibt ewig. Alles verwandelt sich und das ist gut so."

Einer Teilnehmerin rollen Tränen die Wangen hinunter: „Ich bin so beglückt, so gestärkt. Ich fühle meinen sicheren Kern, meinen Halt in mir. Und ich fühle mich zart und kraftvoll zugleich."

„Es ist ein getanzter Abschied für mich. Die Erlebnisse der ganzen Woche wurden mir wieder präsent: die Sorgen bei der Ankunft, die tiefen Gefühle bei meiner Einzelarbeit vor der Gruppe, die freudvollen Abende. Ich fühle mich durch euch beschenkt und ich spüre auch ganz deutlich: Ich bin hier zur rechten Zeit und am rechten Ort, um mich zu entfalten."

Viele Feedbacks bestätigen mir und uns, dass die bewegte Imagination sowohl Rückblicke als auch Ausblicke befördert hat. Gefühlsregungen, Gefühlsschwankungen, Gedanken und Erfahrungen werden in der bewegten Meditation mit zyklischem Auf und Ab wie von verschiedenen Positionen beleuchtet und neu eingeordnet. Eine in sich ordnende und klärende Qualität des Rituals tritt zu Tage und äußert sich in ausgeglichener, positiv empfundener (Aufbruch-)Stimmung.

Ein weiteres Beispiel mit situationsspezifischer Variante aus der tanztherapeutischen Gruppenarbeit: Ein Seminartag mit vielen Beziehungsthemen (u.a. Mann-Frau-Themen, Verlust des Partners durch Tod, Ablösung von den selbständig werdenden Kindern ...) geht zu Ende. Wir möchten den Tag mit einem strukturierten Tanz beenden. Ich entscheide mich für den Ring und zwar als Partnerarbeit. Diese Abwandlung des Tanzrituals gibt allen Beteiligten die Möglichkeit, die bereits therapeutisch behandelten oder noch offenen Beziehungsfragen in der Dyade nachklingen und ausklingen zu lassen. Vielleicht scheinen in der bewegten Imagination neue Projektionen auf oder lösen sich alte im Vollzug der perspektivenreichen Bewegung auf.

Aber nicht nur im Gruppensetting kommt der Ring zum Einsatz, sondern auch in der tanztherapeutischen Einzelarbeit. Nach dem Tanz resümiert ein Klient: „Für mich war der Sonnenlauf wie ein Abbild des Lebens, zu langes Verweilen in einer Haltung bringt den Lebensfluss zum Stocken." Es folgt ein intensives Gespräch über die Pole Arbeiten und sich Freiraum gönnen, allein Sein und sich der Partnerin Zuwenden, Gefühle Zulassen, aber auch nicht stecken Bleiben und sich gegen Veränderung Wehren.

Eine Klientin erlebt sich sofort in der Sonnenposition in ihrem Element. Das braucht sie, um sich stark, autonom und lebendig zu fühlen. Eher angstvoll und bedrückt reagiert sie auf die absteigende, zum Boden sinkende Bewegung in die Haltung des Nordens. „Diese Haltung kenne ich auch. Sie erinnert mich an meine Mutter. Sie war während meiner Kindheit sehr oft krank und bettlägerig. Ich habe erst später verstanden, dass sie unter Depressionen litt. Wenn ich diese kreisende Spirale in den Boden hinein mache und mich flach auf den Boden lege, bekomme ich das Gefühl, dort nicht wieder herauszukommen. Ich möchte lieber nur den Halbkreis tanzen." Tatsächlich fällt mir auf, wie schwer ihr die Übergänge gelingen wollen, auch auf dieser Bewegungsebene! Der Körper scheint sich gegen die Rotation zu wehren. Der innere Kampf der Rolle im NW (das zwischen West und Nord Hin-und-her-gerissen-Sein, das Nicht-wollen-aber-doch-Müssen) wird von der Klientin sehr existenziell erlebt. „Ich möchte am liebsten die Position überspringen!", sagt die Klientin ganz ungeduldig. Ich warte einen Moment, lasse die Aussage im Raum nachklingen. Dann stelle ich ganz interessiert die Frage: „Was überspringen Sie in Ihrem Leben? Fällt Ihnen etwas zu dieser Frage ein?" Über diese Nachfrage tauchen viele Erinnerungen und Erlebnisse auf und wir können gemeinsam die dahinter stehenden Lebensthemen anschauen wie „Alles-oder-Nichts-Prinzip", „Leistungsdruck", „Profilierungsdrang", „Rastlosigkeit", „Angst vor eigenen depressiven Anteilen" und „Konkurrenz". Nachdem diese Themen in den folgenden Sitzungen bearbeitet wurden, äußert die Klientin den Wunsch, wieder einmal den Ring zu tanzen. Diesmal kann sie Übergänge viel fließender, sinngemäßer präsentieren, den Süden genießen, aber auch dem Norden „etwas abgewinnen“: „Dieses Liegen im Norden kann ich nutzen, um abzuschalten und neue Kräfte für mich zu sammeln.“ Sie erlaubt sich nun im Alltag trotz beruflicher und familiärer Ansprüche und Rollenerwartungen Phasen des Ausruhens, Loslassens und Nachspürens, um sich selbst etwas Gutes zu tun. Sie spürt und erlebt, dass sie nun den Kreistanz voller und runder und intensiver gestaltet und nicht nur „abspult“, um zu tun, was von ihr erwartet wird.

Es gibt Situationen, in denen ich mittanze, mich auch als Übertragungsfläche anbiete, in anderen Situationen hingegen ziehe ich es vor, als „Zeugin“ außerhalb zu sein, um ganz auf meine Resonanzen achten zu können. Bei einer Klientin habe ich den spontanen Impuls, den Tanz mit ihr gemeinsam zu tanzen, indem ich die polare Rolle zu ihr übernehme. Wir lassen uns gemeinsam auf das bewegte Imaginieren ein. Nach dem Tanz teilt die Klientin mit, welche Gefühle und Assoziationen in den einzelnen Stationen geweckt wurden. Auf die Frage, welche Achse, welche Polarität sie heute am meisten angesprochen und innerlich bewegt habe, antwortet sie ganz spontan und freudvoll: „Die Ost-West-Achse war sehr berührend. Diese Verbindung von zwei Menschen, die ihre Arme und Hände in den Raum dazwischen ausstrecken, hat für mich viel mit Geben und Nehmen zu tun. Im Westen habe ich gespürt, dass ich mich hier stärker einbringe als früher. Und auch im Leben, in meiner Familie und in meinem Beruf kann ich geben.“ Im Osten stehend habe sie „Dankbarkeit“ mir gegenüber gespürt. „Ich fühle mich gesehen und gut begleitet. Ich gehe oft gestärkt und zuversichtlich aus der Therapie. Und wenn wir so vis-à-vis still einander gegenüberstehen, dann fließt ganz viel Wärme und Zuspruch, und das tut mir gut.“ Ich freue mich über diese emotionale Offenheit in der Rückmeldung an mich. Und nach einer Pause frage ich sie, ob vor mir, hinter mir, neben mir noch andere Menschen stehen, denen gegenüber sie Gefühle wie Dankbarkeit empfindet. Sie denkt einen Moment nach und antwortet dann sehr entschieden: „Ja, ich hatte eine Lieblingslehrerin in der Schule, die sehr unterstützend war. An die habe ich mich lange nicht erinnert. Aber ihr gegenüber spüre ich auch Dankbarkeit. Und ich bin im Moment auch meiner Mutter gegenüber dankbar. Sie hat mir viel mitgegeben für meinen Lebensweg.“ In diesem Moment wird mir klar, warum ich wohl die Intuition hatte, die Klientin aktiv in der bewegten Imagination zu begleiten. Wir hatten viele Stunden mit Konfliktthemen in der Mutter-Tochter-Beziehung verbracht. Es ging um Nähe und Distanz, das rechte Maß an Zuwendung und Abgrenzung. Die Wogen hatten sich geglättet, die Kritik hatte real in der Beziehungsklärung und symbolisch im Therapieraum seinen Ausdruck gefunden. Hier im Tanz und im gefühlsmäßigen Nachspüren entstand auch der Raum für eine noch nicht ausgesprochene Dankbarkeit.

Mit einem letzten Fallbeispiel möchte ich dieses Kapitel über den Einsatz des Tanzrituals „The Ring" beschließen. Beim Schreiben wird mir selbst wieder bewusst, wie faszinierend es ist, dass eine strukturierte Bewegungsfolge in der therapeutischen Beziehung so viele individuelle Gefühle, Reaktionen, Themen in Bewegung bringen und jeder Mensch die Bewegungen in diesem Kreislauf individuell mit Sinn und Bedeutung füllen kann.

Eine vielfältig qualifizierte junge Frau kommt mit dem Wunsch, über Tanztherapie mehr Selbstvertrauen und mehr Selbstsicherheit im Auftreten vor Gruppen zu entwickeln. Sie hat im beruflichen Kontext mehrfach die Erfahrung gemacht, dass sie bei öffentlichen Auftritten unsicher wird, wenn sie kritische Blicke auffängt oder kritische Aussagen hört. Sie verliere, so ihre Selbstwahrnehmung, trotz ihrer Kompetenz ihre Präsenz und Überzeugungskraft. Man sehe ihr das „emotionale Kleinwerden" an und auch ihre Stimmlage wirke verräterisch. Sie möchte über Atem, Stimme und Bewegung in der Tanztherapie lernen, sich mehr im eigenen Körper zuhause zu fühlen, sich zu „erden", um sich für öffentliche Arbeitssettings ganzheitlicher vorzubereiten. Über einige Atem- und Stimmübungen kommen wir in Kontakt und gewinnen erste Einblicke in das Zusammenwirken von innerer und äußerer Haltung und Bewegung. Als weiteres Diagnostikum und Therapeutikum nutze ich den Sonnenlauf von Laura Sheleen. Dieses Ritual bietet ihr die Möglichkeit, vor mir als „Zeugin" auf die Bühne zu gehen, ins Bühnenlicht der Sonnenposition zu treten, aber auch im eigenen Maß abzutreten und zu beobachten, welche Leibregungen, Erinnerungen und Assoziationen in der bewegten Imagination auftauchen. Sie nimmt die Einladung an und exploriert für sich die Qualität der acht Rollen oder Teile des ganzen Kreislaufes. Nach dem Tanz teilt die Klientin mit: „Im Norden fühle ich mich recht zuhause. Da kenne ich mich aus. Und die Positionen Westen und Osten tun mir gut. So fühle ich mich z. B. in der Arbeit gut, wenn ich im guten Kontakt mit Menschen bin. Hier fühle ich mich überzeugend und kooperativ."

Bei ihrer Haltung und Bewegung in der Rolle des Südens wirkt sie kleiner, gedrungener, kann ihre eigene Größe nicht zur Präsenz entfalten, erst recht nicht die volle Ausstrahlung als Sonne.

Sie erinnert sich nun daran, dass sie in ihrer Jugend unglücklich war mit ihrer körperlichen Größe. „Ich stand im Mittelpunkt, ohne es zu wollen oder gar genießen zu können. Als große Frau steht man zwangsläufig im Zentrum. Kleinere Menschen haben es da leichter." Möchte sie heute wirklich kleiner sein, oder scheinen da alte Themen auf? Was braucht die Klientin, um sich im Süden entfalten, ausbreiten und in voller Größe (auch im übertragenen Sinn) zeigen zu können?

Im Ritual erkennt sie, dass Bewegung ein wichtiges Hilfsmittel ist! Wenn sie im Leben statisch wird, zu sehr doziert und redet und dabei die eigene Körperlichkeit und Beweglichkeit verliert, dann spaltet sich etwas ab, was zur Ganzheit gehört. In solchen Momenten erlebt sie sich selbst auch abgeschnitten von der sonst gespürten Mitte. Dies spiegelt sich dann auch in Atmung und Stimme.

Beim Wiederholen des Rituals erfährt die Klientin mehr darüber, wie sie hier und in ihrem Leben Übergänge gestaltet oder vermeidet. Sie exploriert die persönliche Bedeutung für fließende Übergänge zwischen Osten und Süden und zwischen Süden und Westen. Wenn sie isoliert den Süden verkörpert oder im Leben sprunghaft die Rolle spielt, befallen sie Zweifel, Selbstkritik und Verletzbarkeit. Wenn sie den Bewegungszyklus von Osten über Süden zum Westen und über den Norden zurück zum Osten und Süden als Einheit im Bewegungsfluss erleben und gestalten kann, verliert der Süden seine Bedrohlichkeit. Es ist ein anregendes Pulsieren zwischen Interaktion, Präsentation und erneuter Interaktion. Die Aktion im Süden wird im Imaginationsfluss besser unterstützt. Sie kann sich dann im Süden zur vollen Strahlkraft entfalten, wenn das ganze Bild Getragenheit verschafft. Das Sein und der Seinsgrund ist der ganze Kreis, die gesamte erlebte Erfahrung unter Einbezug aller Seins-Möglichkeiten, das heißt auch der Zuwendung im Kontakt und der Abwendung bei Bedarf nach Rückzug. Über die innere Erlaubnis, mal das eine, mal das andere in den Vordergrund zu stellen, ohne den Zusammenhang des Ganzen zu verlieren, schafft sie fließende Übergänge für mehr Sicherheit und Selbstvertrauen. Dabei spielen das Innehalten und Sich-Zeit-Nehmen für klare Entscheidungen eine wichtige Rolle.

5.4 Laura Sheleens „Meditation der vier Himmelsrichtungen" oder „The Sufi Dance"

5.4.1 Beschreibung des Rituals

Der Symbolforscher Manfred Lurker (1990, S. 218) beschreibt den Sufi als einen Gehenden auf seiner spirituellen Reise. Sheleen berichtet, dass in der Sufi Tradition die meditative Übung mit den vier Himmelsrichtungen eine Vorbereitung für den Tanz der Derwische darstellt.

Ihr Sufi Tanz beruht auf der Musik und den ersten sechs Schritten der „Meditation der Himmelsrichtungen" von Jabrane Mohamed Sebnat, die Laura über einen Schüler Sebnats kennenlernte (Sheleen o.J., unveröffentlichtes Manuskript). Laura Sheleen ergänzt diese sechsteilige Schrittfolge um zwei weitere Schritte.

Alle Tänzer/innen stehen zunächst nach Norden orientiert und richten die vier Arm- und Beinbewegungen mit klaren Gewichtsübertragungen im Achsenkreuz von Nord-Süd-Ost-West aus:

- Ein Schritt vorwärts mit rechtem Fuß (re F) und rechter Arm- und Handgeste zum Horizont (gestreckter Arm horizontal in Schulterhöhe) in Richtung Norden (N), dabei geht die linke Hand (li H) zur Körpermitte, und Gewichtsverlagerung zurück in die Ausgangsstellung (AS).
- Ein Schritt vorwärts mit dem linken Fuß (li F) und linke Arm- Handgeste zum Horizont in Richtung N , dabei geht re H zur Körpermitte, und Gewichtsverlagerung zurück zur AS.
- Ein Schritt seitwärts mit re F und re Arm in Richtung Osten (O) und zurück zur AS.
- Ein Schritt seitwärts mit li F und li Arm nach Westen (W) und Gewichtsverlagerung zurück zur AS.
- Ein Schritt nach Süden (S) mit re F um die re Schulter drehend (180 °) und zurück in AS.
- Ein Schritt nach S mit li F und li Arm um die li Schulter drehend nach li (180°) und Gewichtsverlagerung zurück zur AS.
- Ein Schritt nach W mit re F und re Arm um die rechte Schulter drehend nach re (270°) und Gewichtsverlagerung zurück zur AS.
- Ein Schritt nach O mit li F und li Arm um die li Schulter drehend nach li (270°) und Gewichtsverlagerung zurück zur AS.

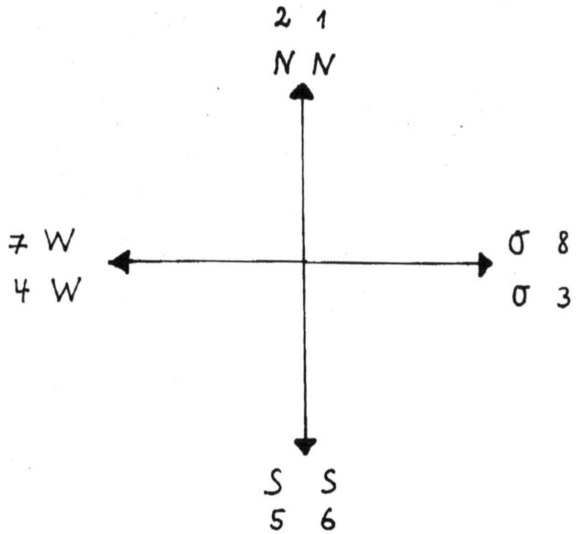

Abb. 2: Sufi Tanz (Grundschritt)

Die Abbildung 2 veranschaulicht die Schritte in ihrer Reihenfolge von 1 bis 8. Die Pfeile zeigen die Richtung des gesetzten Schrittes (jeweils rechten Fuß und linken Fuß), die Blickrichtung und die Ausrichtung der Armgeste.

Die Hinzufügung der zwei letzten Schritte begründet Laura Sheleen vor allem mit der symbolischen Bedeutung, die für sie die Ost-West-Verbindung im Kontrast zur Nord-Süd-Verbindung repräsentiert, nämlich die Pole „diachronische Zeit" und „synchronische Zeit":

„Ich fühlte die Notwendigkeit, der Ost-West-Verbindung genauso viel Bedeutung zu geben (der diachronischen Zeitlinie: Anfang, Mitte, Ende) wie der Nord-Süd-Verbindung (synchronische Zeitlinie: die ewige Gegenwart), dies erfolgte durch die zusätzlichen zwei Schritte." (Sheleen, unveröffentlichtes Manuskript, übers. v. M. P.-B.)

Und Sheleen liebt diesen Tanz aus folgendem Grund: „Es geht darum, zu wissen, wo man ist und wo man hingeht. Vom eigenen Zentrum setzt man Schritte in die Richtung des Horizonts und kehrt zurück zum zentrierten Ausgangspunkt. (...) Um dies in den acht Variationen erfüllen zu können, muss der Bewegende mentale und physische Konzepte integriert haben wie Ort, Zentrum, Orientierung, Projektion eines Projekts, Grenze, Anfang, Mitte, Ende, Umkehrung und viele andere mehr." (a.a.O.)

Mit diesem Satz spricht mir Laura Sheleen aus dem Herzen. Für mich als Tanztherapeutin haben Bewegung und Tanz eine dienende Funktion. Sie sind ein Mittel, ein Handwerkszeug für den Arbeitsprozess. Und dieser Tanz birgt einen Schatz, ein großes Potential für viele tanztherapeutische Ziele, z.B. seinen Standpunkt beziehen und ausloten, seine Zentrierung finden in der Körpermitte und sein Lot erspüren in der vertikalen Achse zwischen Himmel und Erde, in der Verbindung des „ersten Zero" (dem eigenen Körper-Schwerpunkt) zum „zweiten Zero" (dem Erdmittelpunkt) auf der Verbindungsachse zwischen Erdmittelpunkt und Unendlichkeit. Der eigene Standpunkt ist immer wieder der Referenzpunkt, von dem aus Schritte in die Welt gesetzt werden und zu dem man zurückkehrt. Von einem Punkt aus gibt es unendlich viele Richtungen und Bewegungsmöglichkeiten, je nach Ziel, Projekt oder Bezugsrahmen.

Für Lauras pädagogische Arbeit sind vier Richtungen von Bedeutung: erstens die kosmischen Richtungen (die Rotation der Erde und der anderen Planeten und unsere – illusionäre – Wahrnehmung des Sonnenlaufs), zweitens die absoluten Richtungen (die Vertikale als Verbindung zwischen oben und unten), drittens die horizontalen Richtungen (Norden, Süden, Osten, Westen) und viertens die personalen Richtungen, die der Mensch körperbezogen definiert als vorn, hinten und rechts und links seitlich.

Für den tanztherapeutischen Einsatz des Sufi Tanzes spricht auch der Erfahrungsspielraum im Hinblick auf Raumerleben und Leiblichkeit. In diesem Tanzritual werden das Körperbild und das Raumempfinden des Menschen sensibilisiert und in ganz spezifischer Weise erweitert und flexibel. Das Körperbild als lebendige Synthese unserer emotionalen Erfahrungen ist unentbehrlich für unsere Raumvorstellung. Ein spezifischer Aspekt des Körperbildes ist das Raumempfinden, über das Udo Baer (1999, S.295) schreibt: „Wir empfinden Raum durch seine Beziehung zu etwas anderem, und zwar im Wesentlichen zu unserem Körper."

In Lauras Choreographie wird der achtteilige Grundschritt von acht Tänzer/innen in einer Kreisaufstellung in acht verschiedenen Ausrichtungen getanzt (siehe Abb. 3):

- zum geografischen Norden
- zum Kreismittelpunkt (dem spirituellen Norden, um den der Sufi kreist)
- zum Nachbarn/zur Nachbarin zur Rechten, so dass die Gruppe auf einer Kreislinie steht mit Linksdrehung (Involutions-Linie)
- zum ersten Partner bzw. zur ersten Partnerin
- zum zweiten Partner bzw. zur zweiten Partnerin

- zum Partner oder zur Partnerin zur Linken, so dass die Gruppe auf einer Kreislinie steht mit Rechtsdrehung (Evolutions-Linie)
- zur Unendlichkeit (als Gegenrichtung zur Kreismitte)
- nach Süden (als Gegenrichtung zum Norden)

Dieser Ablauf von 1 bis 8 wird zyklisch wiederholt.

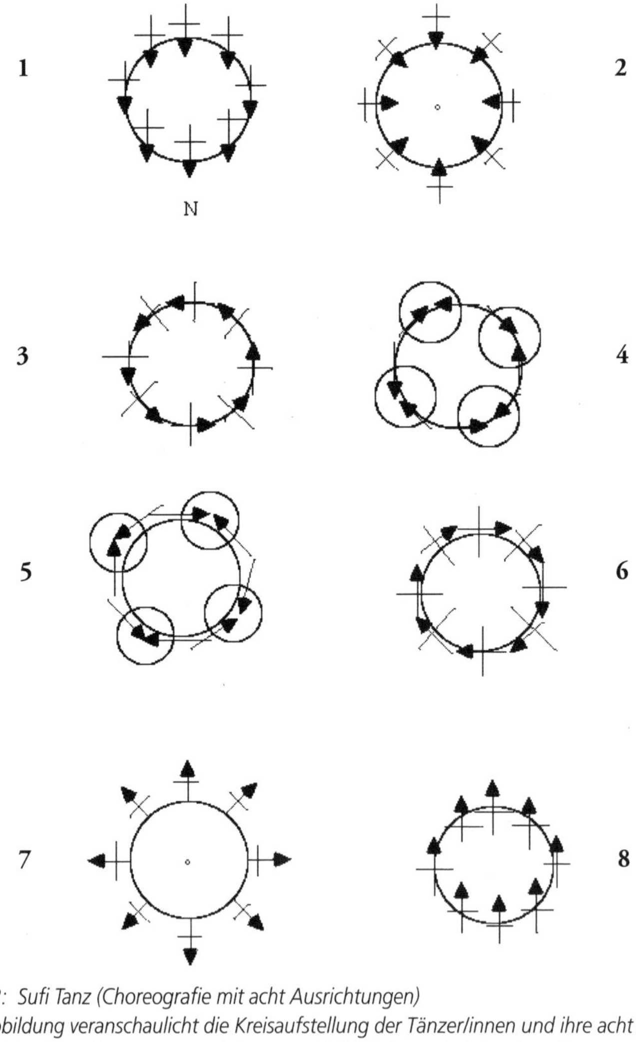

Abb. 3: Sufi Tanz (Choreografie mit acht Ausrichtungen)
Die Abbildung veranschaulicht die Kreisaufstellung der Tänzer/innen und ihre acht Ausrichtungen. Die Pfeile zeigen die Bewegungsrichtung und Blickrichtung bei den jeweils ersten zwei Schritte der achtteiligen Schrittfolge.

Für Laura Sheleens pädagogische Arbeit ist die symbolische Bedeutung der Richtungen von größter Wichtigkeit. Für den therapeutischen Zusammenhang habe ich vor allem die mit-menschliche Bezogenheit besonders schätzen gelernt. Durch die acht verschiedenen Orientierungen wechselt auch ständig die Art der Bezogenheit zwischen den Tänzer/innen: mal ist es ein Neben-einander (beim Fokus auf Norden und Süden), Mal ein Zu-einander (beim Fokus auf die Kreismitte), mal ein Hinter-einander (beim Fokus auf die Involutions-Linie und die Evolutions-Linie), mal ein Von-einander-weg (beim Fokus in die Unendlichkeit). Über diese besondere Raumgestaltung mit den wechselnden Körper-Raum-Bezügen wird die Korespondenz und Bezogenheit des Menschen zu seinen Mitmenschen leiblich erfahrbar (vgl. Sieper 2006, S. 414 ff.). Dies scheint mir für den therapeutischen Einsatz des Rituals von eminent wichtiger Bedeutung zu sein. Der Tanz ermöglicht Zuwendung, Abwendung, Zentrierung, De-Zentrierung ... Dabei gibt die Kreisformation Struktur und Halt und bereitet den Boden für eine einende Kraft, die transformierend wirken kann.

Wie im Ring kommt auch im Sufi Tanz das zyklische Prinzip deutlich zum Tragen und damit auch das Thema Wiederkehr und Transformation. Nichts ist statisch, sondern alles ist immer wieder im Wandel begriffen. Und wenn diese Gesamtgestalt des Tanzrituals übend praktiziert wird, setzt eine wertvolle Differenzierungsarbeit ein. „Jeder Ort besteht aus Richtungen, Wegen und Öffnungen." (Sheleen 1987, S. 83)

Und diese möchte ich nun anhand von Fallbeispielen aus meiner tanztherapeutischen Arbeit mit dem Sufi Tanz aufzeigen.

5.4.2 Fallbeispiele aus der tanztherapeutischen Praxis

Im pädagogischen und agogischen Zusammenhang kann die Thematisierung der getanzten Symbole von Interesse und Bedeutung sein. Gerade in Kontexten, die die Symboliken unterschiedlicher Kulturkreise und religiöser Ursprünge focussieren, sind obige Ausführungen von Belang. Wenn ich diese Tanzrituale im Rahmen der Tanztherapie einsetze, haben im Prozess der bewegten Imaginationen die individuellen Bedeutungen, die die Klientinnen und Klienten den Bewegungen geben, immer den Vorrang. Einige Erfahrungen aus dem therapeutischen Arbeitsfeld mögen dies im Folgenden veranschaulichen.

Im Rahmen einer Ausbildungswoche für angehende Tanztherapeut/innen habe ich am ersten Tag das Grundmotiv mit der Ausrichtung nach Norden eingeführt und dann Tag für Tag weitere Elemente der Choreografie von Laura Sheleen vermittelt. Die verschiedenen Varianten konnten uns ganz anschaulich im Gruppenprozess begleiten:

Das Grundmotiv spiegelt unser Ankommen: Jedes Gruppenmitglied hat seine Geschichte mitgebracht. Es imaginiert dabei, woher es kommt und was es sich wünscht, erwartet und eventuell befürchtet für die kommenden Tage.

Am zweiten Tag haben wir uns schon aufeinander und miteinander eingestimmt und so erleben wir die Variation des Grundschritts in der Kreisaufstellung mit dem gemeinsamen Focus auf die Kreismitte als stimmig und sinnhaft. Nun erblicken wir mit den Schritten nach Osten unseren Nachbarn zur Rechten und bei Schritten zum Westen den Nachbarn zur Linken. Uns verbindet das Interesse am Gruppenprozess, repräsentiert im Raum des Kreises zwischen uns, und für das Individuum in der Kreismitte, wenn es sich den anderen in der Einzelarbeit oder in den Kreisgesprächen offenbart. Am dritten Tag geht jedes Gruppenmitglied durch das Malen und Bearbeiten eines „Lebenspanoramas" (Petzold/Orth 1993) symbolisch betrachtet auf die linksdrehende Spirale, den Weg der Involution. Am vierten Tag arbeiten die Gruppenteilnehmer in Partner- und Kleingruppenarbeit an intermedialen Quergängen (Orth/Petzold 1993) und ihrem Ausdruck für biografische Themen. Hier bietet die nächste Variante der Choreografie ein gutes Fundament: Zuwendung auf der Kreislinie zum Nachbarn zur Rechten (erster Partner) und Nachbarn zur Linken (zweiter Partner). Die Choreografie wird immer komplexer, denn am sechsten Tag wiederholen wir den Grundschritt focussiert nach Norden und hängen alle geübten Varianten (Orientierung zur Kreismitte, zur Involution, zur Evolution, zum ersten Partner und zweiten Partner) daran und vervollständigen die Reihenfolge durch die Orientierung in den Gegenpol von Kreismitte (Unendlichkeit) und Gegenpol von Norden (Süden). Einzelne verlieren den Überblick, die Orientierung. Andere sind hochkonzentriert und bleiben im Fluss. Das gibt den Orientierungslosen wieder Halt und Struktur. Mal wird die Stimmung leicht und fröhlich wegen der vielen Drehungen, dem Gelingen und Misslingen, dann fängt jemand an zu schimpfen und zu schreien, denn Geduld und Frustrationstoleranz sind ganz unterschiedlich ausgeprägt. Jede Tänzerin und jeder Tänzer entdeckt neue Möglichkeiten, erlebt eigene Grenzen und auch wieder Grenzüberschreitungen im eigenen Körper-Raum-Bewusstsein und dessen Entfaltung.

Aus ihrem Tagebuch liest eine Gruppenteilnehmerin folgenden Vers vor:

„Sich wandelnde Orientierungen

In der individuellen und gemeinsamen Ausrichtung
das eigene Zentrum finden,
im Zentrum sein und zugleich
Teil einer gemeinsamen Gestalt werden,
die sich in sich selbst ausrichtet
mit Blick auf das weite Außen.“

Und mit folgender Variante beenden wir unser Intensivseminar: Im Abschiedstanz verbinden wir alternierend die Orientierung zur Mitte mit der Orientierung nach außen (Richtung Unendlichkeit). Im Tanz zwischen diesen Polen kann jeder oder jede für sich imaginieren, was er oder sie mitnimmt aus diesem Gruppenprozess. Blicke zu allen Menschen im Kreis werden ausgetauscht, wohlwollende und liebevolle Blicke, die Kraft schenken, die Sicherheit und Geborgenheit geben. Dann in der Orientierung zum Außen schaut jeder und jede in seine bzw. ihre Zukunft, die nahe und die ferne Zukunft, ein Ausblick auf den ganz ureigenen individuellen Weg.

Ein Jahr nach Abschluss der Ausbildungsgruppe erhalte ich von einer Teilnehmerin folgenden Erfahrungsbericht zugesandt, der verdeutlicht, welche Nachwirkungen und weitere Erfahrungsmöglichkeiten der Sufi-Tanz offenbart:
„Am Anfang war es die Musik, die mich besonders berührte, erfüllte, mein Zentrum, meine inneren Saiten zum Schwingen brachte, nach und nach meinen ganzen Körper ausfüllte, honiggelb, langsam die Körperkonturen mitschwingen ließ.

Die ersten Bewegungen waren mitgetragen von der Musik, noch wenig klar und geradlinig, eher verspielt, geschwungen, die Füße berührten den Boden nur mit den Ballen, ich empfand mich fließend, fast mäandrierend, manchmal wankend, aber voll erfüllt vom Atmen und den zarten Klängen.

Die ersten Richtungswechsel erforderten dann kurz mal größere Konzentration, meine Bewegungen wurden zusehends geistgesteuert, ich begann mit den Schritten mitzudenken, versuchte vorzudenken, im Versuch, es richtig zu machen, fühlte ich mich angespannt (mein Thema Perfektion und Kontrolle meldete sich). Ich blieb stehen, schloss die Augen, ließ die Musik wieder eindringen in meinen Körper und begann von neuem, mich tragen zu lassen, und die Bewegungen begannen wieder zu fließen.

In dieser Anfangsphase erinnere ich mich auch, dich, Martina, als mein Gegenüber wahrgenommen zu haben. Du warst so schön anzusehen, ich habe deine Klarheit in den Bewegungen, deine zielgerichteten Bewegungen voll Anmut und Geschmeidigkeit bewundert, habe die zentrierte Kraft, deine aufrechte Haltung, die stolze Aufrichtung genossen im Betrachten. In dieser Phase habe ich auch viele Details wahrgenommen, die den Sufi Tanz ausmachen, die Zentrierung, die klare Ausrichtung der Richtungsbewegungen, die Verbindung zur Erdmitte über die ganze Fußfläche. Diese Bilder habe ich mit heimgenommen und versucht, im Tanz mit mir zu verknüpfen. Zunächst im Hinspüren zu meiner eigenen Mitte, zu meiner Achse und ihrer Verlängerung nach oben und schließlich im bewussten Aufsetzen meiner ganzen Fußflächen habe ich begonnen, meine Wurzeln zu spüren, schließlich im Spiel mit meiner Mitte, das Erleben von Labilität und Stabilität. Letzteres habe ich besonders genossen, Auspendeln und wieder zurückkehren, manchmal gelang es gut, manchmal verlor ich die Mitte und begann von neuem, sie zu erspüren.

Mit der Zeit waren die Ausrichtungsschritte immer sicherer und fester, direkter, ja klarer geworden, getragen von der Musik, ich spürte Lust an den verschiedenen Richtungen, am Hinausgehen aus der Mitte im direkten Erspüren der stabilen Mitte, ihrer Verlässlichkeit.

Mit dem Hinzunehmen der eigenen Stimme ist diese Verbindung zwischen Rhythmus, Bewegung und mir noch deutlich vertieft worden. Mir war plötzlich klar, diese Musik, dieser Rhythmus hat mit mir zu tun, mit meinem Leibrhythmus, Lebensrhythmus, das bin ich, die ich auf meinem Weg bin.

Ich liebe diesen Tanz, seinen Ritualcharakter, die immer wiederkehrenden Elemente, verlässlich, klar. So hab ich mit mir geübt, immer wieder, ein Prozess vom Mitdenken zum Tun und Kommenlassen aus der Mitte, zum Leibtanz.

Obwohl ich ihn nun schon eine Zeit lang nicht getanzt habe, begleiten mich die beiden Themen Klarheit und Aufrichtung noch immer.

Den Sufi Tanz im Abschiedsseminar mit seiner Klarheit zwischen Kreismittelpunkt und Unendlichkeit (wo ich beim Tanzen auch mein eigenes Zögern erlebt habe) als Symbol für einen gelungenen Abschluss vor dem Weitergehen hat mich tief berührt und mich erleben und bewusst werden lassen, wie wichtig klare Abschiede sind, um wieder Raum für Neues zu schaffen. Seit diesem tiefen Erleben im Tanz erlebe ich mich auch im Alltag zunehmend klarer und prägnanter bei Abschieden und Entscheidungen, im Gestalten von Ritualen und im Umgang miteinander. Ich nehme auch gerade eine Veränderung in meinem Schreibstil wahr, hin zur Kürze: zur Prägnanz und Klarheit im Ausdruck.

Interessant war für mich jetzt auch, dass es mir vor zwei Tagen schwer gelungen war, mir die Tanzbewegungen vorzustellen, ich aber dann mit der Musik gleich wieder in die Bewegung eingetaucht bin, geradlinig, zielgerichtet und doch fließend, und dabei auch wieder Lust bekommen habe, den Sufi-Tanz wieder öfter zu tanzen."

Die Beschreibung der angehenden Tanztherapeutin zeigt, welche Themen beim Üben aufscheinen und wahrgenommen und welche Kompetenzen dabei weiterentfaltet werden. Die Frau konnte beim Üben des Sufi Tanzes Themen wie Zentrierung, Hingabe und Kontrolle, eigenen Rhythmus, Klarheit und Aufrichtung (wieder-)entdecken. Beim Tanzen kommen innere Bewegungen und Entwicklungen zum Ausdruck, die im Spannungsfeld zwischen Irritation bzw. Verunsicherung und Klarheit bzw. Orientierung erlebt werden. Dieser Text ist auch noch in anderer Hinsicht aufschlussreich, nämlich hinsichtlich der angesprochenen Modell-Funktion der Ausbilderin. Die Teilnehmerin der Ausbildungsgruppe benennt ihre empathische Beteiligung an meiner Bewegung als Gruppenleiterin. Das Thema „Lernen am Modell" hat in der pädagogischen Diskussion einen wichtigen Stellenwert, aber für den therapeutischen Zusammenhang ist dies sicher in weiten Bereichen noch unterbewertet oder zu wenig beleuchtet. Das Sich-Ausrichten und Orientieren am selbstgewählten Vorbild kann ein wichtiger Teil von Lern- und Veränderungsprozessen im therapeutischen Prozess sein. Das Lernen und Sich-Üben im Neuen, in Qualitäten wie Klarheit und Prägnanz, braucht seine Zeit, sowohl in der Gruppe als auch in der Einzeltherapie. Und das Beziehungsverhältnis, die Qualität von Beziehung im therapeutischen Prozess ist von großer Bedeutung: Mal ist der Widerspruch, der Widerstand und die Grenzziehung von Seiten der Klientin wichtig und stimmig, mal ist es die Anpassung, die Synchronisierung und das Annähern an ein Modell, das ihr für spezifische Entwicklungsschritte als Orientierung dient.

Ich habe mit dem Sufi Tanz auch im Rahmen tanztherapeutischer Prozesse im Einzelsetting gute Erfahrungen gesammelt. Ein Fallbeispiel möge veranschaulichen, wie der Sufi Tanz biografische Themen evoziert, wie im Prozess der Bewusstmachung individuelle Erkenntnisse befördert und neue emotionale Verarbeitungs- und Verhaltensmöglichkeiten entwickelt werden.

Eine junge Frau, die als sogenanntes „Schlüsselkind" aufwuchs, vermisst – im Rückblick auf ihren Lebensweg – in ihrem Elternhaus Geborgenheit und Sicherheit. Der

Mangel an Umsorgtsein, Versorgtsein und Gesehenwerden scheint so groß, dass das „unerwünschte Kind" auch noch als junge Frau immer wieder an ihrer Existenzberechtigung zweifelt. Um nicht erneut verletzt zu werden, vermeidet sie Beziehungen mit Verbindlichkeit, denn „emotionale Nähe gepaart mit Intimität macht verletzlich". Der innere Zweifel wird zeitweise so bedrückend erlebt, dass depressive Züge unübersehbar sind. Wir versuchen, über tänzerische Wege einen Zugang zur Leiblichkeit zu finden, zum Erleben von Beweglichkeit anstelle von Bewegungslosigkeit. Über Leibarbeit und Bewegungsübungen werden Themen wie Stabiltät, Balance, Schwere und Leichtigkeit evoziert. Dabei entdeckt die Klientin insbesondere die Kraft und Belastbarkeit ihrer Beine. Sie empfindet sich als stark und gestützt durch ihre Beine und entdeckt eine noch vage Verbindung zwischen Beinen und Becken.

An dieser Stelle des tanztherapeutischen Prozesses biete ich der Klientin den Sufi Tanz an. Sie kann in diesem Tanzritual mit kraftvollen Füßen und Beinen Schritte achtsam „ins Leben" setzen. Im rhythmischen Wechsel zwischen Bei-sich-Sein im Mittelpunkt der Schrittfolge und dem Draußen-Sein/Bezogen-Sein in den acht Schritten nach Norden, Osten, Westen und Süden kann sie erkunden, welche Gefühle, inneren Bilder und Szenen beim Tanzen auftauchen.

Das gemeinsame Üben des Rituals stärkt das Gefühl für Zentrierung im Bauch-Beckenraum. In einer weiteren Sitzung äußert die Klientin das Bedürfnis, an Abgrenzung arbeiten zu wollen, da das Thema „Grenzen ziehen" sowohl in der Partnerschaft als auch am Arbeitsplatz auftaucht.

In dieser Sitzung wiederholen wir den Sufi Tanz. Um den besonderen Fokus auf Grenzen und Grenzziehung zu richten, benutzen wir diesmal Medien: Wir beide haben jeweils einen 1,50 m langen Stock in der Hand, den wir mit jedem Schritt vertikal vor der zentralen Körperachse mit dem sich nach vorn ausstreckenden Arm in die Bewegungsrichtung des gesetzten Schrittes führen. Wir stecken Grenzen ab. Als Einladung zu einer bewegten Imagination stehen wir uns vis-à-vis gegenüber, ich biete mich für Übertragungsphänomene an. Nach dem Tanz beschreibt die Klientin die unterschiedlichen Gefühle und Bilder: Sich im Osten, Westen und Süden abzugrenzen, fällt ihr leicht. Da empfindet sie genügend Raum für sich und ihre Bewegung und ein klares Gefühl für mögliche Grenzziehung. Im Gegensatz dazu erlebt sie die Bewegung nach Norden, auf mich zu, als problematisch. Diese Mitteilung passt zu meiner Beobachtung, dass das Gesicht der Klientin angestrengt auf mich wirkt. Die Gesichtszüge verändern und die Gesichtsmuskeln verspannen sich. „Wer bin ich in Ihrer Imagination? Für wen stehe ich hier im Norden?", frage ich sie. Die Klientin antwortet spontan und klar: „Für meine Eltern, und besonders für meine Mutter."

Ich lade sie zu einigen Explorationen ein: „Ich stehe am Ort, aber Sie können den Abstand zwischen uns regulieren, so dass Sie beim Abgrenzen mit dem Stab mal näher oder mal weiter entfernt von mir sind und schauen, welchen Einfluss das auf ihre Befindlichkeit und ihr Gefühl hat." Sie übt mit lautem Atmen und mit Ja- bzw. Nein-Sagen in der Bewegung. Die neu entdeckte Erlaubnis, die Distanz selbst bestimmen zu dürfen, führt zu einem Gefühl der Erleichterung. Wir sammeln viele Ideen, was dies für Grenzziehungen in realen Lebenssituationen bedeuten und wie sie die positive Erfahrung auf den Lebensalltag übertragen kann. Nach ca. zehn Wochen bietet sich der Sufi Tanz erneut als Erfahrungsfeld an. Die Klientin steht vor einer Trennung von ihrem Partner. Die „innere Entscheidung" ist gefällt, aber die Umsetzung fällt ihr schwer und ist schmerzhaft. Der Magen schmerzt und sie fühlt sich insgesamt bewegungslos. Sie möchte die Trennung schon hinter sich haben, denn sie fühlt sich „schuldig wie ein Kind, das Vater und Mutter verlässt". Sie zweifelt: „Ist die Entscheidung richtig oder falsch? Wie werde ich mich fühlen, wenn die Trennung wirklich vollzogen ist?" Die Klientin nimmt die Einladung an, für ihren Freund ein Symbol auszuwählen und es im Raum zu verorten. Der grüne Ball, den sie auswählt und in den „Norden" legt, rollt auf sie zu! Sie gibt ihm erneut einen Platz und bittet mich, dass ich als Weggefährtin oder Begleiterin zunächst den Tanz mit ihr, Seite an Seite, zusammentanze. Auf diese Weise erfährt sie Unterstützung und Halt und kann den „grünen Ball gut im Blick halten". Während des Tanzes erlebt sie einen Stimmungswandel und teilt mir mit Entschiedenheit und Zuversicht in der Stimme mit: „Ich tanze nun allein den Tanz des Abschiednehmens und der Trennung." Dafür legt sie das Symbol für den Mann auf die Postion des Südens. Sie imaginiert nun im Norden ein Leben ohne ihn, und in den jeweils zwei Schritten nach Süden imaginiert sie, wie der Mann hinter ihr, also in der Vergangenheit, liegt. Eine Vorwegnahme dieser realen Trennung im symbolischen Raum stärkt sie in ihrer Entschlusskraft und lässt sie zuversichtlich weitere Lösungsschritte im Gespräch mit mir finden.

Bei einem weiteren Tanz einige Monate später erlebt die Klientin ganz neue Eindrücke und Bilder. Im Osten und Westen spürt sie viel Raum und nimmt bunte Farben wahr: einen Bach, eine Wiese, Wald und Pfade. Diese Landschaft steht für Möglichkeiten und mögliche Wege.

Der Schritt Richtung Süden ist schwerer, die Landschaft dunkel, aber auch Halt gebend. Besonders der Schritt Richtung Norden fällt der Klientin schwer. Sie hält innerlich fest und sich zurück. Sie beschreibt ein Bild mit großem See und einem Abgrund davor. „Kennen Sie dieses Bild? Woran erinnert es Sie?“ Die Klientin wird sehr traurig und still. Das Bild erinnert sie an den plötzlichen Tod ihrer ersten Therapeutin. Dieser Verlust machte sie bodenlos: „Wenn ich mich anvertraue, dann werde ich fallengelassen.“ Sie erlebte diese Erfahrung als Wiederholung ihrer frühen Lebensgeschichte. Sie erkannte für sich: „Ich muss mir selbst Halt geben.“

Über die Frage nach der Qualität von Verbindungen, nach Bezogenheiten zu Menschen und zur Welt sind wir auch auf Verbindungen in ihrem Körper gestoßen: auf positiv und negativ besetzte Leibinseln im Körperbild und positive Aspekte ihres Selbstbildes. Über das individuelle Ernstnehmen und Für-wahr-Nehmen von mangelndem Verbundensein in verlässlichen Beziehungen entdeckt sie über Bewegung, Tanz und bewegte Imaginationen heilsame Verbindungen im Körper- bzw. Leib-Erleben und diese ermutigen und ermöglichen neue Perspektiven, neue Bewertungen und neue Entfaltungen in der Gestaltung von Beziehung und auch Ablösung und Trennung.

Für die heilsamen Wirkungen, die bei getanzten Ritualen und bewegten Imaginationen zum Tragen kommen, gibt es vielfältige Begründungen, die in obigen Beispielen bereits angeklungen sind. Abschließend möchte ich noch auf weitere Aspekte und Perspektiven hinweisen, die die beschriebenen Wirkkräfte theoretisch einordnen und mehrperspektivisch begründen:

- Beide Tanzrituale, sowohl der „Ring“ als auch der „Sufi Tanz“, machen die Bezogenheit des Leibsubjekts zum Du und zum Wir so evident, hautnah erfahrbar, dass sie das Gefühl von Verbundenheit und Eingebundensein stärken. Ein gestärktes Gemeinschaftsgefühl gewinnt gerade in unserer Zeit, in der Entfremdungsprozesse nicht unwesentlich zu krank machenden Lebensumständen beitragen, eine wichtige Rolle im Hinblick auf die Salutogenese von Klientinnen und Klienten.
- In manchen Therapien werden vorrangig Gefühle wie Wut, Trauer, Schmerz thematisiert, während die „sanften Emotionen, wie Heiterkeit, Sanftheit, Friedfertigkeit/Friede und Gelassenheit, Zärtlichkeit, Glück“ kaum Platz haben. Die sanften Emotionen „regen salutogene Physiologien an“ (Petzold 2006 a, S. 86) und wirken heilsam. Tanzrituale in der Tanztherapie sind sehr geeignet, um sanfte Gefühle zu wecken und auf heilsame Weise die Lebendigkeit, das psychophysische Erleben zu fördern und sowohl neue als auch alte Gefühle ins Gefühlsleben zu integrieren. In Tanzritualen laufen komplexe Lernprozesse

durch Bewegungssynchronisierungen ab. Die Gruppe handelt und bewegt sich gemeinsam in achtsamer Synchronisierung. Dabei synchronisieren sich die Tanzenden nicht nur bewegungsmäßig, sondern auch emotional, so dass sich Stimmungen ausbreiten. Derartige Synchronisierungsphänomene werden in den Neurowissenschaften durch die so genannten Spiegelneuronen im Gehirn erklärt. „Mit den Gehirnen synchronisiert sich natürlich die ganze Leiblichkeit, die ganze Bewegtheit in komplexen Koordinationsprozessen, die dabei immer auch Prozesse ‚komplexen Lernens' sind." (Petzold 2006 a, S. 91)

– Auch aus neurobiologischer Perspektive leiblichen Lernens wird das Neulernen im Rahmen zwischenmenschlicher Erfahrungen relevant. So beschreibt Hilarion Petzold (2006 b, S. 113) „Strategien, in denen ‚neue Lernerfahrungen', Erfahrungen mit guter Zwischenmenschlichkeit als Bereitstellung neuer benigner Informationen für den Leib eine immense Rolle spielen". Positiverfahrungen mit Zwischenleiblichkeit, fördende Umwelten und Settings sollen demnach die Genregulation beeinflussen und entsprechende Genexpressionen aktivieren.
  Während belastende und gewaltgeprägte Beziehungserfahrungen die Wachstumsfaktoren negativ beeinflussen, fördern anregungsreiche Environments und positiv erlebte Beziehungserfahrungen das Aktivwerden von Wachstumsgenen, die wiederum auf Nervenwachstum, synaptische Verknüpfungen und Leistungsfähigkeit positiv wirken können (vgl. a. a. O., S. 114).

Sich als Teil eines Ganzen zu erleben, stärkt das Selbstgefühl auf ganz besondere Weise. Zunächst erlebt sich jeder Mensch im Tanz in seiner Rolle und in seinem Raum. Im Laufe des Übens und ständigen Wiederholens des Rituals nehmen sich Übende nicht mehr durch den Raum zwischen ihnen getrennt, sondern durch den Raum verbunden wahr. In diesen Ritualen können ähnliche meditative Erfahrungen gemacht werden wie z. B. in buddhistischen Sitzmeditationen: „Wir fühlen neue, sich ständig neu bildende Grenzen, die andere Menschen und Dinge einschließen. Das ist eine Sphäre, die frei von Unterscheidungen und Vergleichen ist, auch frei von den Unterscheidungen zwischen hier und dort, Vergangenheit und Zukunft, innen und außen, Subjekt und Objekt, dem Selbst und dem Anderen." (Baker 2004, S. 31) Das Sich-Üben, ob in der Tradition des Yoga, des Tai Chi oder des Zen-Buddhismus, zielt u. a. auf eine Kultivierung der Achtsamkeit ab. Die rituelle Wiederholung der Tänze kann auf ähnliche Weise die Achtsamkeit steigern, ein umfassendes Körper-Geist-Bewusstsein fördern und das Gefühl vermitteln: „Wir fühlen uns in Berührung mit allem um uns herum." (a. a. O., S. 33)

Zwei weitere Hinweise an den Leser, die Leserin zum Einsatz von Ritualen liegen mir noch am Herzen: Zum einen der spielerische, explorierende und freie Umgang mit Tanzritualen und zum anderen die Übertragbarkeit auf den Lebensalltag.

Die vorgestellten Tanzrituale haben klar definierte Strukturen, die es zunächst zu üben gilt, weil die Wirkungen erst durch die Wiederholung zum Tragen kommen. Gleichzeitig ist es wichtig, dass Strukturen nicht Rezeptcharakter haben und als unveränderbar betrachtet werden. Es gibt Zeiten und Konstellationen, da ist es wichtig und notwendig, dass die Tanztherapeutin für ihre Gruppe Variationen z. B. für den Sufi Tanz findet, die in dem besonderen Augenblick sinnvoll und stimmig sind! Beispielsweise kann es angemessen sein, die sonst gleitende Arm- und Handgeste, die den Norden mit dem Osten, Süden und Westen auf der Horizontlinie verbindet, auch mit anderen Qualitäten wie schneidend oder stoßend auszuführen. Wenn es um Abgrenzungsthemen geht, kann das Handgelenk so gebeugt werden, dass die aufgestellte Hand eine Grenze setzt. Hier kann ein lautes, klares Nein den Bewegungsausdruck verstärken. Die Arm- und Handbewegung kann aber auch eine gebende und nehmende Qualität annehmen und mit einem Ja-Sagen bei jedem Schritt verbunden werden. Damit kann man ein anderes Thema aufgreifen und ganz und gar andere Gefühlsbewegungen evozieren und andere Ausdrucksmöglichkeiten üben und verstärken. Je nach Indikation können Variationen gefunden werden und diese Freiheit sollte sich die Tanztherapeutin und der Tanztherapeut nach Bedarf nehmen, ganz in Ko-respondenz mit den beteiligten Menschen.

In den beschriebenen Praxisbeispielen wurde aufgezeigt, welche heilsamen Prozesse in der Tanztherapie beim Einsatz von Tanzritualen ablaufen können.

Aktuelle Lebens- und Beziehungsthemen konnten bearbeitet, wichtige Einsichten für den Heilungsprozess gewonnen und neue Handlungs- und Verhaltensmuster eingeübt werden. Wenn Klient/innen die heilsamen Wirkungen von Tanzritualen erlebt und erfahren haben, ist ein günstiger Moment, um die Integration von Ritualen in den Lebensalltag zu thematisieren. Die gewonnene Kraft durch sinnerfüllte Rituale, die selbst entwickelt werden, kann die individuellen Heilungsprozesse unterstützen und die in der Tanztherapie geweckten salutogenen Potentiale weiter ausschöpfen. Sowohl in der Einzelarbeit als auch in der Gruppe frage ich die Betroffenen, wie sie diese identitätsstärkende und sinnstiftende Erfahrung von übender Praxis und ritueller Wiederholung auf den Alltag übertragen können. Um die individuellen Ressourcen aufzuspüren, stelle ich Fragen in den Raum, für die im Dialog Antworten gesucht werden:

Welche Art von Ritualen kenne ich in meinem Leben? Und was unterscheidet sie von Gewohnheiten? Wie könnten z. B. aus lieb gewordenen Gewohnheiten, die ich täglich oder in wöchentlicher Wiederkehr oder im jahreszeitlichen Rhythmus ausführe, zu Ritualen werden? Welche innere Haltung, welche Bewusstheit und Entschiedenheit brauche ich dafür, um mir eigene Rituale zur Stärkung meiner Persönlichkeit, meiner psychophysischen Gesundheit, meiner seelischen Ausgeglichenheit zu entwickeln? Welche Rituale sind geeignet, um Qualitäten des positiven Selbstbezugs alleine zu pflegen, und welche, um sie in einer Partnerschaft oder kleinen Gruppe zu kultivieren?

So wie Laura Sheleen ihre Tanzrituale im Laufe vieler Jahre und in der lebendigen Ko-respondenz mit sehr unterschiedlichen Gruppen entwickelt hat, habe auch ich in meiner Arbeit immer wieder eigene Rituale erarbeitet, erprobt und weiterentwickelt.

Ich ermutige und ermuntere die Kanditat/innen der Tanztherapieausbildungsgruppen dazu, ihre eigenen Tanzrituale abgestimmt auf ihr Klientel zu entwerfen und zu finden. Es geht nicht um Rezepte und Festschreibungen, sondern auch um den lebendigen Entstehungsprozess von neuen Tanzritualen! Hierbei kommen wiederum co-kreative und ko-respondierende Prozesse in Gang, die für alle Beteiligten von großem Wert sind und die die je eigenen Schätze ans Tageslicht bringen.

6

Imaginationen in der leiborientierten Tanztherapie

Gabriele Frick-Baer

Der Begriff des Tanzes in der leiborientierten Tanztherapie ist weit gefasst. Das liegt an meinem besonderen Interesse, auch mit Menschen tanztherapeutisch zu arbeiten, die von sich behaupten, „nicht tanzen zu können“, wie es z. B. Trudi Schoop vorbildlich getan hat (s. Kap. 2). Das knüpft aber auch an dem Tanzverständnis der in Kapitel 1 vorgestellten Tanzkünstlerinnen an, die aus den tänzerischen Normen ihrer Zeit ausgebrochen sind und jede für sich ein für sie und ihr individuelles Ausdrucksbedürfnis stimmigen Ausdruck gefunden und als ihr individuelles Verständnis von Tanz vertreten haben.

Die Übergänge zwischen Alltagsbewegungen und -haltungen und tänzerischer Gestaltung sind fließend. Jeder Art von innerer oder äußerer Bewegung wohnt die Möglichkeit des Tanzes inne, auch der individuellen Körperhaltung, der Gestik, der Mimik und den manchmal eingefrorenen Impulsen. Der Anfang, diese Möglichkeiten des Tanzes zu entfalten, besteht immer darin, den Bewegungsimpulsen zu folgen (der Weg über die Atemachtsamkeit wurde schon von Martina Peter-Bolaender beschrieben). Ich lasse mich von einer inneren Skalierung des Tänzerischen leiten, indem ich z. B. eine Klientin auffordere, „tänzerischer zu werden“. Nach dieser Aufforderung werden die Klient/innen zumeist nicht formgestalteter, sondern freier, spielerischer und experimenteller in ihren Bewegungen und in ihrem Erleben. Darin liegt die Kraft des Heilsamen.

Manchmal gilt es, was den tänzerischen Ausdruck betrifft, in den Erwartungen bescheiden zu sein. Als Therapeutin, die sich auch mit tiefem Leid beschäftigt, mache ich immer wieder die Erfahrung, dass sich manche hilfreichen Imaginationen nur innerlich in Bewegung bringen lassen. Äußerlich zeigt sich dies dann vielleicht nur in einem Lösen der erstarrten Kopfhaltung, des eingefrorenen Nackens, durch den sich hebenden Blick oder das millimeterweise Entkrampfen der Beine.

Gerade bei traumatisierten Patientinnen und Patienten ist es notwendig, die innere Bewegung, den inneren Tanz zu imaginieren.

Ich werde im Folgenden versuchen, mit Beispielen aus der tanztherapeutischen Arbeit innere Bilder in Ihnen, den Leser/innen, anzuregen, und hoffe, dass die beschriebenen Arbeitsweisen ihr therapeutisches Methoden-Repertoire bereichern können.

6.1 Von der Imagination zum Tanz

Klient/innen bringen in viele therapeutische Begegnungen Imaginationen mit. Sei es in ihrer Sprache, sei es in Szenen und Situationen, von denen sie erzählen, oder in anderen Formen – Imaginationen betreten häufig den Raum, wenn Klient/innen ihr Leid mitteilen. Ich werde anhand einiger Auszüge aus therapeutischen Begegnungen verschiedene Wege vorstellen, wie aus solchen mitgebrachten Imaginationen ein Tanz entstehen kann, ein verändernder und heilender Tanz.

6.1.1 Der Weg des Verraumens

Eine Klientin, die für ein paar Jahre zu Studienzwecken in Deutschland weilt, berichtet stockend und offensichtlich mitgenommen von einem Erlebnis: Ein paar Tage vorher habe eine ihr nur entfernt bekannte Studentin ein Prüfungskonzert gegeben, zu dem auch sie eingeladen gewesen sei. Sie selbst habe vorher nicht schlafen können und habe völlig unverständlicherweise, als sie im Publikum saß, am ganzen Körper gezittert und unkontrolliert weinen müssen, während sie das Geschehen auf der Bühne verfolgte.

Ich schlage der Klientin vor, dass sie sich von einem sicheren Ort im Raum aus vorstellt, wo jetzt in diesem Therapieraum der Konzertsaal sein könnte. Ich bitte die Klientin, ihre Vorstellung konkret werden zu lassen, indem sie innerhalb dieses Raumes „Konzertsaal“ wiederum einen Raum zur Bühne bestimmt und einen Raum zum Zuschauerraum. Ich schlage der Klientin vor, mit einem Seil den Publikumsraum von der Bühne abzutrennen. Die Klientin und ich stellen uns Seite an Seite in den Publikumsraum und schauen in den Raum der Bühne hinein. Ich bemerke, wie die Klientin an meiner Seite erstarrt: Der Atem stockt, die Klientin wird bleich.

„Was siehst du, wenn du in diesen Raum, auf die Bühne schaust?“, frage ich.

Die Klientin fängt heftig an zu zittern und zu weinen, bis sich ihre Erstarrung allmählich löst . „Ich sehe mich.“

„Wie siehst du dich?"

„Ich sehe mich, wie ich am Klavier sitze."

„Wie alt bist du?"

Die Klientin weint noch heftiger. „Vielleicht sechs, sieben Jahre."

„Was ist dir passiert?"

„Ich musste Klavier spielen und ich hatte doch so furchtbar Angst. Ich konnte das doch gar nicht, vor so vielen Leuten spielen." Und dann erzählt sie erschüttert und erschütternd, wie sie auf die Bühne gehen musste. Sie hatte ein großes Talent, spielte schon als Drei- und Vierjährige gut Klavier – und spielte leidenschaftlich gerne und gut, wenn sie für sich alleine spielte. Sie selbst war ein scheues, introvertiertes Kind, das dazu neigte, sich vor dem Kontakt mit anderen Menschen zu fürchten. Ihre ganze Erziehung als einziges Mädchen und als Jüngste in der Geschwisterfolge lief eigentlich darauf hinaus, unauffällig, demütig, widerspruchslos dienend zu sein. Gleichzeitig wurde nun von ihr erwartet, gute, großartige Konzerte zu geben. Sie wurde in die Öffentlichkeit gestoßen, von ihrem Erleben her auf die Bühne geprügelt. Vor ihrem inneren Auge sah und erlebte sie die Szene wieder, wie sie hinter der Bühne – eben als Sechs- und Siebenjährige, aber auch als 12- und 13-Jährige noch – zitternd und weinend und schluchzend steht und ihre Mutter und die strenge Lehrerin anfleht, sie mögen ihr diesen Auftritt ersparen. Aber sie hat keine Chance, sie wird mit Worten und Taten auf die Bühne gedrückt. Sie weiß schon vorher, dass sie nicht gut spielen wird, zumindest nicht annähernd so gut wie allein, dass sie viele Fehler machen wird und dass sie danach bittere Vorwürfe von ihrer Lehrerin und ihrer Mutter hören wird mit dem „Versprechen", dass sie das nächste Mal die Gelegenheit haben wird, es besser zu machen.

„Wenn du so auf die Kleine schaust, was braucht sie, um aus ihrer Not herauszukommen? Welche Hilfe würdest du deiner Kleinen heute als Erwachsene anbieten können?"

„Ich würde sie an die Hand nehmen und irgendwie, glaube ich, mit ihr zusammen tanzen."

„Wo würdest du sie abholen?"

„Hinter der Bühne", sagt die Klientin und schaut in eine Ecke des Raumes, in der sie offensichtlich dieses „Hinter der Bühne" imaginiert.

Ich fordere die Klientin auf: „Bitte, geh zu deiner Kleinen, nimm sie an die Hand und tanze mit ihr, was immer und wie immer es dir in den Sinn kommt. Erobert euch auf eure Art und Weise den Raum zurück, erobert euch die Bühne auf eure eigene Art und Weise, ertanzt sie euch. Experimentiert damit, du und deine

Kleine. Tanzt auf dem Seil, tanzt neben dem Seil, tanzt um das Seil herum, vielleicht verändern sich die Räume ... Tanzt sie euch zu eigen."

Die Klientin nähert sich der Ecke „hinter der Bühne", indem sie zunächst einen weiten Bogen durch den Publikumsraum von der Bühne weg macht, um dann die Bühne am äußersten Rand zu betreten und in der Ecke innezuhalten. Auch vor meinem inneren Auge setzt sich das Bild, die Szene zusammen, aus der realen Klientin und der imaginierten Kleinen. „Bitte, höre auf die innere Musik, auf die inneren Töne, die in dir entstehen, wenn du daran denkst, dass du gleich mit deiner Kleinen auf diese Musik tanzen möchtest. Nur du weißt, wie sie sich genau anhört, wie sie passt."

Die Klientin packt deutlich mit ihrer linken Hand kräftiger zu, nimmt mit ihren rechten offensichtlich die linke Hand der Kleinen, sodass sie sich gegenüberstehen, und fängt an sich mit ihr vor und zurück leicht zu wiegen. Dann lässt sie mit ihrer rechten Hand wieder los, hält mit der linken Hand weiter die Kleine fest, während sie ihr langsam den Rücken zudreht, und schleicht sich dann mit der Kleinen fest an der Hand ein wenig geduckt am Bühnenrand entlang von der Bühne herunter. Diesen Schritt über das Seil macht sie ganz bewusst und deutlich. Auch ich sehe vor meinem inneren Auge, wie die imaginierte Kleine es der Klientin nachmacht. Im Raum des Publikums gehen die beiden tänzerisch auf und ab, die Klientin strahlt mich an und „zu dritt" tanzen wir immer ausgelassener und befreiter durch den Publikumsraum und fangen irgendwann an, mit dem Seil zu spielen, indem wir auf dem Seil tanzen, es ausbeulen, und auch schon mal die Klientin allein oder mit ihrer Kleinen und auch ich auf der Bühne tanzen. Es entwickelt sich ein Tanz, in dem die Unterscheidung Bühne und Publikumsraum immer mehr an Bedeutung verliert. Darüber sind sich – auf Nachfrage – die Klientin und ich einig. Ich bitte die Klientin innezuhalten und zu sagen, wie es ihr geht („zittrig, aufgeregt – und befreit") und dann ihrer Kleinen einen Platz zu geben. Die Klientin schaut um sich und sagt dann mit einer kleinen Geste: „In meinem Herzen." Ich frage die Klientin, ob sie zum Abschluss noch einmal die Bühne betreten mag, um zu erspüren, wie sie sich jetzt dort fühlt. Die Klientin sagt: „Nein. Ich möchte da nicht mit drauf. Aber ich kann jetzt wenigstens von hier, aus dem Publikum heraus, auf die Bühne gucken, ohne solch schreckliche Angst zu haben."

In diesem Beispiel entstand die Imagination aus einer Verraumensarbeit. Das von der Klientin angesprochene Bild von Bühne und Publikum wird für wahr genommen. Aus dem Eingangsbild entfaltet sich eine Bilderfolge, eine Szene. Ich habe diese Szene aufgegriffen und die Klientin darin begleitet, daraus einen Tanz zu entwickeln. Dies schaffte eine Möglichkeit zur Bewältigung ihrer leidvollen Erfahrungen.

Über die Identifikation mit der Kommilitonin und das Verraumen der Szene tauchte eine bildhafte Erinnerung aus der eigenen Biografie auf. Eine solche Szene ist eine Schlüsselszene, in der sich wiederholte Erfahrungen und damit wiederholter Schmerz verdichten. Solche Imaginationen sind besonders wertvoll für den therapeutischen Prozess, da ihr Aufgreifen nachhaltige Veränderungen anstoßen kann.

Die Methode des Verraumens ist wirkungsvoll, da jedes Erleben räumlich ist und Räume eine leibliche Qualität haben können. Fuchs spricht z.B. vom „erlebten Raum“ (Fuchs 2000, S. 156) und beschreibt, dass der erlebende Mensch in seinen ihn umgebenden Raum hineinwirkt: „Wir erleben den Raum nicht aus dem dunklen Innern des Körpers heraus, als befänden wir uns in einer Art Kamera, sondern so, dass wir immer bei den Dingen sind, die wir erblicken oder greifen. Leib und Umwelt sind nicht zwei getrennte Identitäten, die nur sekundär und äußerlich miteinander in Beziehung treten. Der Körper hört an der Haut auf; die Leiblichkeit aber breitet sich ekstatisch mit den erlebten Richtungen in den Umraum hinein aus; im unreflektierten Leibvollzug erfüllen wir den ganzen Raum.“ (a. a. O., S. 159) Der Leib, der erlebende Mensch, schafft einen belebten Raum; wird dieser durch das Verraumen hergestellt, wirkt der Raum auf das Erleben des Menschen wiederum zurück. Der japanische Buto-Tänzer Min Tanaka sagt: „Mein Tanz ist das Medium des Ortes, an dem ich tanze.“ (zit. n. Berger 2006, S. 61)

Der Tanz und unsere Sprache enthalten eine Fülle räumlicher Bezüge, auch Gefühle, Stimmungen, Befinden und andere Regungen des Erlebens strecken sich in den Raum hinein oder wirken vom Raum her auf uns ein. Wegen dieses Charakters des Erlebens schaffen wir im Alltag ständig Bedeutungsräume, das heißt, wir geben Räumen Bedeutungen. Der Küchentisch in der Wohnung und der Kopierer im Büro werden so zu Räumen der Kommunikation, das Schlafzimmer zum Raum der Intimität, der Sessel oder die Bank am See zum Raum der Ruhe. All dies geschieht im Alltag. Wir Therapeut/innen greifen dies auf, indem wir, wie in dem Beispiel, einen Raum, der für eine Klientin mit Leiden verbunden ist, im Therapieraum entstehen lassen und damit der Klientin die Möglichkeit geben, die ihm anhaftenden Bedeutungen zu verwandeln. In anderen therapeutischen Begegnungen bitten wir Klient/innen, Räumen Bedeutungen zu geben und dem, was in ihrem Leben gerade wichtig ist, Räume zu schaffen. Aus der gefesselten Bewegung und dem Empfinden, gefesselt zu sein, entsteht so ein Raum der Fesselung. Damit gerät etwas im Erleben der Klientin von innen nach außen, sie wird aktiv und ist der Fesselung nicht ausgeliefert. Und es kann ein Raum des Gegenteils geschaffen werden, in dem ebenfalls Imaginationen entstehen, und ein Raum des Übergangs usw. (vgl. Baer, Frick-Baer 2001). Verraumen ist ein effektiver Weg, Komplexes zu differenzieren, Diffuses zu konkretisieren und den Sinn und Inhalt von Imaginationen zu entfalten.

6.1.2 Der Weg über die Sprachbilder

Sprachliche Äußerungen enthalten zahlreiche Bilder, die für die tanztherapeutische Imaginationsarbeit genutzt werden können. Wenn wir danach fragen, wie es Menschen geht, hören wir oft Antworten, denen folgende Sprachbilder innewohnen:

- „Ich fühle mich wie ein Tiger im Käfig."
- „Ich weiß nicht mehr ein noch aus."
- „Ich komme gar nicht zur Ruhe. Ich stehe ständig unter Strom."
- „Ich fühle mich wie ein nasser Sack."
- „Ich koche innerlich."
- „In mir tobt der Bär." usw.

Diese oder ähnliche Sprachbilder tauchen oft versteckt im Redefluss auf. Wenn man als Therapeut oder Therapeutin diese körpernahen Beschreibungen und Redewendungen aufgreift und den Klient/innen vorschlägt, sich mit dem Bild zu identifizieren und es zu verkörpern, dann ist den meisten Klientinnen und Klienten das gewählte Sprachbild gar nicht mehr bewusst. Dennoch finden sie fast immer, dass die Aufforderung, dieses Sprachbild als „tänzerische Vorlage" zu nehmen, äußerst passend und treffend ist.

Anhand einiger Sprachbilder zeige ich auf, wie in der Imaginationsarbeit zwei Methoden benutzt und verbunden werden: die Methode der Identifikation und die schon erwähnte Methode des Verraumens. Identifikation beinhaltet, dass sich Klient/innen mit bestimmten Teilen ihrer Bilder identifizieren und damit mit Aspekten ihres Erlebens. Wenn Klient/innen sich so mit Aspekten ihres Erlebens identifizieren, wird oft ungelebtes Leben sichtbar und spürbar.

Ich habe hier als Beispiele für die Arbeit mit Sprachbildern einige unüblichere ausgewählt, um zu zeigen, aus welch tanzfernen Bildern Tänze entstehen können.

- „Bei mir zu Hause knistert es im Gebälk."
  Dieses Sprachbild kann man unterschiedlich aufgreifen: „Sei das Knistern." Oder: „Wo ist hier das Gebälk? Tanz dort so, dass du das Knistern bist." Oder: „Sei das Gebälk. Welche Haltung nimmst du ein? Wie spürst du dann das Knistern? Reagiere auf das imaginierte Knistern. Spüre es. Sei aufmerksam für deine Impulse, für deine vielleicht erstmal nur innere Bewegung. Lass die Impulse zu Bewegung werden. Lass sie immer tänzerischer werden."

- „Ich weiß nicht, woher der Wind weht."
  Eine Möglichkeit, wie ich eine Klientin oder einen Klienten begleite: „Suche dir bitte einen Ort im Raum, an dem du nicht weißt, woher der Wind weht. Lass dir an diesem Ort einfallen, wie du spürst oder normalerweise spürst, dass ein Wind weht. Spüre jetzt den Wind. Je nachdem, wie du ihn spürst, lass dich von ihm in Bewegung bringen. Wenn er dir um die Nase weht, dann gib deiner Nase die Regie über deine Art, dich zu bewegen, zu tanzen. Falls du deinen Finger in den Mund gesteckt hast, um ihn nass zu machen und dann in die Luft zu halten, um daran zu spüren, wie der Wind weht, dann lass dich von deinem Finger zur Bewegung, zum Tanz anleiten. Wenn du ihn an deiner Gänsehaut spürst, dann tanze deine Gänsehaut ... Lass dich vom Wind, so wie du ihn jetzt wahrnimmst und spürst, führen, vielleicht auch verführen. Vielleicht magst du mal ein Fähnchen im Wind sein oder dich mal gegen den Sturm stemmen, die Ruhe vor dem Sturm sein oder dich vom Winde verwehen lassen, was auch immer ... Vertraue deinen Einfällen, gib den Impulsen, den Wahrnehmungen Raum und tänzerischen Ausdruck ... Und wenn du vielleicht irgendwann weißt oder eine Ahnung davon hast, woher der Wind weht, dann schlage ich dir vor, dieser Richtung Aufmerksamkeit zu schenken. Vielleicht magst du dich an den Ort stellen, der sozusagen so etwas wie die Windquelle sein könnte oder an einen Ort, der irgendwo in der Richtung der Windquelle liegt, oder an einen Ort, von dem aus du in diese Richtung gucken und sie wahrnehmen kannst, vielleicht auch erhören kannst ... Und dann sage mir, was dir jetzt einfällt und wie es dir jetzt geht."

- Eine Klientin ist recht verzweifelt auf der Suche nach ihrer beruflichen Zukunft. Befragt nach ihrer Sehnsucht bzw. Traumvorstellungen antwortet sie mit tendenziell verachtungsvoller Tonlage: „Ach, das sind doch alles Hirngespinste." „Von wem kennst du das? Wessen Stimme hörst du, wenn du das sagst?", frage ich.

„Das weiß ich nicht", antwortet die Klientin und schüttelt den Kopf, um dann ganz erstaunt und erschrocken zu sagen: „Von meinem Vater ... Mit 13", fährt sie traurig fort, „wollte ich Ärztin werden. Mein Vater lachte mich aus und sagte: ‚Ja, ja, Gnädigste, da müssten Sie ja wohl erstmal bessere Noten nach Hause bringen. Ich möchte mal wissen, was du im Kopf hast. Wohl nur Hirngespinste.'" Die Klientin weint. Nach einer Weile frage ich sie: „Diese Gespinste im Hirn – wie stellst du sie dir vor? Aus welchem Material sind sie zum Beispiel?"
„Sie sind ... wie die Spinnennetze, wie die oben auf dem Dachboden, wenn ich die Wäsche nach oben getragen habe und sie dort aufgehängt habe."
„Ich schlage dir vor, dieses Gespinst, dieses Spinnennetz, wie du es jetzt vor dir siehst, hier in den Raum, auf den Boden zu legen, in deiner Fantasie, und dann schlage ich dir vor, dieses Gespinst als Tanzboden zu nehmen."
Die Klientin verlegt das Gespinst mit einem Durchmesser von mindestens drei Metern in die Mitte des Raumes und steht dann, auf den Boden schauend, relativ unbeweglich und unschlüssig wirkend davor.
„Was brauchst du, um den Gespinstboden zu betreten, um auf ihm zu tanzen?"
„Ich brauche ein wenig Mut." Sie nimmt einen tiefen Atemzug und begibt sich zunächst ganz vorsichtig, den Eindruck erweckend, als bewege sie sich auf einem dünnen Seil, auf dem Rand des Gespinstes vorwärts. Nachdem sie etwa ein Viertel der Runde des vorgestellten Gespinstes gegangen ist, beginnt sie, zunächst noch genauso vorsichtig und relativ langsam, später dann immer deutlicher und schneller, sich auf den Gespinstfäden zu bewegen. Ihre Bewegungen werden zunehmend tänzerischer: mit den Armen balancierend, mit den Armen Schwung holend, der den ganzen Körper erfassen darf. Die Lust am Hin und Her, am Kreuz und Quer und an schnellen Kehrtwendungen wird offensichtlich immer größer. Ich beginne aus meiner Resonanz heraus mit der Zunge zu schnalzen, mit den Fingern zu schnipsen, also die Bewegungen der Klientin rhythmisch zu begleiten, so etwas wie die Musik dazu entstehen zu lassen. Die Klientin nimmt dies mit einem Lächeln auf und tanzt eine Weile weiter ihre Freude, bis sie plötzlich wieder „die Flügel hängen lässt" (so das Bild, das in mir entsteht) und wieder ganz ratlos wirkt.
„Was ist jetzt?", frage ich und die Klientin antwortet: „Jetzt weiß ich nicht mehr weiter. Was ist denn nun? Was soll ich denn jetzt damit anfangen?" Ich lasse der Klientin und mir einen Moment Zeit, die Ratlosigkeit, sozusagen die Nutzlosigkeit des Hirngespinstes zu erleben und sage dann: „Du hast vorhin gesagt, dass das Gespinst im Hirn dich an die Spinnenweben auf dem Dachboden erinnert. Ich weiß nicht viel über Spinnen und Spinnenweben, aber was ich weiß,

ist, dass ein Spinngewebe oder Spinnennetz ein hoch kompliziertes und höchst intelligent verknüpftes, wunderbar effektives Netzwerk ist. Und die Spinne im Netz ist diejenige, die dafür verantwortlich ist und es gestaltet. Das ist nicht einfach und ist nichts, was der Spinne geschieht, sondern etwas, was sie aktiv entwickelt. Sie braucht es unbedingt, um ihr Leben zu sichern. Sie braucht es, um Nahrung zum Leben zu haben. Ich schlage dir vor, dass du ausprobierst, wie es ist, die Spinne zu sein, die aktiv ihr Netz, ihr Gespinst webt bzw. gewebt hat. Bitte tanze den Spinnen-Gespinst-Tanz."
Erstaunt sehe ich, dass sich meine Klientin sofort auf den Boden legt, sich zu einer Kugel zusammenrollt, indem sie den Kopf einrollt und die Knie mit den Beinen so nah wie möglich an sich heranzieht und hin und her rollt, ziemlich genau in der Mitte des Netzes, des Gespinstes, immer ein bisschen aus der Mitte heraus und wieder hinein zu allen Richtungen hin. Irgendwann hält sie damit inne, lässt sich als Körperkugel ein wenig weiter werden, bis sie auf dem Rücken liegt, mit angezogenen Beinen und auf dem Boden stehenden Füßen, die Arme unter dem Nacken verschränkt. Auf die Frage, was sie erlebt hat, worüber sie gerade sinniert und wie es ihr geht, antwortet sie: „Das Wichtigste ist, ich habe meinen Boden gespürt", und sie weint ein bisschen. „Ich bin wer und ich habe Boden, und meine Gedanken haben Boden. Das stimmt gar nicht, dass ich nur Flausen im Kopf habe. Ich kann doch auch was. Und weinen, weinen tue ich nur aus Erleichterung, glaub mir. Und natürlich auch ein bisschen, weil ich das so traurig finde, dass ich das so viele Jahre geglaubt habe, dass ich mit meinen Hirngespinsten nichts wirklich werden kann. Ich weiß auch jetzt noch nicht, wohin es genau gehen soll, aber ich bin jetzt zuversichtlich, dass ich das mit deiner Hilfe finden werde." Und sie tanzt zum Abschluss dieser therapeutischen Einheit zu afrikanischer Trommelmusik ihren „Tanz der Bodenständigkeit".

– Viele Klientinnen und Klienten kommen mit der Vorstellung, die mehr oder weniger an Gewissheit grenzt, dass sie „spinnen". „Spinnen" wird von den Menschen als negativ und abwertend betrachtet und v.a. gefühlt. Ich versuche, dem einen Perspektivwechsel und damit Bewertungswechsel zu geben. Der erste Schritt besteht darin, dass ich sage, dass „spinnen" unterschiedliche Bedeutungen haben kann, und frage, welche die Klientin oder der Klient dem gibt. In dem Gespräch entstehen zumeist eine Vielzahl von Bedeutungsfacetten: verrückt, kreativ, verträumt, nachdenklich, bildhaft, eigenwillig, fantasievoll, sich ausklinkend, empfindlich usw. Als zweiten Schritt bitte ich darum, einen „Tanz der Spinnerin" oder „Tanz des Spinners" zu beginnen und dabei all das zu tanzen, was an negativen und auch positiven Bildern mit dem Wort Spinnen verbunden ist. Der „Tanz der Spinnerin" entwickelt sich dann z. B. zum „Tanz der Königstochter aus dem Märchen Rumpelstilzchen" oder der „Tanz des Spinners" zum „Tanz des kleinen Hochbegabten". Diese getanzten Imaginationen stärken das Ich und wirken heilsam und entwicklungsfördernd.

– Sich mit „Schreckgespenstern" zu identifizieren – sie zunächst in der Vorstellung konkret werden zu lassen, ihr Aussehen, ihre Haltung, ihre Bewegungen, ihre Umgebung, in der sie leben, an wen sie erinnern – also das Schreckgespenst zu sein und zu tanzen, kann den Schrecken nehmen. Klient/innen können auf diese Weise erfahren, was den Schrecken lebendig werden lässt, was seine Stärken, aber auch seine Schwächen und Verletzlichkeiten sind (durch die Personifizierung). Dann kann auch in einem weiteren Schritt, in einem weiteren Tanz, geübt werden, dem Schrecken, dem Schreckgespenst anders zu begegnen, ihm etwas entgegenzusetzen, ihn zu „neutralisieren" oder was immer gebraucht wird. Eventuell kann dies sogar in einem dialogischen Arbeiten bestehen, indem die Therapeutin oder der Therapeut die Rolle des Schreckgespenstes von der Klientin oder dem Klienten übernimmt und sich so als Gegenüber, eventuell als Übertragungsfigur, zur Verfügung stellt, um Veränderungsprozesse des Leibmusters zu unterstützen.

Wichtig ist, Sprachbilder aufzugreifen. Wichtig ist, so zuzuhören, dass die in der Sprache versteckten, zunächst noch unbewussten Bilder aufgegriffen und als bedeutsam für den Entwicklungs- und Entfaltungsprozess in der Tanztherapie erachtet werden. Nur so können sie zu bewegten Imaginationen werden und zum therapeutischen Erfolg beitragen.

Tänze, die aus den Sprachbildern jeweils entstehen, sind höchst individuell und für jeden einzelnen Menschen ganz anders aufschlussreich. Ich habe noch nie auch nur annähernd das Gleiche gesehen; jeder Tanz an sich ist ein Original und eine Überraschung.

6.1.3 Der Weg der Farben

Es gibt Situationen, in denen ich mit Hilfe von Farbimpulsen eine aktive Imagination anrege, aus der dann eine tanztherapeutische Arbeit wird. Ich gebe keine Farben vor, sondern frage nach Farben, die für eine bestimmte Situation, eine Atmosphäre oder ein Befinden, für eine Stimmung oder ein Gefühl stehen. Dies versuche ich besonders dann, wenn der Prozess stockt, wenn ein Mensch in seinem Muster festgefahren oder in seinem Gefühl erstarrt ist.

Eine Klientin zog sich in den ersten Minuten des Gesprächs mit mir immer mehr in sich zurück. Auf meine Nachfragen zuckte sie mit den Schultern und verstummte immer mehr: „Ich weiß nicht." Da fragte ich: „Welche Farbe geht es dir gerade?" Diese Frage schien dieser Klientin (wie vielen anderen) so absurd zu sein, dass sie ihr ein wenig aus ihrer Erstarrung, aus ihrem Festgefahrenen heraushalf. Die Klientin wusste sofort eine Antwort: „Hellgrün." Ähnliche Erfahrungen mache ich oft, fast immer wissen die Klient/innen mehr oder weniger schnell die Antwort.

Die Farbe, die dann genannt wird, oder die Farben, die genannt werden, zu tanzen, ist fast immer möglich. Dabei wird das Kriterium von „richtig – falsch" außer Kraft gesetzt, da eine Farbe zu tanzen in sich höchst experimentellen Charakter birgt, und gleichzeitig liegt darin die große Chance, aus etwas Unbeweglichem oder Erstarrtem etwas Bewegliches, etwas Veränderbares zu machen. Für die Klientin stand „hellgrün" für die Atmosphäre in ihrer Herkunftsfamilie, in der jedes Problem, jedes Leiden, ja jede Unsicherheit mit „Hellgrün" überdeckt wurde. Als die Klientin begann, „hellgrün" zu tanzen, wechselte sie zwischen der Darstellung nahezu erstarrter Statuen, die sich nur in Zeitlupe bewegten, und einem Schlager trällernden Wischtuch hin und her.

Nach dem Tanz erzählte sie von dieser Atmosphäre, sich vor Schrecken schüttelnd und gleichzeitig darüber lachend, und davon, wie sie in den Tagen zuvor diese Atmosphäre wieder eingeholt hatte. Ich fragte: „Was ist *deine* Farbe?" Auch hier kam die Antwort blitzschnell: „Blau!" Sie tanzte „Blau": einen Tanz der Füße und des Bodenkontaktes, einen Tanz des Aufrichtens und des stolzen Sich-Ausbreitens. Sowohl der Imagination als auch dem daraus sich entwickelnden Tanz wohnte die Veränderung bzw. das Veränderungspotenzial inne.

Ein Klient klagte über seine Einsamkeit und steckte in seinen Klagen und in seinem In-sich-gekehrt-Sein fest. Ich fragte ihn: „Wenn Ihre Einsamkeit eine Farbe hätte, welche wäre das?" Er schaute mich für einen Augenblick überrascht und irritiert an und sagte: „Die Einsamkeit hat keine Farbe." (Mich irritiert diese Antwort gar nicht mehr, denn ich weiß mittlerweile aus Erfahrung, dass die Frage dennoch immer weiterhilft – auch wenn sie vielleicht durch Fragen nach Material oder Beschaffenheit, Temperatur oder Gewicht ergänzt oder ersetzt werden muss.) Nach einem Moment des Zögerns fuhr er fort: „Sie ist eher bleiern und schwer … also vielleicht so was wie grau oder so?" „Welche Farbe ist für Sie so etwas wie das Gegenteil von einem bleiernen, schweren Grau?" „Vielleicht gelb – ja, ein lichtes, helles Gelb, glaube ich." „Dann möchte ich Sie bitten, beide Farben in eine Haltung oder Bewegung zu übersetzen. Ich schlage Ihnen vor, mit dem lichten, hellen Gelb zu beginnen. Lassen Sie uns im Gehen nach dem Ort im Raum Ausschau halten, an dem Sie sich vorstellen können, das lichte, helle Gelb zu verkörpern." Der Klient entschied sich für den Platz in der Raummitte und sagte: „Bitte bleiben Sie in meinem Gegenüber. Ich muss Sie anschauen können und im Blick haben und Ihre Reaktionen mitbekommen können – sonst schäme ich mich zu sehr. Sie wissen ja, mit Bewegung tue ich mich immer schwer ..." Und er begann mit schwingenden Bewegungen der Arme von unten nach oben, die immer ausladender Kreise und Schlangenlinien über dem Kopf zogen, unterstützt von durchlässiger werdenden Knien und einem mitschwingenden Rumpf. Diese Bewegungen zauberten ein Lächeln auf sein Gesicht, das er gemeinsam mit einem Zuzwinkern seiner Augen in meine Richtung schickte. Ich bat ihn, für einen Moment innezuhalten und dann diese Bewegungsabfolge noch einmal bewusst zu wiederholen, um sie sozusagen zu üben und sich einzuprägen, damit er sie später wieder abrufbereit habe.

Dann bat ich ihn, den Ort der bleiernen, grauen Einsamkeit zu bestimmen und dort die dazu passende Haltung einzunehmen. Er setzte sich mit gesenktem Kopf, auf den Boden starrendem Blick, gefalteten Händen und ausgestreckten Beinen angelehnt an eine Säule, für mich überraschenderweise auf der Seite der Dachfenster im Therapieraum, so dass das Licht aus meiner Perspektive über ihn, in seinen Nacken, auf seinen Hinterkopf und teilweise seine Hände fiel. Ich fragte ihn: „Woran erinnert Sie diese Situation gerade?" „An mein Kinderzimmer." „Wie alt sind Sie gerade?" „Ach, ich weiß nicht ... vielleicht so sieben oder acht. Aber ich kenne das schon immer, glaube ich." „Was war mit sieben oder acht Jahren? Was ist da passiert?" „Ach, wir waren gerade umgezogen. Und jetzt erinnere ich mich an die Situation, als ich mit anderen Jungen draußen spielen war. Ich hatte gerade gedacht, ich hätte neue Freunde gefunden – aber dann haben sie mich ausgelacht, weil ich die Spielregeln nicht kannte und so komisch gesprochen habe. Da haben sie mich nachgeäfft. Da wäre ich am liebsten im Mauseloch verschwunden und bin nach Hause gerannt und habe mich in meinem Zimmer verkrochen."

„Und dann? Haben Sie ihr Herz bei jemandem ausschütten können? Bei ihren Eltern vielleicht?"

„Nein, das wollte ich nicht. Die hatten selbst so viele Sorgen."

„Und da war alles in Ihnen grau?"

„Ja, genau, grauer Alltag, nichts an Lebensfreude, Angst vor Morgen, hundselend allein."

„Wie geht es Ihnen jetzt, nachdem Sie mir das erzählt haben?"

„Es tut gut, Ihr Mitgefühl zu spüren, nicht mehr ganz so allein damit zu sein. Und es tut gut, mich selbst ein bisschen besser zu verstehen. Denn wissen Sie, ich hasse mich oft dafür, dass ich es manchmal so schwer habe, mit anderen Menschen einfach so, einfach mal leicht und locker, in Kontakt zu kommen. Ich bin oft so misstrauisch. Und habe so viel Angst davor, mich lächerlich zu machen. Oder noch schlimmer: mich lächerlich gemacht zu haben. Mich im Nachhinein noch damit zu quälen. Ein einsames Geschäft, glauben Sie mir."

Nach einigen Momenten des Nachspürens sagte ich: „Ich habe mir von Fachleuten sagen lassen, dass im Grau alle Farben vereinigt sind. Könnte es sein, dass das in Ihrem Grau auch so ist, dass es eigentlich ein Gemisch aus vielleicht nicht allen, aber vielen Farben ist? So, wie ich Sie jetzt erlebe, scheint mir an dieser Vorstellung etwas Richtiges dran zu sein. Können Sie mit dieser Aussage etwas anfangen?"

Er schmunzelte ein wenig: „Der Gedanke drängt sich mir nicht gerade auf – aber er gefällt mir."

„Welche Farbe fällt Ihnen denn jetzt, in diesem Moment ein? Auch wenn es nur eine Ahnung oder eine vor Ihrem inneren Auge vorbeihuschende Möglichkeit ist …"

„Da fällt mir am ehesten Rot ein. Oder vielleicht auch Blau. Ich weiß nicht …"

„Was meinen Sie, welche Farbe, Rot oder Blau, kann Ihnen am ehesten dabei helfen, aus Ihrer jetzigen Haltung heraus in Bewegung zu kommen hin zum Gelb? Aber vielleicht brauchen Sie das auch gar nicht im Vorfeld zu entscheiden. Probieren Sie es aus."

Er schnellte aus dem Sitzen hoch und schoss wie eine Rakete, mit leicht vorgebeugtem Oberkörper in den freien Raum hinein, hin und her, kreuz und quer, den Raum des lichten Gelbs aussparend. (Dazu habe er sich von dem Rot verführen lassen, sagte er später.) Irgendwann ging er langsam zu Boden und rollte mit seinem ganzen Körper, wie in einer Wellenbewegung, hin und her und ließ sich so langsam in die Mitte des Raums, in sein Gelb, hineinspülen. (Blau stünde für Ruhe, für Tiefe, für Meer, für gutes Alleinsein und Mit-sich-selbst-Sein – diese Vorstellung habe ihm geholfen, diese Bewegung zu finden, sagte er später.) Auf meine Bitte hin, jetzt auch noch eine Verbindung zu seiner Bewegung der gelben Farbe zu finden, kam er über eine seitliche Bewegung in die Hocke und begann, sich mit einem Schwingen der Arme nach oben zu ziehen, sich aufzurichten, und beschrieb

Kreise und Linien diesmal nicht nur mit den Armen und nicht nur nach oben, sondern auch in die Weite und mit dem ganzen Körper in den Raum.

„Nun möchte ich Ihnen noch vorschlagen, Ihren Tanz noch einmal zu tanzen, vom Gelb hin zum Grau und wieder aus dem Grau hinaus, also hin und zurück und vielleicht noch mal hin. Sie können sich an die Farben- und Bewegungsabfolge von eben halten, Sie können aber auch ganz frei mit den einzelnen Phasen experimentieren, ganz wie Sie wollen. Wichtig ist mir dabei, dass Sie Ihrem Erleben Aufmerksamkeit schenken: Was bringt Sie aus dem lichten Gelb ins einsame Grau? Und vor allem: was hilft Ihnen aus dem Grau ins Gelb? Welche Botschaften wohnen Ihrem Tanz und Ihrer Vorstellungskraft inne, die Ihnen im Alltag helfen können, wenn Sie wieder mal in Ihrer Einsamkeit zu versinken drohen?"

Ein für ihn bedeutsamer Unterschied in diesem Tanz lag darin, dass ihm für sein Alltagsleben die Farbvorstellung Blau, die Wellenbewegung, hilfreicher erschien als das Rot, die eher zielgerichtetere, schnellere Bewegung, um aus seinen Gefühlen der Einsamkeit herauszufinden und sich auf den Weg in die Richtung seiner Sehnsucht (gelb), hin zum vertrauensvollen Kontakt mit vertrauenswürdigen Menschen, zu machen.

6.1.4 Der Weg der Leerstellen

Oft ist in den Therapien all das Thema, was „zu viel" ist: zu viel Druck, zu viele Ängste, zu viel Gewalt usw. Oft leiden Menschen aber auch darunter, was ihnen fehlt. Manche können es benennen und reden von fehlender Liebe oder der Sehnsucht nach Geborgenheit. Andere haben mit ihren Wünschen und Sehnsüchten so oft ins Leere gegriffen, dass sie gar keine Worte mehr für das haben, was in ihrem Leben zu kurz kommt oder ganz fehlt. Ich bezeichne dies als Leerstellen.

In der therapeutischen Arbeit ist es wichtig, auf solche Leerstellen zu achten und sie zu thematisieren, wenn sie bei einer Klientin oder einem Klienten sichtbar oder hörbar werden. Denn diese Leerstellen enthalten Potenziale ungelebten Lebens, das zum Leben drängt und gelebt werden kann, wie der folgende Auszug aus einer Therapiestunde zeigt.

Ein Mann, Anfang 60, hatte vor einem halben Jahr seine Frau verloren und kam weder mit seiner tiefen Trauer noch mit seinem Witwerdasein zurecht. Ich begleitete ihn in seiner ihm unendlich erscheinenden Trauer und unterstützte ihn so gut es ging darin, von seiner Frau Abschied zu nehmen und gleichzeitig all das, was ihm von ihr blieb, in sich zu bewahren. Während die Trauerarbeit noch weiterging, begann er danach zu suchen, was seinem Leben einen Sinn geben könnte, was ihn wenigstens so weit interessieren würde, dass er „sich mal wieder aufschwingen" könne. Ich wusste, dass er in seinen Jugendjahren begeisterter Tänzer gewesen war, dass es ihm vor allem der Wiener Walzer angetan hatte. Also schlug ich ihm vor, mal wieder einen Wiener Walzer zu tanzen. Dies wies er weit von sich. Dafür sei er „zu alt“ und das sei für ihn nun wirklich „abgeschlossen“. Der Begriff „abgeschlossen“ war von ihm schon einige Male in anderen Zusammenhängen erwähnt worden, deswegen fiel er mir auf und ich fragte nach, was er denn mit „abgeschlossen“ meine. Er sagte, das wisse er nicht, abgeschlossen sei einfach abgeschlossen. Dabei machten seine Hände sehr entschiedene Bewegungen, während sein Blick leer wurde. Ich fragte ihn, ob er das Experiment wagen würde, einen Raum des „Abgeschlossenen“ zu bestimmen und sich mit dem, was abgeschlossen ist, näher zu beschäftigen. Er stimmte zu und ging daran, mit einigen Seilen den Raum des Abgeschlossenen zu gestalten. Dieser Raum füllte fast den ganzen Therapieraum von der Mitte ausgehend aus, so dass nur an den Rändern ein wenig Platz blieb. In einem dieser Randbereiche stand er, als er fertig war, und blickte in den Mittelraum.

„Wie geht es Ihnen, wenn Sie in den Raum des Abgeschlossenen schauen?“, fragte ich.

„Ich staune, wie groß der geworden ist. Ich wollte den kleiner machen, weil mir das ziemlich unverschämt vorkam, dass ich mir hier so viel Platz nehme. Aber das hätte nicht gestimmt. Der ist so groß.“

Wir unterhielten uns darüber, welche Erfahrungen er damit hatte, „unverschämt“ zu sein und sich „zu viel Platz“ zu nehmen. Er erzählte, dass er damit groß geworden sei, ja nicht „zu viel Platz“ zu beanspruchen. „Wer zu groß wird, bekommt eins aufs Haupt.“ Diesen Spruch hatte er tausendmal gehört und danach gelebt. „Außer beim Tanzen. Da musste man zwar auch aufpassen, dass man niemanden anstieß. Aber da ist mir das nicht schwer gefallen, da gabs nie was aufs Haupt und da hab ich diese Regel ganz vergessen.“ Später seien die Kinder geboren worden und da wäre es „mit dem Tanzen sowieso vorbei“ gewesen und dann hätte die Arbeit ihn so sehr beansprucht und dann …

Schließlich bat ich ihn, in den „Raum des Abgeschlossenen“ zu schauen und zu prüfen, ob er denn diesen Raum betreten wolle.

„Wenn ich da hingucke, wird mir ganz unheimlich zumute. Er zieht mich an und macht mir auch Angst, als ob da etwas ist, was ich nicht kenne.“

„Wollen Sie es kennen lernen?“

„Eigentlich schon.“

„Dann versuchen Sie, sich diesem Raum langsam anzunähern. Vielleicht gehen Sie erst einmal nah an das Seil heran und schauen dann, was passiert.“

Er ging an den Rand des Raumes und sagte: „Die Angst wird größer."

„Wo ist das, was Angst macht?"

„Direkt hinter dem Seil, am Rand."

„Überall?"

Er ging überprüfend das Seil entlang, das den Raum umschloss. „Überall." Der Raum des Abgeschlossenen war von der Angst umschlossen und durch die Angst verschlossen. „Die Angst ist wie ein Burggraben um das Schloss herum", meinte der Klient.

„Gibt es irgendwo eine Brücke?"

„Nein, nur so eine Zugbrücke, aber die ist an der anderen Seite der Burgmauer hochgeklappt. Da ist wohl erst mal Rückzug angesagt."

Er trat einige Zentimeter zurück und sagte dann, dass die Angst aber bliebe.

„Woran merken Sie, dass Sie Angst haben?"

„Mein Herz pocht wie wild."

„Wenn Sie mögen, legen Sie eine Hand auf Ihr Herz."

Er legte beide Hände auf sein Herz und blieb eine Minute stumm. „Ich werde ruhiger." Nach einer weiteren Minute trat er schnell und entschlossen wirkend auf das Umrandungsseil und blieb dort stehen, die Hände weiter auf dem Herzen.

„Ich habe Angst, die Kontrolle zu verlieren. Aber mit den Händen auf dem Herzen geht das."

„Kontrolle worüber?"

„Über mich."

„Was befürchten Sie? Wie würde das aussehen, die Kontrolle zu verlieren?"

„Ich merke das schon. Mir wird schwindelig. Um mich würde sich alles drehen. Und ich drehe mich auch, ich weiß nicht. Das fängt schon an und ich kämpfe dagegen."

„Was ist das für ein Drehen?"

„Das ist wie ein Brummkreisel, den jemand antreibt."

„Was hilft dagegen?"

„Da kann ich nichts dagegen machen. Da kann ich nur versuchen, nicht ganz unterzugehen und die Kontrolle ein bisschen zu behalten."

„Was spüren Sie denn an sich selbst jetzt am besten oder am meisten?"

„Mein Herz. Und die Hand auf dem Herzen."

„Bitte fragen Sie Ihr Herz, was es jetzt möchte."

Er schaute mich verwundert an, hielt inne und sagte erstaunt: „Das will sich auch drehen – aber …"

Ich bat ihn, von seinem Platz aus zu schauen, wo der Raum sei, in dem das Herz sich drehen könne, und wo der Raum des „Abers" sei. Er wusste sofort, wo diese Räume waren: Der Raum des Abers war der Streifen der Angst entlang des Seils, der den großen inneren Raum umschloss, „sozusagen am Abgrund des Burggrabens". Der Raum, in dem sein Herz sich drehen könnte, war der innere Raum des Abgeschlossenen.

Er ging einen halben Schritt in den Raum des „Abers" hinein.

Ich fragte: „Was ist das für ein Aber?"

Er antwortete: „‚Aber mach dich nicht lächerlich', heißt das Aber. Das kenne ich, diese Angst ist mir vertraut."

„Bitte schauen Sie mich an und überprüfen Sie, ob ich über Sie lache oder Sie lächerlich finde."

Er schaute mich lange an, immer noch mit der Hand auf dem Herzen. Dann nickte er schweigend und ging langsam in den Raum hinein. „Wie haben Sie das jetzt gemacht? Wie ist es Ihnen gelungen, den Burggraben zu überwinden?" fragte ich ihn. „Ich habe mir vorgestellt, dass die Zugbrücke runtergelassen worden ist. Dass jemand auf meinen Wunsch reagiert hat", und er begann sich zu drehen. Erst gemächlich mit der Hand auf dem Herzen, dann immer beschwingter, die Arme öffnend, schließlich weit ausbreitend, mit geschlossenen Augen und lächelnd.

Als ich ihn fragte, ob ich eine Musik auflegen dürfe, nickte er, ohne seinen Tanz zu unterbrechen.

Ich legte einen Wiener Walzer auf …

Der Klient hatte das Wort „abgeschlossen" als Code für eine Leerstelle benutzt. Eine Leerstelle ist noch keine Imagination und in der Regel können Klient/innen aus solchen Leerstellen nicht unmittelbar Imaginationen entstehen lassen. Es bedarf eines Umwegs, hier des Verraumens. Dadurch erhielt diese Leerstelle einen Platz und daraus konnte sich die Imagination einer Burg entwickeln, der er sich annähern konnte. Wie immer bei der Arbeit mit dem Verraumen kam es nicht so sehr darauf an, die geschaffenen Räume zu betreten, sondern die Hindernisse und Schwierigkeiten ernst zu nehmen, die einem Betreten entgegenstehen. Hier war es die Angst, zu groß zu sein, die Angst lächerlich gemacht zu werden. Das Bild des getriebenen Kreisels beschrieb die von außen hervorgerufene Drehkraft. Das Bild des Herzens, das sich drehen wollte, setzte dem einen von innen kommenden, selbstbestimmten Drehimpuls entgegen. Dies machte den Weg zu ungelebtem Leben frei und half so, den Tanz wiederzuentdecken und damit Sinnlichkeit, Leidenschaft und Hingabe.

6.1.5 Der Weg der tänzerischen Identifikation: Traumarbeit

Wir haben unseren Imaginationsbegriff in Kapitel 3 so weit definiert, dass mit Imaginationen alle bildhaften Vorstellungen bezeichnet werden, die von Menschen geschaffen werden. Dazu gehören auch Träume. Wir deuten sie nicht, sondern versuchen, die Klientin, den Klienten darin zu unterstützen, den Traum als von ihr bzw. ihm selbst geschaffene Imagination zu betrachten, ihn aktiv weiter zu gestalten und ihm so Bedeutungen zu geben, die Heilungsprozesse unterstützen.
Der Weg, den wir dabei beschreiten, ist die schon mehrmals erwähnte tänzerische Identifikation. Identifikationen sind ein wesentlicher Weg, wie sich Menschen die Welt erschließen. Kinder identifizieren sich mit erwachsenen Vorbildern, sie spielen Vater und Mutter, sie sind Räuber und Gendarm, Prinzessin Lillifee und Benjamin Blümchen. Später identifizieren sie sich mit ihren Idolen aus Musik und Film. Durch die Identifikation eignen sie sich probeweise Eigenschaften des Identifikationsobjektes an. Wer so tut, als wäre sie eine Tigerin, spürt, wie es ist, so kraftvoll zu sein.

Für die Arbeit mit der tänzerischen Identifikation sind drei Aspekte wichtig, die wir den natürlichen Identifikationsvorgängen entnehmen:

- Identifikation beginnt meist mit der Imitation. Kinder bewegen sich so wie der Tiger – oder zumindest so, wie sie meinen, dass sich ein Tiger bewegt. Genaue Wiedergabe ist unwesentlich, wichtig ist das Bemühen, sich durch Imitieren in jemanden hineinzuversetzen. Auch tänzerische Identifikationen beginnen damit, dass wir auffordern, ein Lebewesen oder ein Objekt einer Imagination zu imitieren.
- Identifikation ist spielerisch und ernsthaft zugleich. Wenn ein Kind einen Ritter spielt, weiß es, dass es spielt, und ist gleichzeitig ernsthaft dabei, *ist* in seinem Erleben Ritter. Auch die tänzerische Identifikation ist ein Prozess, in dem Erleben innerhalb der Imagination ernst genommen wird. Und gleichzeitig bietet es experimentelle Spielräume, so zu tun, als ob ..., und auszuprobieren, was dann passiert.
- Identifikation ermöglicht vielfältige Erfahrungen. Zu einer erfolgreichen Identifikation gehört, auszuwählen, welche dieser Erfahrungen zu eigen gemacht werden und welche nicht. Wer sich mit einem Tiger identifiziert, kann sich z. B. dessen Kraft einverleiben und gleichzeitig Vegetarier oder friedfertig und sanft bleiben. Dieser Prozess des Auswählens setzt voraus, dass der innere Ort der Bewertung des Menschen aktiviert wird und die Erlaubnis bekommt, eigen-sinnig entscheiden zu dürfen. Darauf lege ich in der tanztherapeutischen Arbeit

besonderen Wert. Jede solcher Entscheidungen wiederum stützt den inneren Ort der Bewertung und festigt ihn.

Wenn wir mit Träumen arbeiten, setzen wir voraus, dass jeder Traum und jede Traumsequenz ein kreativer Akt des Träumenden ist. „Der Traum ist eine existenzielle Botschaft. Er ist mehr als eine unerledigte Situation, mehr als ein unerfüllter Wunsch, mehr als eine Prophetie. Er ist eine Botschaft von DIR zu DIR, auf welchen seiner Teile du auch immer hörst. Denn der Traum ist wahrscheinlich der spontanste Ausdruck des Menschen, ein Kunstwerk, das wir aus unserem Leben herausmeißeln. Und jeder Teil, jede Situation im Traum, ist eine Schöpfung des Träumers." (Perls 1966/1980, S. 104) Der Traum als passive Imagination der träumenden Person enthält unbewusstes Material, das durch die tänzerische Identifikation zu erschließen ist. Dazu bedarf es einiger Schritte, die ich am Beispiel einer kleinen Traumsequenz erläutern möchte.

- Der erste Schritt: Die Klientin erzählt die Traumsequenz, als würde sie sie in der Gegenwart träumen: „Ich sehe eine alte Frau, die unter einem Baum liegt und schläft."
- Der zweite Schritt besteht darin, diesen Traum in einzelne Elemente und potenzielle Rollen zu zerlegen. Ich fordere, in Anlehnung an die Traumarbeit der Gestalttherapie, nur sehr selten auf, den Traum als Ganzen zu tanzen, sondern rege an, ihn in einzelne Teile zu zerlegen, was schon Freud in seiner Traumdeutung vorgeschlagen hat. Hier könnten das folgende Teile sein: die alte Frau, der Baum, der Schlaf oder vielleicht ein Detail, das auf den ersten Blick ganz nebensächlich erscheinen mag, wie in dem erwähnten Traum der Klientin z. B. das merkwürdig einfallende Licht oder der kleine Flecken Moos, auf dem die eine Hand ruht.
- Als dritten Schritt bitte ich die Klientin, nun nacheinander sich mit jedem dieser Teile zu identifizieren und daraus einen Tanz entstehen zu lassen. Immer beginnt dies mit einer Imitation. Sie imitiert den Baum ihrer Vorstellung, stellt sich wie dieser Traumbaum hin und beginnt sich zu bewegen, zu tanzen. Ihr Erleben: „Als Baum bin ich groß und stark und will die Frau beschützen. Ich spüre meine Wurzeln in der Erde." Daran kann sich ein Gespräch darüber anschließen, wo und wie die Klientin in ihrem Leben Stärke und Wurzeln spürt. Anschließend werden die anderen Rollen getanzt. Fast immer gibt es dabei Überraschungen. Im Tanz des Schlafes kann das Bedürfnis nach Ruhe zu einer Sehnsucht nach Weichheit und Zärtlichkeit werden, in der Identifikation der alten Frau wird deren Müdigkeit gespürt und wahrgenommen, dass unter dem

Schleier der Müdigkeit eine lebenslustige junge Frau darauf wartet, „loszulegen“. Der Tanz des Mooses und der des merkwürdig einfallenden Lichtes werden zu einem einzigen, mit dem sich die Klientin die Sicherheit und den Mut schenkt, loszulegen.

– Im vierten Schritt gilt es nun, herauszuarbeiten und zu entscheiden, was aus den Identifikationserfahrungen wichtig und mitnehmenswert ist. Zumeist ist das Erleben in der tänzerischen Identifikation so deutlich, dass die Gewichtigkeit nicht mehr besprochen werden muss. Manchmal allerdings gilt es, aus der Fülle der Erfahrungen noch das Wichtigste zu benennen, damit es nicht verloren geht. Der Integration dient der Blick darauf, wie die wichtigen Erfahrungen und „Botschaften“ des Traumes in den Alltag mitgenommen werden können. Dazu sind die Erfahrungen des Tanzes hilfreich. Die getanzte Kraft oder die Bewegungen der Weichheit und Zärtlichkeit, der Sicherheit und des Mutes können als Erfahrungen aus der Therapiestunde den Alltag bereichern helfen.

6.1.6 Der Weg der gemalten Bilder

Wenn ich ein gemaltes Bild wie das Szenenbild eines Traumes betrachte, kann ich in der eben beschriebenen Art und Weise den Weg von der Imagination zum Tanz begleiten. Ob ein Bild von einer Klientin oder einem Klienten selbst gemalt ist oder ob es von ihr bzw. ihm ausgewählt wurde, ist zweitrangig. Ein selbstgemaltes Bild – sei es ein Selbst- oder Namensbild, ein Gefühlsbild, ein Kleckerbild, ein Rahmenbild, ein blind gemaltes Selbstportrait oder was immer es sonst noch in der leiborientierten Kunst- und Gestaltungstherapie an Repertoire gibt (s. Baer 1999/2007) – setzt aktiv innere Bilder in gestalteten Ausdruck um. Die Auswahl eines Bildes z. B. aus einem Bilderteppich, bestehend aus Karten mit den unterschiedlichsten Werken verschiedener Künstler/innen, gibt diesem individuelle Bedeutung, stellt eine Verbindung des Bildes zum innerem Erleben her.

„Wenn dieses Bild die Grundlage für eine Choreografie wäre, wie sähe sie getanzt aus?“, ist die Leitfrage dieser tanztherapeutischen Arbeit. Vielleicht schlage ich vor, die Wirkung zu tanzen, die das Bild beim genaueren Betrachten hier und jetzt auslöst: die Trauer, die Neugier, die Scham, die Lebens- und Liebeslust, die Eifersucht oder Sehnsucht … Vielleicht schlage ich vor, das Bild mal auf den Kopf zu stellen und dann zu tanzen, z. B. wenn ich den Eindruck habe, dass ein bisschen Verrückt-Sein der Klientin oder dem Klienten aus seinem festgefahrenen Problem oder Muster helfen könnte. Oder ich äußere die Idee, die Rückseite des Bildes zu betrachten und in Bewegung und Tanz umzusetzen. Das macht z. B. dann Sinn, wenn auf einem selbst gemalten Bild mehrere Farbschichten mit flüssiger Gouache-Farbe übereinander liegen und die bunten Farben zugedeckt sind von einem undurchdringlich scheinenden Schwarz: Dann zeigt sich manchmal auf der Rückseite Überraschendes, Buntes oder Zartes, Verloren-Geglaubtes oder Durchsetzungsfähiges u. Ä., Lohnendes, das sich die Klientin oder der Klient in einem Tanz (wieder) aneignen kann. Dieser Vorschlag macht oft auch Sinn, obwohl feststeht, dass die Rückseite leer ist, weil das Bild ein Posterdruck ist. Klient/innen wissen oft gerade auf dieser Leerstelle (s.o.) ein inneres Bild entstehen zu lassen und der sich daraus entwickelnden Haltung oder dem Tanz eine Bedeutung zu geben. Und selbstverständlich bergen auch solche naheliegenden Anregungen wie die Folgenden die Möglichkeit, gewünschten Veränderungen auf die Spur zu kommen: Tanze die Farben, verlege die Farbflächen als Tanzteppiche in den Raum, nehme die Linien des Bildes als Raumwege, identifiziere dich mit Teilen des Bildes, verkörpere und tanze sie, nicht nur die Personen, sondern auch die Gegenstände oder das Abstrakte, vielleicht sogar das Unauffälligste oder das, was du am liebsten übersehen möchtest …

Ein ähnlicher Weg, ein Bild tänzerisch zu inszenieren, bietet sich, angelehnt an Verfahrensweisen des Psychodramas, in der Gruppenarbeit an. Mit den Frauen einer Gruppe, die sich zusammengefunden hatten, weil sie sich gemeinsam dem Problem der notwendigen Umorientierung durch das Ende der Familienphase oder des nicht freiwilligen Richtungswechsels ihres Lebens durch Trennung oder Scheidung widmen wollten, arbeitete ich tanztherapeutisch mit den Tarot-Karten von Rider Waite.

Ich bevorzuge diese alten Karten, da sie im Unterschied zu den neueren nicht den modernen Sehgewohnheiten angepasst sind, sondern eher altertümlich und damit märchenhaft wirken. Hier geht es mir nicht darum, wie in anderen Interessenszusammenhängen oft üblich, Tarot-Karten archetypisch oder anderweitig zu deuten, sondern sie als Mittel zu nutzen, als Imagination, die den Beteiligten helfen kann, Schritte der Veränderung zu gehen.

In der oben angesprochenen Gruppenarbeit hat jeweils eine Frau an einem Abend die Regie und steht im Mittelpunkt. Sie wirft eine Frage auf, die sie beschäftigt, z. B.: „Wie werde ich selbstbewusster?“ Oder: „Wie nehme ich Abschied?“, „Wie kann ich meine Leere und meine Langeweile füllen?“, „Wie werde ich mit meiner Einsamkeit (oder meinen Rachegedanken oder Schuldgefühlen …) fertig?“

Dann zieht sie mit geschlossenen Augen eine Tarot-Karte oder wählt eine aus, die sie in diesem Moment anspricht, ganz wie sie möchte. Anschließend verteilt sie unter den anderen Frauen Rollen für die einzelnen Elemente, die sich auf der Tarot-Karte befinden. Ich achte darauf, dass nicht nur die Personen oder die ins Auge springenden Gegenstände wie Kelche oder Stäbe als Rollen vergeben werden, sondern auch die Dinge, die oft eher am Rande der Aufmerksamkeit bleiben. Jede teilnehmende Frau, die bereit dazu ist, bekommt die Rolle eines Elementes auf der Karte. Die Regisseurin gibt ihr die Rolle („Du bist diese Person, eine Frau, glaube ich, die uns den Rücken zukehrt", „Du bist der Stab, der hier vorne im Bild zu sehen ist, du der andere, der ..."), gibt ihr einen Ort im Raum und eine Haltung („Stell dich bitte dorthin und blicke in diese Richtung und stehe sehr groß und aufrecht"). Die Regisseurin fügt noch als Hilfestellung , damit die Identifizierung ihrer Schauspielerinnen und Tänzerinnen mit ihrer Rolle in ihrem Sinne gelingen kann, eine Empfindung oder ein Gefühl hinzu („Dein Blick als Stab ist etwas hochmütig", „Ich glaube, die Frau fühlt sich ganz verloren").

Die Regisseurin bleibt außerhalb der Bühne und gibt dann ein Startzeichen, nach dem die Spielerinnen beginnen, in ihren Rollen zu agieren: mit Bewegungsimpulsen, tänzerischen Elementen, Gesten oder auch mit Verharren, je nachdem, wonach ihnen ist, selbstbezogen oder im spielerischen und tänzerischen Kontakt mit anderen. Sie erfüllen lediglich in ihrer Anfangshaltung die Aufgabenstellung der Regisseurin – da allerdings so genau, dass sie ihre Rolle verkörpern – danach können und sollen sie frei agieren, improvisieren.

Fünf Minuten reichen erfahrungsgemäß, damit die Regisseurin genug Wichtiges und Interessantes für ihren therapeutischen Prozess sehen konnte. Deshalb setze ich nach dieser Zeitspanne – manchmal trotz Bedauern der Beteiligten auf der Bühne – konsequent einen Schlussstrich.

Ich frage die Regisseurin nun z. B., was sie gesehen hat, wie das Spiel auf sie gewirkt hat, welche Rolle sie besonders beeindruckt oder irritiert hat usw., und suche mit ihr danach, welche Hinweise das Spiel für die Beantwortung der von ihr eingangs gestellten Frage geben kann. Fast immer erkennen die Regisseurinnen, oft nach Phasen der Verwirrung, bei der sie mein Vertrauen in die Weisheit und Sinnhaftigkeit ihres Prozesses brauchen, wertvolle Verbindungen und Hinweise. Die Spielerinnen werden auch gefragt und teilen der Regisseurin mit, was sie in ihrer Rolle, die oft sehr eigene Themen berührt bzw. aufgewühlt hat, erlebt haben. Diese wählt aus, welche Rückmeldungen und Mitteilungen des Erlebens sie als Anregung und Hinweis mit- bzw. in sich hineinnehmen mag. Es ist ihr gutes Recht, anderes zu verwerfen und wieder anderes zur weiteren und späteren Überprüfung „auf Halde" zu legen.

Nun beginnt eine zweite Spielrunde mit meiner Frage an die Regisseurin: „Welche Rolle in dem Spiel möchten *Sie* einnehmen oder dieser Spielschar hinzufügen?" Manche Frauen nehmen eine Rolle ein, die sie besonders beeindruckt oder irritiert hat und ersetzen so eine Mitspielerin. Andere fügen eine neue Rolle hinzu, die ihnen gefehlt hat und die ihnen beim Betrachten eingefallen ist. Wenn die Regisseurin ihre Spielrolle eingenommen hat (wieder mit Platz und Haltung), überprüft sie, ob sie nun alleine spielt bzw. tanzt oder mit dem gleichen Ensemble, ob sie alle Spielerinnen der ersten Runde zu sich auf die Bühne bittet oder nur einige, ob sie ihnen die gleichen Orte, Ausgangshaltungen und Qualitäten gibt oder diese verändert. Dann beginnt das szenische und tänzerische Spiel, wieder fünf Minuten.

Im anschließenden Austausch steht das Erleben der Regisseurin im Vordergrund. Wieder gibt es Rückmeldungen von allen, unabhängig davon, ob sie mitgespielt haben oder nicht. Immer habe ich beobachten dürfen, dass die Frau, die als Regisseurin tätig war, viel Bereicherndes, was sogar oft über die Beantwortung ihrer Ausgangsfrage hinausging, mitnehmen konnte und auch die anderen beteiligten Frauen für sich wertvolle Erfahrungen machten.

Die Tarot-Karte wurde durch die Inszenierung „einverleibt", aus der vorgegebenen Imagination wurde eine eigene. Durch die aktive Beteiligung als Protagonistin eröffneten sich nicht nur für die Regisseurin, sondern für alle Beteiligten, Möglichkeiten, die Imagination zu nutzen, sie in Szene zu setzen und in Bewegung zu bringen und so Wege zu erproben, das eigene Leben zu verändern.

6.1.7 Der Weg des Märchens

Märchen sind Imaginationen, die erzählt werden. Über Generationen hinweg sind Märchen weitergegeben worden. Viele gerieten im Laufe der Jahrhunderte in Vergessenheit, nur solche Geschichten überlebten, die Bedeutung für die Erzählenden wie die Zuhörenden hatten und ihr Interesse fanden. Heute wird nur noch selten erzählt, die modernen Medien des Weitergebens sind Filme und Fernsehserien, Bücher und Hörkassetten. Die klassischen Volksmärchen sind den meisten Klient/innen bekannt, den jüngeren v.a. aus Disney- und Fernsehverfilmungen. Daneben gibt es eine Fülle moderner Märchen, die meist nicht als Märchen bezeichnet werden. Filme wie „Rocky", „Pretty Woman" oder „Titanic" orientieren sich an Märchenstrukturen; der „Krieg der Sterne" und die Epen um den „Herrn der Ringe" führen in märchenhafte Welten; Comicfiguren von Dagobert Duck bis zum Marsipulami spielen ebenso in märchenhaften Geschichten wie Harry Potter und Pippi Langstrumpf.

Alle Klient/innen besitzen einen Fundus an solchen Imaginationen. Wenn sie selbst aktiv imaginieren, bedienen sie sich manchmal aus diesem Repertoire. Oft können Figuren dieser Märchenwelten, der klassischen wie der modernen, nützliche innere Unterstützer auf dem Weg der heilsamen Veränderung werden. Zweitrangig ist dabei die originale Beschreibung der Charaktere, bedeutungsvoll dagegen sind die Qualitäten, die die Klient/innen den Figuren, an die sie manchmal nur eine vage Erinnerung haben, zuschreiben. Ich versuche, diesen Reichtum an Imaginationen, über den die Klientinnen und Klienten verfügen, zu nutzen. Einige Hinweise:

– Ein Klient klagt darüber, dass es ihm „überall eng" ist. Ich frage danach, wo er die Enge im Körper besonders spürt. Er antwortet: „Im Brustbereich, als würden sich Ringe um die Brust legen und sie einschnüren."
  Ich erinnere mich an das Märchen vom eisernen Heinrich, das zumeist als das vom Froschkönig bekannt ist, und erzähle ihm davon: „... und als der Prinz mit seiner Frau in seiner Kutsche nach Hause fuhr, hörte er vom Kutschbock dreimal einen lauten Knall. Er fragte seinen Kutscher Heinrich, was das für ein Geräusch wäre. Heinrich antwortete jedes Mal: ‚Das ist nichts, es ist nur der eiserne Ring, der sich aus Trauer um dich um mein Herz gelegt hatte und der jetzt zerspringt.'" Als der Klient sich an dieses Märchen erinnert, beginnt er zu weinen und erzählt von seinen Sorgen und vor allem seiner Trauer um seine Kinder, die er nach der Scheidung nur noch selten sieht und die sich ihm immer mehr entfremden. Dabei spürt er immer mehr sein Herz („das ist, als ob es wächst und immer dicker wird"), so dass ich ihn einlade, einen Tanz des sich öffnenden Herzens zu wagen: „Sie haben ihr Herz, ihr trauriges Herz geöffnet und das tut Ihnen gut. Ich schlage Ihnen vor, sich einen Platz hier im Raum zu suchen und zu probieren, Bewegungen, die aus ihrem Herzen kommen, zu tanzen. Vielleicht löst das die Enge, vielleicht auch nicht – es mag einen Versuch wert sein." Zu einer Musik von Arvo Pärt: „Alina" entsteht ein Tanz, in dem sich sein Herz und sein Körpererleben weitet, nicht mit einem lauten Knall wie beim eisernen Heinrich, sondern mit sanften, gleitenden Bewegungen.
  Die bewegte Imagination hilft, das in dem Enge-Erleben versteckte Gefühl zu spüren und einen Weg zu finden, dieses Gefühl auszudrücken und das erstarrte Eingeschnürtsein zu lösen.

– Eine 17jährige junge Frau mit Essstörungen war verzweifelt darüber, dass sie in der Gruppe, in der sie eine Berufsausbildung machte, nie ihre Meinung sagen konnte. Immer, wenn es darauf ankam, Position zu beziehen, verstummte sie und schämte sich ihres Verstummens und ärgerte sich über sich selbst. Ich fragte sie, welche Figur aus einem Film oder einer Fernsehserie oder einem Roman sie denn als Vorbild nehmen könne, welche Figur denn so ihre Meinung äußere, wie sie sich wünschte, es zu können.

Sie dachte kurz nach und sagte: „Sophia Loren." Ich war erstaunt, hatte ich doch eher eine aktuell bekannte Schauspielerin erwartet, und fragte nach: „In welchem Film?"

„Das weiß ich nicht mehr, wie der Film heißt. Der ist schon alt. Ich hab ihn als Wiederholung zweimal im Fernsehen gesehen. Da spielt die Loren eine junge Frau in Süditalien, in Neapel glaub ich. Die plappert alle in Grund und Boden, auch einen Amerikaner, der sich in sie verliebt. Wie die loslegt, ist absolut klasse."

Ich bat sie, mal für einen Moment wenigstens Sophia Loren zu sein. „Vielleicht suchen Sie sich eine Szene aus dem Film aus, ein Bild von Sophia Loren, irgend etwas, was Sie besonders beeindruckt hat."

Sie wusste sofort die Szene, die sie besonders beeindruckt hatte: „Da steht sie an einem Fenster und ruft quer über die ganze Straße jemandem etwas zu und es ist ihr egal, was die anderen denken und was sie hören."

„Wie steht Sophia Loren an dem Fenster? Bitte versuchen Sie es mir zu zeigen."

Die Klientin stellte sich aufrecht hin, streckte die Arme nach unten auf eine Stuhllehne und warf den Kopf leicht nach oben. „So ungefähr."

„Und wie ist das, so zu stehen?"

„Gut, es tut mir gut, etwas in den Händen zu haben. Da kann ich mich besser groß machen."

Diese Haltung war der Schlüssel für die weitere Arbeit an Veränderungen. Für die Klientin begann der Weg aus dem Verstummen nicht über das Sprechen, sondern über das Aufrichten und dies darüber, etwas in die Hand zu nehmen. Die Imagination von Sophia Lorens Filmrolle half ihr dabei.

– Ein selbständiger, beruflich erfolgreicher und familiär gut eingebundener Zahntechniker, Mitte 40, kam in die Therapie, weil er von wiederkehrenden Ängsten gepeinigt wurde. Wir waren den Quellen dieser Ängste auf die Spur gekommen und er hatte Mittel und Wege finden können, so mit ihnen zu leben, dass sie seltener und weitaus schwächer geworden waren. Doch in Situationen, in denen er beruflich oder privat in Zeitdruck geriet, blieb er für diffuse Ängste anfällig. „Ich merke den Druck immer zu spät", sagte er. „Eigentlich müsste ich in

solchen Situationen eine Pause machen, eine ganz kleine Pause zum Durchatmen würde schon reichen, aber ich denke nicht daran. Immer wenn ich es brauchen könnte, ist dieser Gedanke an Pause wie weggeblasen."
Er hatte mir einmal in einer der vorherigen Therapiestunden eher beiläufig erzählt, dass er ein Hägar-Fan wäre. Früher hätte er alle erreichbaren Hägar-Comics gesammelt und verschlungen, jetzt würde er Hägar eher heimlich lesen, er als gestandener Mann ... Mich daran erinnernd fragte ich ihn, was denn Hägar in solchen Zeitdruck-Situationen machen würde. Die Antwort war klar: „Entweder geht der mit seinem Kumpel einen trinken, bis ihn seine Frau aus der Schänke zerrt, oder er legt sich hin und schließt die Augen, mit einer Blume im Mund, und pennt oder döst."
„Wonach wär' Ihnen jetzt?"
„Hinlegen."
„Dann tun Sie das. Machen Sie den Hägar."
Er tat es. Oder richtiger: Er tat es nach einigen Hilfestellungen, durch die Scham hindurchzugehen, sich als „gestandener Mann" einfach so hinzulegen und eine Pause zu gönnen ...
Und er kaufte sich später eine Hägar-Figur aus Plastik, die er in der Hosentasche mit sich trug und mit der er unauffällig spielen konnte. Sie erinnerte ihn oft daran, eine Pause zu machen.

6.1.8 Der Weg des Gefühlssterns

Wenn Klient/innen sich als „Analphabeten in Gefühlsdingen" empfinden oder aber quälend von Gefühlen überflutet werden, dann kann es hilfreich sein, kontinuierlich über einen längeren Zeitraum mit ihnen an einem Gefühlsstern und damit an ihrer Gefühlswelt zu arbeiten. Die Gefühlsstern-Arbeit (s. Baer 1999/2007) erweitert einerseits die Emotionalität und sortiert und klärt gleichzeitig und andererseits, wenn sie sich im Diffusen zu verlieren droht.

Zwei Möglichkeiten, mittels des Gefühlssterns von Imaginationen in den Tanz zu kommen, möchte ich vorstellen.

Die erste Möglichkeit besteht darin, eine Klientin oder einen Klienten zu bitten, einen eigenen Gefühlsstern zu malen: „Bilde mindestens zehn Paare von Gefühlen. Nimm dazu ein Gefühl und suche zu dem Gefühl *dein* Gegenteil. Es gibt keine allgemein gültigen Polaritäten, sondern es gibt nur deine *eigenen* Gefühlspaare. Für die eine Person ist das Gegenteil von Verzweiflung Geborgenheit, für die zweite Freiheit, für eine dritte Zorn, für eine vierte Liebe. Es gibt dabei kein Richtig oder Falsch, es gibt nur deine ganz persönlichen, ganz eigenen, ganz individuellen Gegenteile, deine ganz eigenen Gefühlspaare." (Baer 1999, S. 69 f.) Dann bitte ich die Klientin oder den Klienten, „ein Blatt Papier zu nehmen, mindestens DIN-A2, besser noch DIN-A1 oder DIN-A0, einen großen Kreis hineinzumalen und diesen Kreis in verschiedene Felder wie Tortenstücke zu unterteilen. Man kann die Unterteilung in 8, 10, 12 oder 16 Felder vornehmen. Schreibe an den Rand eines jeden Feldes den Namen eines Gefühles, so dass die gegenüber liegenden Felder ein Gefühlspaar bilden. Je nach Geschmack kann die Anordnung kreisförmig bleiben oder sternförmig ausgestaltet werden. Und nun bitte ich: ‚Bemale nun jedes Feld mit einer Farbe oder Farbmischung, die möglichst nuancengenau dein Gefühl ausdrückt. Sei dabei wählerisch und genau. Wenn du ein Gefühl z. B. mit Blau ausdrücken willst, probiere und mische genau, welcher Farbton, welche Blaunuance dieses Gefühl für dich ausdrückt. Halte dich dabei nicht an irgendwelche gesellschaftlichen Vorgaben oder Normen. Es geht um deinen ganz persönlichen Farbausdruck, es geht um dein ganz persönliches Gefühl … Versuche, dieses Gefühl mit *einer* Farbe auszudrücken. Wenn dies nicht geht, wähle Farbkombinationen.'" (a. a. O., S. 70)

Ist so ein Gefühlsstern erstellt, bitte ich darauf zu schauen und hinzuspüren, welches Gefühl die Klientin oder den Klienten besonders bewegt. Oder ich frage, welches Gefühl im Leben gerade oder seit langem zu kurz kommt oder welches Gefühl die größte Neugier hervorruft. Dann bitte ich, dieses Gefühl zu tanzen, wenigstens aber diesem Gefühl eine Haltung und eine Bewegung zu geben. Im Tanz wird das Gefühl fast immer noch intensiver und konkret fühlbarer, als dies beim Malen der Fall war. Hier nutze ich die gleiche Verbindung von Farb-Imagination und Tanz, wie ich sie oben schon beschrieben habe. Im Tanz entstehen fast immer weitere Imaginationen: Menschen treten auf, Szenen werden lebendig oder neu geschaffen, aus Farben werden innere Bilder, die Foto- oder Filmcharakter haben. In bewegten Imaginationen werden die Klient/innen zu aktiven Mitspieler/innen dieser Szenen und Filme, bestimmen die Handlung, verändern ihre Haltung, lassen Eingefrorenes schmelzen und Erstarrtes lebendig werden.

Natürlich kann man die Klientin oder den Klienten dazu anregen, auf diese Art und Weise den ganzen Gefühlsstern „durchzutanzen" und sich darüber mehr oder weniger unbekannte Gefühlswelten zu erschließen oder aber das vertraute Gefühlschaos zu differenzieren und sich so neu anzueignen. In meiner therapeutischen Praxis nutze ich allerdings die Struktur des Gefühlssterns häufiger zur tanztherapeutischen Weiterarbeit, wenn eine Klientin oder ein Klient bei dem Tanz eines

Gefühls stecken bleibt und nicht weiß, wie er oder sie z. B. aus der Trauer herauskommen, den Zorn integrieren oder seine bzw. ihre Sehnsucht in konkrete Wünsche und Handlungen umsetzen kann. Dann gibt es verschiedene Möglichkeiten der sinnvollen Nutzung des gemalten Gefühlssterns. Zum Beispiel frage ich: „Welches Gefühl liegt diesem Gefühl auf deinem Bild gegenüber?" Das Gegenteilgefühl kann ebenfalls verkörpert und getanzt werden, ein Tanz des Übergangs von dem einen zu dem anderen Gefühl und zurück eröffnet weitere Perspektiven und Möglichkeiten.

Oder ich frage: „Welche beiden Gefühle sind Nachbarn des Gefühls, bei dem Sie nicht weiter wissen?" Auch hier können tänzerisch Verbindungen hergestellt und oft Unterstützung mobilisiert werden. Eine dritte Möglichkeit: „Betrachten Sie den Gefühlsstern als Kompass. Das Gefühl, um das es gerade geht, weist auf Sie, also nach Süden. Das Gefühl des Gegenteils nach Norden. Welche Gefühle zeigen nach Osten und nach Westen?" Hier arbeite ich oft mit dem Verraumen, indem ich bitte, diesen Kompass in den Raum zu verlegen und zu tanzen. Dadurch, dass der Gefühlsstern einlädt, ein Gefühl nicht nur isoliert, sondern in seiner Gefühlslandschaft zu betrachten, eröffnet er zahlreiche Chancen, aus festgefahrenem Fühlen, Denken und Verhalten herauszufinden. Gleichzeitig erweitert sich die emotionale Welt bzw. das Verständnis für ihre Eigenheiten und sortiert sich. Wichtig ist die therapeutische Grundhaltung, dass jede Farbe eine Imagination der Klientin bzw. des Klienten ist, deren Bedeutung – mit der diesbezüglich konsequenten Unterstützung und Begleitung von uns Therapeut/innen – nur von ihr bzw. ihm erschlossen, ausgedrückt und verändert werden kann.

Eine andere Möglichkeit der Arbeit mit dem Gefühlsstern in Verbindung mit bewegten Imaginationen besteht darin, dass ein Gefühlsstern nach und nach als roter Faden im therapeutischen Prozess entsteht. Wenn z. B. das Gefühl der Angst in einer therapeutischen Situation von einer Klientin mitgebracht wird und sie dieses Gefühl mit der Farbe Dunkelrot imaginiert, dann kann ich vor oder nach deren tänzerischem Ausdruck nach der Farbe des Gegenteils fragen („Sehnsucht – und die ist hellrot") und ebenfalls wie beschrieben damit tänzerisch arbeiten. Am Ende der Einheit bitte ich, diese beiden Farben in einen Gefühlsstern einzutragen. Ähnlich verfahre ich, wenn weitere Gefühle im therapeutischen Prozess auftauchen, so dass nach und nach ein Gefühlsstern aus den jeweiligen Imaginationen therapierelevanter Gefühle entsteht. Dieser kann dann als ganzer betrachtet und tanztherapeutisch weiter bearbeitet werden, wie ich bei der ersten Möglichkeit beschrieben habe.

6.2 Vom Tanz in die Imagination

Imaginationen können auf verschiedenen Wegen in die Bewegung führen und tanztherapeutisch genutzt werden. Dies wurde oben aufgezeigt. Aber auch in die entgegengesetzte Richtung, von tänzerischen Bewegungen hin zu Imaginationen und erwünschten Veränderungsprozessen, führen verschiedene Wege. Diese Wege orientieren sich an Modellen Kreativer Leibtherapie, die sich in der leiborientierten Tanztherapie ebenso wie in der leiborientierten Kunst- und Gestaltungstherapie und Musiktherapie, in der Trauma- und Gerontotherapie, in der Kinder- und Jugendlichentherapie usw. bewährt haben. Die folgenden Beispiele dienen als Anregungen für die tanztherapeutische Arbeit.

6.2.1 Der Weg über die Konstitutiven Leibbewegungen

Eine Klientin bittet mich telefonisch um Hilfe. Sie lebe seit der letzten Therapiestunde wie unter einer Dunstwolke; sie fühle sich in einer depressiven, antriebslosen Krise. Gleichzeitig sei sie innerlich furchtbar unruhig. Sie habe alles versucht, was sie kennen würde, um ruhiger zu werden: Sie würde versuchen zu meditieren, sie würde sich selbst gut zureden, aber die Gedanken kreisten wie verrückt in ihrem Kopf und gleichzeitig käme sie nicht ins Handeln. Alles, was sie sich vorgenommen habe, um Kontakte zu knüpfen etc., würde an ihrer Apathie scheitern. Ich möge ihr helfen, zur Ruhe zu finden. Sie wünsche sich eine Idee, wie sie übers Wochenende und bis zur nächsten Therapiestunde über die Runden kommen könne. Die Klientin ist bildende Künstlerin und angehende Gestaltungstherapeutin.

Zunächst sage ich ihr, dass ich vermute, dass ihre Unruhe Raum und Beachtung braucht. Meine Beobachtung ist, dass viele Menschen, und wahrscheinlich auch sie, zur inneren Ruhe erst finden können, wenn sie ihre innere Unruhe ausagieren und ausdrücken und schauen, was dann geschieht.

Ruhig und unruhig sind Bezeichnungen für Zustände, die das Befinden, die Verfasstheit eines Menschen ausdrücken. Wir bezeichnen dies als „konstitutiv" und reden deshalb von „Konstitutiven Leibbewegungen", also Bewegungen des Erlebens. (Baer/Frick-Baer 2001) Dazu zählen neben „ruhig" und „unruhig" „gespannt" und „gelöst", „lebendig" und „unlebendig", „eng" und „weit", „diffus" und „prägnant", „leicht" und „schwer" und andere mehr. Die Aufzählung in Form von Gegensatzpaaren ist wichtig, weil meist die Klient/innen in dem einen Teil des Paares gefangen sind und sich nach der anderen Polarität sehnen. Diese Klientin fühlte sich unlebendig und sehnte sich nach Lebendigkeit und sie erlebte sich als sehr unruhig und wollte zur Ruhe kommen.

Wir haben die Bezeichnung „Konstitutive Leibbewegungen", die die Gleichzeitig- und Gleichrangigkeit von Zustand und Bewegung betont, gewählt, weil diese Qualitäten des Befindens bei einem Menschen nie gleich bleiben, sondern sich zumindest über längere Zeiträume verändern. Doch im konkreten Erleben der Klient/innen, die mit ihrem Leiden in die Therapie kommen, fühlt sich die jeweilige Konstitutive Leibbewegung nicht als Bewegung, sondern als erstarrter Zustand an, aus dem sie nicht herauskommen können. Das naheliegende therapeutische Ziel besteht zuerst einmal darin, Möglichkeiten anzubieten, in Bewegung zu kommen.

Ich schlage dieser Klientin deshalb vor, da sie keine Trommel und keine Schlägel in ihrem Zuhause hat, ersatzweise zum Beispiel Kochlöffel oder Gabeln oder Bleistifte zu nehmen, und mit ihnen ihre Unruhe auf den Tisch zu trommeln. Oder so, wie wir es als Kinder gemacht haben, zwei Topfdeckel in die Hand zu nehmen und diese im Herzschlag ihrer Unruhe zu schlagen. Sie erwidert, dass ihr das als gute Idee erscheint, sie aber nicht so laut sein könne, da im Nebenzimmer ihr Sohn mit seinen Freunden Gesellschaftsspiele macht und sie nicht laut sein möchte. Daraufhin schlage ich ihr vor, Papier an die Wand, auf den Tisch, auf den Boden zu legen oder zu kleben, zwei Stifte oder Kreiden in die Hand zu nehmen, ihre Unruhe zu tanzen und immer mal wieder aus der Bewegung heraus zu malen, zu kritzeln, die Stifte aufs Papier zu drücken, mit den Stiften aufs Papier zu trommeln, was immer ihr beim Tanzen ihrer inneren Unruhe in den Sinn bzw. in die Bewegung kommt.

In die nächste Therapiestunde kommt sie sehr lebendig und dankbar. Sie erzählt, dass sie ihr ganzes Zimmer mit Papier beklebt hat und den Boden, soweit frei, fast vollständig mit Papier belegt hat, getanzt und gemalt, gemalt und getanzt, und sich von anfangs zögerlicher Art in eine große Kraft hineingesteigert hat, bis sie zum Ende hin ganz erschöpft, aber eben auch wunderbar erleichtert war. Als sie dann ihr Gemaltes, tanzend Ermaltes anschaute, „sortierten" sich auch ihre Gedanken und Themen. Sie sah, dass sich unter der Dunstglocke Gefühle und Themen versteckten wie Schuld, Scham, Wut, Trauer, Angst vor der Zukunft … Aus dem Tanz entstanden Imaginationen, ihre inneren Bilder fanden einen Ausdruck und damit klärte und er-klärte sich ihr Erleben.

In diesem Beispiel konnte ich als Therapeutin dabei helfen, einen Weg für die Imaginationen der Klientin zu bahnen. Die innere Unruhe bedurfte der Bewegung und die dann in der Bewegung bzw. aus der Bewegung heraus entstehenden Bilder waren Ausdruck innerer Bilder der unterschiedlichen, vorher unbewussten und ungelebten Gefühle.

Bei der Konstitutiven Leibbewegung „unruhig“ bietet sich die Aufforderung, dieses Befinden in Bewegung umzusetzen, an. Aber auch andere dieser Leibbewegungen, die erst einmal bewegungslos erscheinen, können einen Impuls, sich in Bewegungen auszudrücken, „gebrauchen“. Wenn ein Klient sehr „angespannt“ ist und dafür entsprechende Bewegungen findet, wird er nicht hüpfend und springend den Raum ausfüllen, sondern wahrscheinlich eher mit intensiven und spannungsvollen Bewegungen, wenn nicht sogar lediglich mit einer angespannten Haltung beginnen. Wenn ich dann nach Bildern frage, die in der Haltung oder während der Bewegung entstanden sind, kommen Antworten wie: „Das war, als müsste ich mich eigentlich bewegen, aber da sind nach allen Seiten hin Gummibänder, die mich festhalten.“ Die Frage, wer diese Gummibänder festhält, lässt ihn vielleicht Personen vor seinem inneren Auge sehen, die aktuell oder in seiner Lebensgeschichte eine „anspannende“ Rolle spielen oder spielten. Oder ich arbeite tanztherapeutisch weiter mit der Aufforderung, diese Bänder zu verkörpern und so einen Weg zu finden, wenigstens einzelne Gummibänder zu lösen oder durchzutrennen usw.

Wenn eine Klientin sich als „verwirrt“ und „ganz durcheinander“ beschreibt, bitte ich sie, ihre „Verwirrung, ganz durcheinander“ zu tanzen und dabei auf die inneren Bilder zu achten, die in ihr entstehen. Ich begleite sie dann dabei, mit diesen Bildern weiterzuarbeiten, mit meiner inneren Leitvorstellung und Orientierung hin zum gegenteiligen Pol dieser Konstitutiven Leibbewegung, nämlich „prägnant“, wobei die genaue Formulierung der Klientin vielleicht „sortiert“, „klar“ „ kontrolliert“ oder „glücklich“ sein mag.

Die Imaginationen, die aus dem Tanz Konstitutiver Leibbewegungen entstehen, wirken oft sehr einladend, weiteren Erlebensspuren und biografischen Zusammenhängen zu folgen. Gerade wenn die Polaritätspaare gegenübergestellt und getanzt werden, verwandeln sich die Räume der Konstitutiven Leibbewegungen in eindrucksvolle Landschaften, Gegenstände oder Personen. Aus dem Engen wird das Gefängnis oder das geborgene Nest, aus der Weite eine Wüste, die Leere oder die ersehnte Freiheit als Lichtblick am Horizont, die Anspannung bzw. der angespannte Mensch verwandelt sich in ein Drahtseil, einen Zinnsoldaten oder in den Bogen, der einen Pfeil abschießt, bei Entspannung in eine Hängematte, ein Weichei oder eine Tänzerin.

6.2.2 Der Weg über die Richtungs-Leibbewegungen

Martina Peter-Bolaender hat in Kapitel 4 die Achsen beschrieben, mit denen Bewegungen eines Menschen gekennzeichnet werden können, wenn man den Körper als ein Koordinatenkreuz betrachtet, dessen Kreuzungspunkt sich in der Körpermitte befindet. Man erhält damit die Bewegungsrichtungen hinauf und hinab, vor und zurück sowie rechts und links. Ergänzt durch die Bewegungsrichtung hinein und hinaus haben wir damit acht Richtungsbewegungen. Diese haben die Qualität, Richtungen tänzerischer und alltäglicher Bewegungen zu beschreiben, sie sind darüber hinaus auch Bewegungen des Erlebens. Nach vorn kann ein Mensch motorisch einen Arm ausstrecken oder einen Schritt gehen. Er kann sich gleichzeitig zu „etwas, das vor ihm liegt," hingezogen fühlen oder davor Angst haben oder es „erreichen" wollen. Die Sprache ist voller Mehrdeutigkeiten und beschreibt Richtungen immer einerseits motorisch bzw. geometrisch und andererseits als Richtungen des Erlebens. „Hinten" ist der Raum, in den man sich bewegt, wenn man zurückgeht. „Hinten" ist aber auch der Raum, der „hinter einem liegt" mit dem, „was man zurücklässt", und der Raum, in dem „einem jemand in den Rücken fällt" oder in dem man „Rückendeckung" erhält. Wegen dieser Doppelbedeutung reden wir von „Richtungs-Leibbewegungen" (a. a. O., S. 151). Werden Klient/innen darauf aufmerksam, dass sie unbewusst oder halbbewusst bestimmte Richtungs-Leibbewegungen häufig wiederholen, ist dies oft eine Quelle fruchtbarer Imaginationen.

Mir fiel auf, dass eine Klientin, während sie tanzte, wiederholt über die linke Schulter blickte. Nach dem Ende des Tanzes sagte ich ihr dies. Sie war überrascht: „Das habe ich gar nicht gemerkt." Es handelte sich um eine Schattenbewegung, eine Bewegung, die für die Klientin unbewusst war, im Schatten ihrer Aufmerksamkeit (Laban 1982, Baer/Frick-Baer 2001). Die Klientin war neugierig. Ich schlug ihr deshalb vor, in einem nächsten Tanz besonders diesem Blick über die Schulter Aufmerksamkeit zu schenken, die Schattenbewegung bewusst in den Tanz einzubauen und sie vielleicht einmal schnell und einmal langsam, wie in Zeitraffer und Zeitlupe, zu tanzen, sie mal zu verstärken und mal so klein werden zu lassen, dass sie sie fast nur noch innerlich spürt, oder auf andere Art damit zu experimentieren.

„Vielleicht entstehen dabei Bilder oder Gefühle oder sonstige Aspekte. Nimm wahr, was passiert."

Die Klientin tanzte und experimentierte mit dem Blick über die Schulter. Dabei wirkte sie erst ängstlich, dann immer selbstbewusster und stolzer. Nach dem Tanz sagte sie: „Ich habe hinter der linken Schulter zwei kläffende Hunde gesehen. Ich weiß noch, welche Angst ich als Kind vor den beiden Hunden der Nachbarn hatte. Zuerst habe ich auch eben wieder die Angst vor ihnen gespürt, die Angst, dass sie mich verfolgen und beißen, aber dann wurde mir deutlich, dass diese Zeiten vorbei sind. Die können mich nicht mehr erschrecken. Die kläffen ja nur, aber beißen nicht, ich weiß Bescheid. Und am Schluss habe ich mich nach hinten gedreht und die Hunde angetanzt und denen gezeigt, dass ich die Stärkere bin. Das ging tatsächlich. Dann sind sie verschwunden." Und sie strahlte über das ganze Gesicht.

Im nächsten Beispiel befindet sich der Klient in einer Situation, in der er vor der Entscheidung steht, beruflich einen Schritt nach vorne zu machen oder nicht. Er braucht dazu Mut und Unterstützung – aber er zögert. Er versucht, in seinem Tanz den Schritt nach vorne zu tanzen bzw. tänzerisch dem zu begegnen, was ihn zurückhält. In der Betrachtung des Tanzes fällt mir auf, dass seine Bewegungsrichtung weder nach vorne noch vor und zurück ist, sondern dass er im Laufe des Tanzes immer gebückter wird. Die Bewegungsrichtung geht eher nach unten, sein Rücken beugt sich und auch ich werde im Zuschauen bedrückt und spüre Niedergeschlagenheit.

Als der Tanz endet, ist der Klient verwirrt. „Das war ganz anders, als ich erwartet habe." Er kann das, was er während des Tanzens erlebt hat, nicht in Worte fassen und bittet mich um eine Rückmeldung, was ich gesehen bzw. wie er auf mich gewirkt habe. Ich spiegele ihm, was ich gesehen habe, und teile ihm meine Resonanz mit. Seine Antwort: „Ja, so geht mir das immer. Immer, wenn es in meinem Leben einen Schritt nach vorne gehen kann, dann werde ich ganz niedergeschlagen und bedrückt. Das ist genau richtig, das kenne ich und das hasse ich. Das will ich loswerden."

„Ich schlage Ihnen vor, noch einmal in diese bedrückte Haltung oder in die Bewegungen des Bedrücktseins zu gehen und besonders wahrzunehmen, was Sie bedrückt. Trauen Sie Ihren Einfällen."

Der Klient beugt sich nach vorn, wiederholt einige Bewegungen, die er vorhin getanzt hatte. Dabei entsteht in ihm das Bild eines großen, schweren Rucksackes, der auf seinen Schultern lastet und der voll ist mit allem möglichen Geröll, das er mit sich herumschleppt. „Das Geröll ist zu nichts nutze, aber ich weiß auch nicht, wie ich es loswerden kann. Der Rucksack ist so schwer, dass ich ihn gar nicht absetzen kann."

Ich bitte ihn, aus einem großen Stück Stoff einen Rucksack zu improvisieren und den mit dem „Geröll" zu füllen. Er nimmt ein großes Stück Stoff, bindet es mit einem Faden so zusammen, dass nur eine kleine Öffnung bleibt, knüllt verschiedene Zeitungspapierbögen zusammen und füllt den „Rucksack“ mit diesen „Geröllsteinen“. „So, das ist er.“ Ich bitte ihn, nun in den Rucksack zu greifen und, wenn der Rucksack schon nicht ganz zu entleeren ist, wenigstens nach und nach einzelne Steine herauszunehmen und sich diese Symbole genauer anzuschauen und mit mir gemeinsam Wege zu suchen, wie sie aus seiner Last entfernt werden können. Er greift in seinen Rucksack und nun beginnt ein spannender Prozess. Den ersten Zeitungsknäuel, den er herausnimmt und auf meinen Vorschlag hin entfaltet, entpuppt sich als eine Zeitungsseite voller Traueranzeigen und ihm fällt sofort die Trauer um den verstorbenen Vater ein. Das nächste Blatt hat die Überschrift „Sturmwarnung“ und ihm fallen die Stürme seiner erster Ehe ein ... Nach und nach greift er zu mehreren der „Steine“ und betrachtet sie genauer und erleichtert sich, indem er darüber redet und indem er immer wieder Bewegungen sucht, sich von diesen Steinen zu befreien. Was mit dem gesamten Rucksack nicht gelingt, gelingt mit einzelnen Beschwernissen. Dabei zeigt sich, dass es auf der Bewegungsebene vor allen Dingen um die Leibbewegung „hinauf und hinunter“ geht. Es gilt für ihn, immer wieder in der Bewegung nach unten zu gehen, sich des Bodens zu versichern, der sowohl seine Last als auch ihn trägt, und sich dann von diesem Boden aus aufzurichten. In den folgenden Stunden geht diese Arbeit weiter und über das Aufrichten findet er dann auch einen Weg, der nach vorne führt.

Das Beispiel zeigt sehr deutlich, wie über die Identifikation mit dem angesprochenen Gefühl (niedergeschlagen und bedrückt) und über die tänzerische Orientierung an der Richtungs-Leibbewegung (nach unten) ein inneres Bild entsteht. Der Rucksack steht dafür, welche Belastungen und biografische Themen den Klienten unbewusst bedrücken. Durch Bewusstmachung dieser zunächst verdrängten Gefühle und durch die Einfälle zu biografischen Szenen eröffnet sich der Weg zur aktiven und bewussten Auseinandersetzung damit und zur Veränderung. Dieser Prozess beinhaltete einen Wechsel der Richtungs-Leibbewegung, wie er in dieser Arbeit häufig vorkommt. Der Klient begann mit der Richtungs-Leibbewegung vor und zurück („Schritt nach vorn“), der Prozess entwickelte sich aber zur Achse hinauf und hinunter/oben und unten. Erst als dies mit Hilfe der Imagination bearbeitet wurde, konnte sich der therapeutische Schwerpunkt wieder der Richtungs-Leibbewegung „nach vorn“ zuwenden. Ohne Boden und Aufrichtung, ohne ausreichende Selbstachtung kann es keinen Schritt nach vorn geben, weder einen persönlichen noch einen beruflichen Entwicklungsschritt.

6.2.3 Der Weg über die Erregungskonturen

Die Säuglingsforschung hat herausgefunden, dass die ersten Muster, die sich in einem wenige Wochen alten Menschen verfestigen, Erregungsverläufe sind, die sich in seinen Interaktionen mit der Mutter oder anderen Bezugspersonen wiederholen. Diese Musterbildung setzt sich fort. In jedem Menschen festigen sich Tendenzen, bestimmte Erregungsverläufe zu wiederholen. Manche werden Teil der Persönlichkeit („ruhiger Gesell“, „immer himmelhochjauchzend oder zu Tode betrübt“), andere entstehen und vertiefen sich in bestimmten Lebensphasen und führen dazu, dass die Betroffenen darunter leiden (vgl. Stern 1992/1996, Baer 2005). Wir nennen solche verfestigten Erregungsverläufe Erregungskonturen und bezeichnen sie z. B. mit Begriffen wie „stetig“, „abrupt“, „ansteigend“, „fallend“ usw. (Baer/Frick-Baer 2001).

Wenn ich mit Erregungskonturen arbeite, bitte ich nahezu immer, die Erregung, unter der die Klientin oder der Klient leidet, zu tanzen. Dabei rege ich an, diese Erregung in einen größeren Zusammenhang zu stellen. Eine Klientin z. B. klagte unter wiederkehrenden Schlafstörungen. „Ich bin müde, sehr müde. Wenn ich dann aber einschlafen will, kann ich das nicht. Ich wälze mich hin und her und bin aufgeregt und weiß nicht, worüber.“

Ich bat sie, sich vorzustellen, ihre Erregung an 24 Stunden eines Tages als Linie zu sehen, und diese zu tanzen. Sie schloss kurz die Augen und begann dann, sich auf einer Kreislinie durch den Raum zu bewegen. „Die 24-Stunden-Linie ist ein Kreis mit Dellen“, erläuterte sie mir.

„Was war oder was ist in diesem Kreis mit Dellen die spannendste Stelle?“ Sie ging zu einem Ort des Kreises und sagte: „Hier.“

„Bitte schließen Sie einen Moment die Augen und nehmen Sie wahr, was vor Ihrem inneren Auge entsteht.“

Die Klientin schloss für kurze Zeit die Augen und sagte dann: „Da sehe ich einen Hamster im Rad. Der rennt und rennt.“

Ich lud sie ein, den Hamster zu tanzen. Sie wurde ein tanzender Wirbelwind, tanzte einen Kreis inmitten des großen Kreises – und unterbrach plötzlich erschrocken: „Das sind meine Gedanken, die sich im Kreis drehen, und das bin ja ich. Ich wirbele und wirbele und nie ist es genug und nie bin ich zufrieden und immer bin ich unter Druck, dass ich noch mehr tun müsste. Ich bin nur am Wirbeln, und das nicht nur beim Einschlafen, das ist ja auch vorher so, ja eigentlich immer.“ Sie „musste“ das aussprechen, wie sie sagte, und ihrem „Schrecken Luft“ machen. Dann konnte sie weitertanzen. Und sie wirbelte herum und wirbelte, aus dem

Hamsterrad war ein Wirbelsturm geworden. Ihr Blick richtete sich dabei mehrmals in die Mitte des Kreises, wie mir auffiel. Ich bat sie: „Tanzen Sie weiter, während ich rede. Mir fällt auf, dass Sie oft in die Mitte schauen. Was ist da?"

Ihr Wirbelsturmtanz ging weiter und weiter – und plötzlich stand sie schwer-atmend in der Mitte ihres Wirbelkreises.

Nach einer Weile fragte ich: „Was ist jetzt?"

„Ich bin im Auge des Hurricans. Hier ist Ruhe, himmlische Ruhe. Ich kann es gar nicht fassen." Dabei zitterte sie am ganzen Körper.

Diese Ruhe wiederzuentdecken, war für sie ein Geschenk, mit dem sie nie gerechnet hatte. Der Weg dahin führte durch ihre Erregungskontur. Sie hatte ihre stetig hohe Erregung ernst genommen und getanzt und die dabei entstandenen Imaginationen des Hamsters und des Wirbelsturms wieder in tänzerische Bewegung umgesetzt. Irgendwann konnte sie sich setzen und wir unterhielten uns über diese Erfahrung und über ihr anhaltendes fassungsloses Staunen über die „himmlische Ruhe".

Als ich sie fragte, ob sie diese Ruhe denn schon einmal gekannt habe, und, wenn ja, ob sie wüsste oder ahne, wann die Ruhe ihr verloren gegangen sei, antwortete sie: „Das muss ganz lange her sein. Ganz früh war das." Dabei wurde ihre Stimme sehr hoch und wie die eines kleinen Kindes klingend. Ich bat sie, wieder für einige Atemzüge die Augen zu schließen und mit dem inneren Auge zu sehen. Sie tat dies und begann nach einiger Zeit mit den Händen suchend um sich zu greifen, ertastete ihre Schuhe (sie saß immer noch) und hielt sich an ihnen fest.

„Was ist jetzt?"

„Da sind Gitterstäbe."

Ein neues Bild entstand, eine neue Imagination tauchte auf: Sie sah sich in einem Gitterbett oder Laufstall sitzend, ruhig und sich an den Stäben festhaltend. Um sie herum tobte der Wirbelsturm. An diese frühe Kindheit hatte sie keine bewussten Erinnerungen (anscheinend aber ihr Körper und ihre Imaginationen), sie wusste aber aus späteren Jahren, dass sich ihre Eltern oft gestritten hatten. „Das muss wohl auch schon so gewesen sein, als ich noch ganz klein war. Und da habe ich wie das ruhige Auge im Hurrican im Gitterbett gesessen und um mich herum tobte der Wirbelsturm." Als sie größer und schließlich erwachsen wurde, wurde sie so, wie sie ihre Eltern erlebt hatte, und wirbelte ins Leben. Diese Erregungskontur verfestigte sich und versperrte ihr den Weg zur Ruhe.

Dies reichte für diese Therapiestunde. In weiteren Stunden ging sie daran, einen Weg zur Ruhe zu suchen und zu finden, ohne sich vorher als Wirbelsturm zu erschöpfen. Und wieder half es, ihre Erregungen und ihr sonstiges Erleben tänzerisch auszudrücken und gleichzeitig zu verwandeln. Und wieder halfen die dabei entstehenden Imaginationen.

6.3 Krankheit und Gesundheit

In der psychischen Begleitung erkrankter Menschen sind eine Reihe von Methoden gebräuchlich, in denen Visualisierungen eingesetzt werden. Da kämpfen weiße Ritter gegen die schwarzen Krebszellen, lösen über Kaskaden herabstürzende Wasserfälle Kieferverspannungen oder spülen Meereswogen den Schmerz hinweg … (z. B. Simonton 1993). Gemeinsam ist diesen Methoden, dass den Klient/innen oder Patient/innen vorgegebene Bilder angeboten werden. Solche Imaginationen können durchaus unterstützend wirken (wir haben vor allem guten Erfahrungen mit den Anregungen von Eric Franklin (z. B. Franklin 1989) gemacht). Zwei Hauptnachteile gibt es allerdings. Erstens bleiben die Klient/innen und Patient/innen passiv, da sie selber am Zustandekommen und der Entwicklung der Imaginationen nicht beteiligt sind. Zweitens können die vorgefertigten Bilder nicht auf die individuellen Bedürfnisse der einzelnen Klient/innen zugeschnitten sein, sind für manche sogar kontraindiziert. Während einige Menschen es als unterstützend erleben können, dass Schmerzen z. B. von Wellen davongespült werden, macht das gleiche Bild anderen Angst und wirkt vielleicht aufgrund schlechter Erfahrungen mit Meereswellen bedrohlich. Solchen individuellen Gegebenheiten der einzelnen Personen Rechnung tragen können vorgegebene Imaginationen nicht, deswegen rege ich in der Arbeit mit Krankheits- und Gesundheitsthemen überwiegend zu inneren Bildern an, die von den Klient/innen selbst entwickelt werden.

6.3.1 Körperbild und Körpererleben

Im Körperbild verdichtet sich das Körpererleben eines Menschen. Wir Menschen „haben“ nicht nur einen Körper, wir „sind“ auch Körper. „Der ‚Körper‘ als umgangssprachlicher Sammelbegriff umfasst sowohl das zuständliche Körper-Sein als auch das gegenständliche Körper-Haben. In das Körperbild jedes Menschen fließen Erfahrungen beider Modi ein.

Die Körperbildarbeit, von der dieser Beitrag handelt, bezieht sich vor allem auf den ersten Modus, den Leib. Wir bezeichnen ihn auch als ‚Körpererleben‘. Statt Körperbildarbeit (…) müssten wir korrekterweise von ‚Leibbildarbeit‘ reden. Da der Begriff der Körperbildarbeit aber schon seit vielen Jahren eingeführt ist, wollen wir die Begriffsverwirrung nicht verstärken und benutzen weiterhin die eingeführte

Bezeichnung." (Baer 2007, S.88) Unser Körpererleben enthält Körpergeschichte und Zukunftserwartungen, soziale Körperbezüge von liebevoller Nähe bis abwertender Beschämung, körperliche Reaktionen emotionaler Prozesse wie Erregungs- und Spannungszustände und vieles andere mehr. All dies verdichtet sich im Körperbild. Das Körperbild ist eine körperbezogene und aus dem Körpererleben immer wieder gespeiste Imagination, die jedem Menschen zur Verfügung steht. Sie ist nicht statisch, sondern in verändernder Bewegung, bewusst und oft unbewusst, oft unter der Oberfläche „lauernd".

Die verschiedenen Aspekte des Körperbildes (Baer/Costagliola/Frick-Baer 2007) und seine Nutzungsmöglichkeiten in der systematischen und der fokussierenden Körperbildarbeit (Baer/Frick-Baer 2001) wurden an anderer Stelle beschrieben. Wegen der besonderen Bedeutung dieser Imagination für die tanztherapeutische Theorie und Praxis werde ich einen Auszug aus einer Körperbildarbeit vorstellen, in der die Körperimaginationen für die Arbeit zu einem gesundheitlichen Problem genutzt wurden.

Eine Klientin, Anfang 30, klagt in der Therapie über chronische Schmerzen in der linken Schulter. „Die Schulter ist schon x-mal untersucht worden und jedes Mal gab es eine andere Diagnose. Aber alles nur Vermutungen, geholfen hat nichts. Das verklebt irgendwie immer wieder, da hilft dann Gott sei Dank die Krankengymnastik, aber nach ein paar Wochen tut die Schulter wieder weh."

Ich erzählte ihr, dass im Körperbild die Erfahrungen unseres Körpererlebens verdichtet enthalten sind und dass ich ihr vorschlage, über eine Körperbildarbeit, die sich auf ihre schmerzende Schulter konzentriert, einen Versuch zu unternehmen, dem, was da in ihrem Körper los ist, auf die Spur zu kommen. Sie stimmte zu. Ich bat sie, sich ein großes Blatt Papier und Stifte oder andere Farben zu nehmen, dies alles vor sich zu legen und sich dann so entspannt wie möglich hinzusetzen.

„Bitte lauschen Sie Ihrem eigenen Atem. Nehmen Sie wahr, wie Sie einatmen und wie Sie ausatmen, wie der Atem einfach so dahin fließt, hinein und hinaus, ohne dass Sie dafür etwas tun müssen. Schenken Sie ihm Aufmerksamkeit. Sie können die Augen dabei offen halten oder schließen, ganz wie Sie wollen, achten Sie auf Ihren Atem."

Nach einiger Zeit: „Und nun gehen Sie mit Ihrer Aufmerksamkeit zu Ihrer Schulter. Spüren Sie die Gegend Ihrer Schulter, der Atem fließt dabei weiter ganz von allein hinein und hinaus. Sie spüren Ihre Schultergegend von innen. Es geht nicht um Anatomie oder genaue Abgrenzung; wo sie anfängt oder aufhört, das ist im Moment ganz gleichgültig. Gehen Sie mit Ihrer Aufmerksamkeit zur Schulter und nehmen Sie wahr, was Sie hier spüren ... Fühlt sich die Schulter warm an oder eher kühl oder beides und unterschiedlich an verschiedenen Stellen? ... Wie ist es mit Schwere und mit Leichtigkeit? ... Hell oder dunkel? ... Wenn diese Gegend in Ihrer Schulterregion eine Landschaft wäre, was wäre dies für eine Landschaft? ... Nehmen Sie ernst, welche Landschaft Ihnen in den Sinn kommt, ganz gleich ob Sie sie kennen oder Sie nur Ihrer Fantasie entspringt, es ist Ihre Landschaft, die Sie mit Ihrem inneren Auge sehen ..."

Auch diese Imagination ist, ähnlich wie die oben erwähnte, mit vorgegeben Bildern initiierte, aktiv, aber sie gibt kein bestimmtes Bild vor, sondern lässt ein eigenes Bild entstehen.

Manchmal frage ich unmittelbar, welches Bild entsteht, wenn sich die Imaginierende auf eine bestimmte Körperregion konzentriert. Oft biete ich, wie in dieser Situation, Hilfestellungen an, indem ich z. B. nach der Landschaft frage. Nun könnte man sich nach der Imagination über die entstandenen inneren Bilder unterhalten, zumeist aber schlage ich vor, ein Bild zu malen, weil dabei das innere Bild nach außen kommt, sich verändert, oft konkretisiert und weiter entwickelt. Die Klient/innen, denen kein klares Bild in der Imagination entstanden ist, bitte ich trotzdem, eine Landschaft zu malen. Diese Landschaft hat immer etwas mit dem Körperbild der betreffenden Region zu tun, das Bild entsteht dann beim Malen. Ich bat also diese Klientin:

„Nun nehmen Sie bitte Ihre Stifte oder Farben und Ihr Blatt und malen Sie Ihre Landschaft. Vielleicht malen Sie die Landschaft, die Sie eben gesehen haben, vielleicht verändert sich die Landschaft beim Malen, auch das kann stimmig sein. Es geht nicht um fotografische Wiedergabe, sondern darum, ein Bild entstehen und sich entwickeln zu lassen, das in Ihnen entstanden ist, als Sie sich mit Ihrer Schulter beschäftigt haben."

Die Klientin malte viel Grün, viel Braun, helles Braun, dunkles Braun, einige schwarze Punkte, an der linken Seite einen ca. drei bis vier Zentimeter langen schwarzen Strich, leicht gekrümmt, wie ein flaches C. Als die Klientin fertig war, legte sie ihre Kreiden beiseite und sagte: „So, das ist mein Mittelgebirge."

„Erzählen Sie, was Ihnen beim Hinspüren zur Schulter oder beim Malen wichtig war oder was Ihnen jetzt hinsichtlich des Bildes wichtig ist."

„Vorhin, als ich zur Schulter gespürt habe, kam sie mir von innen ganz wellig vor. Ich weiß kein besseres Wort dafür, sehr wellig. Da gab es kühlere Stellen und auch etwas wärmere, aber nur an einer Stelle war es richtig heiß. Aber da habe ich mich nicht getraut, richtig hinzuspüren, da bekam ich Angst. Mit dem anderen konnte ich nicht so viel anfangen, mit dem Leicht und Schwer, Hell und Dunkel. Na ja, auch da war es wellig, wieder sehr unterschiedlich. Und als Sie nach der Landschaft fragten, kam mir sofort ein Mittelgebirge in den Sinn, ich weiß nicht welches, Harz oder Teutoburger Wald. Ich habe darauf einen Blick gehabt wie von einem Flugzeug aus oder von einem hohen Berg, und ich sah die Hügel und die Täler und die Wälder und die Wiesen und die Äcker – eine wellige Landschaft. Die habe ich zu malen versucht. Ich kann ja nicht malen. Aber so ungefähr gibt es das schon wieder."

„Wie geht es Ihnen, wenn Sie jetzt auf die Landschaft schauen?"

„Ganz gut. Neugierig."

„Neugierig in welcher Hinsicht?"

„Ja neugierig darauf, was in der Landschaft so los ist. Man kann ja nicht alles sehen."

„Wo bleibt Ihr Blick hängen, wenn Sie jetzt auf das Bild schauen?"

„Da auf dem Strich da, links."

„Was ist da?"

„Weiß ich nicht."

„Was passiert, wenn Sie dorthin schauen?"

„Mir wird jetzt ganz heiß ... Ich bekomme Angst. Das ist mir zu viel."

„Gut, dann schauen Sie weg und suchen Sie auf Ihrem Bild den Punkt, falls er darauf ist, von dem aus Sie die Landschaft betrachtet haben."

„Der ist nicht drauf, aber der ist hier unten rechts, direkt neben dem Bild."

Ich bat dann die Klientin, sich auf dem Bild den Ort zu suchen, von dem aus sie sich vorstellen könnte, sich in die Landschaft hineinzubewegen, wenn sie real wäre.

„Es kann der Ort sein, von dem aus Sie die Landschaft betrachtet haben oder ein anderer Ort in dieser Landschaft." Die Klientin wählte einen der schwarzen Punkte ihres Bildes: „Das ist ein kleiner Aussichtsplatz mit einer Bank und einem Fernrohr."

„Und wenn Sie nun diese Landschaft und diesen Ort in den Raum hineinverlegen...?" Sie sah sich suchend im Raum um und stellte sich schließlich an einen Platz rechts von der Eingangstür.

Ich lud sie nun zu einem Spaziergang durch ihr Mittelgebirge, durch ihre Landschaft ein, um diese zu betrachten, zu erkunden, ihrer Neugier nachzugehen. Sie ging drei Schritte nach vorn, hielt dann inne, ging zwei Schritte nach rechts, schlug dann eine Kurve ein, schlenderte mal schneller, mal langsamer, hielt inne, ging weiter. Einmal, als sie stehen blieb, fragte ich nach:

„Machen Sie ruhig weiter, ich bin nun auch neugierig und möchte gerne wissen, wie es Ihnen auf Ihrem Erkundungsweg durch Ihre Landschaft geht."

„Großartig. Ich bekomme richtig rote Backen, so spannend ist das, so richtig neugierig sein zu können."

Sie ging weiter, erkundete weiter – und blieb plötzlich stehen, starr, die Augen auf einen Punkt an der Wand gerichtet, aber gleichzeitig ins Leere gehend, die Schultern leicht hochgezogen, die linke Hand geballt, die rechte offen, aber gespannt.

„Was ist jetzt?"

„Ich bin erschrocken und ganz starr."

„Was sehen Sie?"

„Gar nichts ... weiß nicht."

Sie atmete schneller.

„Was spüren Sie jetzt in Ihrem Körper?"

„Mir wird heiß ... mein Herz klopft schneller ... und ich kriege mich kaum mit."

„Was ist mit Ihrer Schulter?"

„Die Schulter ist kampfbereit. Hoch angespannt."

„Seien Sie einmal Ihre Schulter; mit Ihrem ganzen Körper kampfbereit und angespannt."

Die Klientin verstärkte noch ihre Anspannung, die linke Hand und der linke Arm gingen nach vorne, mit geballter Faust, der Blick wurde klarer, gerichteter.

„Wie geht es Ihnen jetzt?"

„Besser. Ich kann kämpfen. Ich darf kämpfen. Ich darf mich auch zur Wehr setzen. Ich muss mir das nicht mehr gefallen lassen."

Dabei begann sie zu weinen, zunächst ganz sanft, schließlich immer mehr und immer heftiger. Ich sagte:

„Ja, Sie müssen sich das nicht mehr gefallen lassen."

Sie weinte noch heftiger und sagte:

„Ja, das hätte ich damals gebrauchen können, dass mir das jemand sagt."

„Was war denn los damals? Was mussten Sie sich gefallen lassen?"

Die Klientin erzählte von der Zeit mit ihrem ersten langjährigen Partner, einem Mann, der einerseits weltoffen, hochgebildet, liebenswert und tolerant war, andererseits nicht damit zurecht kam, dass seine Partnerin in der Öffentlichkeit von anderen Männern angeschaut wurde und mit anderen Männern Kontakt hatte.

„Er war so eifersüchtig, dass ich mich nachher gar nicht mehr getraut habe, aus der Wohnung zu gehen. Nichts durfte ich, nichts war richtig."

„Haben Sie versucht, sich zur Wehr zu setzen?"

„Ja, aber vergeblich. Ich habe ihn ja geliebt und ich konnte ihn ja auch verstehen und gleichzeitig konnte ich es nicht verstehen. Das war schlimm. Und weg konnte ich auch nicht. Das war auch so klebrig, der klebte so an mir, und immer wenn ich weg wollte, war er so jämmerlich und so verletzt, dass ich nicht weg konnte."

Sie erzählte noch vieles aus dieser Zeit und wurde dabei gelöster und entspannter. Als ich ihr sagte, dass sie oft das Wort „klebrig" verwendete, um die Beziehung zu ihrem damaligen Geliebten („wir klebten aneinander") zu beschreiben, und sie dieses Wort auch benutzt hätte, um die Probleme in ihrer Schulter zu bezeichnen, musste sie lachen und sagte: „Vielleicht kämpft meine Schulter ja immer noch und klebt immer noch an dieser Liebe. Dabei dachte ich doch, das wäre alles vorbei."

Wir waren in der Zwischenzeit von der Stelle weggegangen, an der sie erstarrt war, und durch ihre Landschaft, den Therapieraum, geschlendert, während wir uns unterhielten. Deutlich wurde dabei auch, dass sie in der damaligen Zeit immer enger wurde und ihre Neugier verloren hatte. Jetzt, als sie neugierig durch den Wald spazierte, war ihr das Verbot, neugierig zu sein, wieder begegnet und ebenso ihre Reaktion darauf. Ich fragte sie, ob der schwarze Strich auf dem Bild etwas mit dem eben Erfahrenen zu tun habe. Sie meinte ja, das sei so, und als sie noch einmal darauf blickte, sagte sie: „Ja, so krumm war ich damals, einerseits wie ein Strich, so starr und kontrolliert, und gleichzeitig gebeugt."

Ich schlug ihr vor, noch einmal in die Haltung dieses Striches zu gehen und einen Weg zu suchen, wie sie jetzt aus dieser Haltung herauskommen könne: „Sie haben damals gekämpft und eben geweint und erzählt und sich ein bisschen meine Unterstützung geholt. Vielleicht gibt es noch mehr, was Sie tun können, auch um ihre Schulter zu entlasten, die immer noch auf Sie aufpasst und immer noch diesen Kampf kämpft."

Sie war bereit dazu, stand auf und stellte sich leicht gekrümmt hin, ähnlich wie vorhin, wieder die Schultern hochgezogen, gespannt und vornüber gebeugt, den Blick aber nicht mehr in die Ferne gerichtet, sondern nach unten und innen.

„So ist das. Ich spüre sofort meine Schulter wieder."

„Gibt es in Ihrem Körper etwas, das Ihre Schulter unterstützen kann?"

„Ja, meinen rechten Fuß. Ich weiß nicht, wieso, aber irgendwie hängt der damit zusammen."

Die Klientin ging an dieser Stelle wieder aus der Haltung heraus, die sonst zu anstrengend war. Ich bat sie einen Schulter-Fuß-Tanz zu probieren: „Sie haben ja gemerkt, wie viel Weisheit in Ihrem Körper vorhanden ist und in Ihren inneren Bildern und damit auch in Ihrem Körperbild. Vertrauen Sie darauf und probieren Sie einen Tanz aus, in dem Sie der Schulter und vor allen Dingen Ihrem Fuß die Führung überlassen. Vielleicht mögen die beiden miteinander in Beziehung gehen, einen Dialog miteinander tanzen. Nehmen Sie eine Ausgangsposition ein, vielleicht die, die Sie eben hatten, vielleicht aber auch eine andere. Wir wählen gemeinsam eine Musik aus und ich bitte Sie, zu tanzen und dabei entstehen zu lassen, was entstehen möchte."

Die Klientin war skeptisch, was dabei herauskommen könne, aber wollte das gerne probieren.

„Heute habe ich ja schon so viele Überraschungen erlebt."

Sie wünschte sich „Beautiful" von Christina Aguilera, stellte sich in die gleiche Position des gekrümmten Striches wie eben und begann zu tanzen. Bei dem ersten Ton zuckte ihr rechter Fuß, begann sich zu bewegen, erst auf der Stelle, dann das ganze Bein mit sich nehmend, schwingend, weitend, den Boden erst abklopfend, dann tretend. Es sah aus, als risse der rechte Fuß den ganzen Körper mit, als stifte er ihn an, sich zu bewegen. Als die Bewegung die linke Schulter erreichte, wurde der gesamte linke Armbereich mobil, der linke Arm und das rechte Bein waren die Diagonale, die den Tanz schließlich bestimmte und prägte. Es wirkte, als wäre der rechte Fuß der Schlüssel, der die Blockade des linken Arms durch die Schulter aufheben konnte.

Die Klientin gewann den rechten Fuß als Verbündeten für ihre Neugier und gegen ihre Erstarrung, gegen das Klebenbleiben. Wenn später Anflüge von Schulterschmerzen kamen, wusste sie nun, dass sie tanzen, den rechten Fuß mobilisieren und sich fragen musste, welche Neugier in ihrem Leben gerade zu kurz käme. Ihre Schulterprobleme verschwanden schließlich so weit, dass sie sie nicht mehr quälten.

Wie an dem Beispiel deutlich wurde, sind im Körperbild Erfahrungen des Erlebens gespeichert, die im Prozess der bewegten Imagination durch Ausdruck und Identifikation sichtbar, spürbar, fühlbar werden können. Im Körperbild sind aber ebenso die Chancen enthalten, Leiden zu verändern, es verweist auch auf die Ressourcen. Nicht nur die Erstarrung und Klebrigkeit der Schulter waren in der Landschaft der Klientin enthalten, auch ihre vitale Neugier, nicht nur der Schulterschmerz, sondern auch die mitreißende Kraft und Lebendigkeit ihres rechten Fußes.

Dadurch, dass diese inneren Bilder ernst genommen und zum Ausdruck gebracht werden, gerät das Erleben ebenso in Bewegung wie der Körper, können Bewegung und Tanz neues Körpererleben ermöglichen, neue Erfahrungen wieder in das Körperbild hineinfließen lassen.

Die Wege dieser Arbeit sind unglaublich vielfältig. Wir arbeiten mit dem Körperbild fokussierend wie in diesem Beispiel, richten also das Augenmerk auf ein bestimmtes Problem, auf ein bestimmtes Körperteil, und wir arbeiten systematisch mit dem gesamten Körperbild, indem wir dazu anregen, nach und nach verschiedene Teile des Körpers zu gestalten und in Bewegung umzusetzen, Verbindungen herzustellen, Veränderungen zu erproben usw. (vgl. Baer/Frick-Baer 2001).

6.3.2 Das ungelebte Leben

Eine Klientin, Anfang 50, Lehrerin, war durch ihre Krebserkrankung anfangs sehr niedergeschlagen, fast depressiv. Im Zuge der Therapie entdeckte sie vieles von ihrer Lebensfreude wieder und begegnete der ein oder anderen Erfahrung in ihrem Leben, die sie schon vor ihrer Erkrankung daran gehindert hatte, ihrer Lebensfreude genug Raum zu geben. Existenziell gefährdende Erkrankungen mobilisieren viel altes Leid und verstärken es. Vor allem aber werfen sie für alle Betroffenen die Frage auf: Will ich leben? Und: Wie will ich leben? Wer sich damit auseinandersetzt, begegnet immer auch dem „ungelebten Leben“, einem Begriff, den Viktor von Weizsäcker geprägt hat und dem er die Bedeutung eines wichtigen psychischen Faktors bei Erkrankungen zuwies (Weizsäcker 1986).

Zu Beginn der Beschäftigung mit dem Thema des „ungelebten Lebens“ teilte ich für die Klientin den Therapieraum mit Seilen in drei Felder auf. Zwei große Felder nebeneinander repräsentierten das Feld des gelebten und das Feld des ungelebten Lebens, ein dritter Raum war ein neutraler Rückzugs- und Beobachtungsraum. Ich bat die Klientin, sich in beiden Räumen zu bewegen und zu tanzen und, wann immer sie wolle, sich in den dritten Raum zurückzuziehen. Dabei wurde sie von einer Klaviermusik von Erik Satie begleitet, die sie gerne mochte und zu der sie sich gerne bewegte.

Sie begann, im Raum des gelebten Lebens zu tanzen, so wie ich sie oft hier tanzend gesehen hatte, dann begab sie sich in den anderen Raum und da veränderte sich vieles. Unmittelbar hinter der Grenzlinie wurden ihre Bewegungen stockend und abgehackt, sie wirkte schwerfällig und schließlich verwirrt. Sie brach den Tanz ab.

Ich fragte: „Was passiert gerade?“

„Ich weiß nicht mehr weiter. Ich weiß nicht, was los ist. Ich bin völlig daneben.“

Als weiteres Nachfragen sie nicht weiterbrachte, bat ich sie, den Raum des ungelebten Lebens zu verlassen und sich in den Beobachtungsraum zu begeben. Hier löste sich ihre sie vorher ganz vereinnehmende Verwirrung, sie atmete wieder tiefer.

Ich schlug ihr vor, sich auf ein Experiment mit einer Identifikation einzulassen: „Bitte schauen Sie von diesem Ort aus in den Raum des ungelebten Lebens. Bitte schauen Sie mit geschlossenen Augen dorthin, wenn Ihnen das möglich ist, und lassen Sie vor Ihrem inneren Auge eine Filmszene entstehen oder eine Person aus einem Film oder einem Roman, einem Märchen, einem Mythos, irgendeine Figur, die Ihnen jetzt in den Sinn kommt ... Nehmen Sie alles ernst, was vor Ihrem inneren Auge erscheint, mag es noch so sehr unerklärlich sein und verwundern."

Die Frau hielt einige Sekunden inne, schmunzelte ein wenig, schaute wieder und wieder nach innen, mit geschlossenen Augen, und sagte dann erstaunt: „Da ist Humphrey Bogart!"

Ich staunte auch und fragte nach: „Was tut er?"

„Er steht auf dem Rollfeld und verabschiedet sich. In Casablanca natürlich."

Auf meine Frage, was Humphrey Bogart denn mit ihrem ungelebten Leben zu tun habe, antwortete sie wie aus der Pistole geschossen: „Das sind seine Augen, der guckt so, dass die anderen zurückgucken, Frauen wie Männer. Das möchte ich auch mal können."

Ich schlug ihr vor, wieder in den Raum des ungelebten Lebens zu gehen und sich mit Humphrey Bogart zu identifizieren, sich so hinzustellen oder so zu bewegen und vor allem so zu schauen, wie Humphrey Bogart schaut, und zu sehen, was dann passiert. Sie tat dies und sagte dann schnell: „Da brauche ich Sie, da müssen Sie zurückgucken, sonst geht das nicht."

Ich ging auch in den Raum des ungelebten Lebens, stellte mich an die Stelle, wohin sie mich haben wollte. Sie schaute mich als Humphrey Bogart an, freundlich, offen, fordernd und auffordernd, einladend, und ich schaute zurück. Wir verständigten uns darauf, die Musik wieder anzumachen und zu tanzen. Wir tanzten einen Tanz der Augen, einen Tanz des Schauens und des Gesehen-Werdens. Einen Tanz der wirkungsvollen Blicke, etwas, was in ihrem Leben zu kurz gekommen war, worin sie aufgrund negativer Erfahrungen resigniert hatte, was sie nun zu einem Teil ihres lebbaren Lebens machte. Sie stärkte ihre Vitalität und ihren Lebensmut.

Der Spur des ungelebten Lebens nachzugehen, lohnt sich nicht nur bei existenzgefährdenden Erkrankungen, sondern bei nahezu allen Krankheits-/Gesundheitsthemen, die in die Therapie gebracht werden. Ungelebtes Leben ist nicht immer die Ursache der Erkrankung (wie V. von Weizsäcker annahm), kann aber oft zu einer Erkrankung beitragen oder ihr Fortbestehen begünstigen. Sehr oft aber ist ungelebtes Leben, das danach drängt, gelebt zu werden, ein wichtiger Faktor, der zum Gesundungsprozess beitragen kann, wenn er geachtet und unterstützt wird.

Ein besonders nachhaltiger Weg, dem ungelebten Leben auf die Spur zu kommen, ist der Weg über Imaginationen und dabei besonders die Frage: „Wenn Ihre Erkrankung ein Tier wäre, welches wäre es?" Oder: „Wenn der Magen, der Ihnen immer Beschwerden bereitet, ein Tier wäre, welches Tier wäre es? Es muss kein real existierendes Tier sein, es kann auch ein Fabelwesen-Tier sein oder ein aus mehreren zusammengesetztes ..." Solche Fragen rufen Überraschung hervor, die Klient/innen finden aber immer eine Antwort, und sei es nur spielerisch, um mir einen Gefallen zu tun – was mir in diesem, wie ich finde sinnvollen Zusammenhang, auch recht ist.

Wenn ein Klient seine Herzrhythmusstörung zu einem Krokodil erklärt, kann er anschließend dieses Krokodil verkörpern und dabei einerseits spüren, was in seinem Leben bedrohlich ist, und sich andererseits seiner zu wenig gelebten Bissigkeit und Aggressivität annähern. Die chronischen Entzündungen einer Klientin sind für sie eine Giftschlange. Als sie den Tanz der Giftschlange tanzt, merkt sie, wie viel Beschämungsgiften sie ausgesetzt war, und beginnt, tänzerisch das Gift an die Absender zurückzuschicken. Und die Klientin, der als Symboltier ihrer Allergie verwundert eine Schnecke einfällt, kriecht tanzend aus ihrem Schneckenhaus ... Über die krankheitsbezogenen Tierimaginationen entdecken die Klient/innen fast immer psychosomatische und psychosoziale Verbindungen zwischen ihrer Erkrankung und ihren Lebenszusammenhängen und finden Anfänge, Ungelebtes zu leben.

6.3.3 Der Schmerz-Steckbrief

Ein letzter Hinweis in diesem Zusammenhang sei der Schmerz-Steckbrief. In unserer Alltagssprache werden Körperteile und körperliche Reaktionen oft personifiziert. „Der Schmerz kommt und geht", „das Herz macht mal wieder Zicken" und „der Magen ist heute nervös". Wir greifen dies auf und arbeiten seit vielen Jahren mit einem Schmerz-Steckbrief (s. Abb. 4), der dazu einlädt, den Schmerz zu personifizieren. Ich bitte die Klient/innen, ihn zu malen, ihm einen Namen zu geben und ihm besondere Eigenschaften zuzuweisen (s. Beispiel eines Klienten mit chronischen Schmerzen, Abb. 5).

Steckbrief

	gesucht wird: *Der Schmerz* Name: Vorname: Geschlecht: Familienstand: Haarfarbe: Augenfarbe:

Besondere körperliche Merkmale:..

Sonstige Auffälligkeiten:..

Die gesuchte Person hat Ähnlichkeiten mit:..

Tritt immer besonders dann auf, wenn:...

Meidet vor allem folgende Situationen:...

Als Vorhut treten meist auf:..

In Gefolgschaft befindet sich oft:..

Als Bodyguards sind bekannt:..

Feinde der gesuchten Person sind:..

Vorsicht! Eventuell ist die Person bewaffnet mit:.................................

Allerdings hat sie Angst vor:...

In diesem Steckbrief ist der Schmerz des Klienten ein Plagegeist, der sich gern versteckt und dann überfallartig den Klienten anspringt und sich an ihm festklammert. Ich bat den Klienten, diesen Schmerz, diesen Plagegeist, zu verkörpern und zu tanzen. Dazu legte ich eine variantenreiche Filmmusik aus einem Western auf. Er begann den Tanz hinter einen Stuhl gekauert, sich versteckend, sprang dann plötzlich hervor, streckte die Arme krallend aus und vollführte einen „wilden Krall-Kampf-Tanz“, wie er ihn später nannte.

Danach meinte er: „Hinter dem Stuhl sich zu verstecken, das tat richtig gut und das mache ich ja auch oft. Ich fühle mich oft so wie hinter einem Stuhl oder hinter einem Gebüsch und traue mich nicht so richtig hervor. Aber dann herauszuspringen und jemanden zu greifen und zu packen und nicht mehr loszulassen, das ist ja großartig. Da traut sich mein Schmerz etwas, was ich mich selber nicht traue. Das ist ja wunderbar." Er war so begeistert, dass er auch in den Folgestunden immer wieder Luis, so hieß sein Kopfschmerz-Plagegeist mit Vornamen, tanzen wollte.

Steckbrief

gesucht wird: Der Schmerz
Name: Herr (Kopfschmerz-) Plagegeist
Vorname: Louis
Geschlecht: männlich
Familienstand: solo
Haarfarbe: blond buschig
Augenfarbe: eisig

Besondere körperliche Merkmale: durchtrainiert, drahtig
Sonstige Auffälligkeiten: versteckt sich gern und springt die Menschen dann überfallartig an und klammert sich an ihnen fest
Die gesuchte Person hat Ähnlichkeiten mit: Bandit
Tritt immer besonders dann auf, wenn: Angst da ist
Meidet vor allem folgende Situationen: die Wahrheit
Als Vorhut treten meist auf: Stress, über sich hinweg gehen
In Gefolgschaft befindet sich oft: Einsamkeit
Als Bodyguards sind bekannt: Herr Grübel und Miss Hochspannung
Feinde der gesuchten Person sind: Lachen
Vorsicht! Eventuell ist die Person bewaffnet mit: Zynismus
Allerdings hat sie Angst vor: Wahrheit

Aus Anonymisierungsgründen haben wir die Schrift ersetzt.

In die nächste Therapiestunde kam er etwas geknickt, wie er sagte, da ihm das Hochgefühl des Krall-Kampf-Tanzes als Louis wieder abhanden gekommen war. Dass so etwas mit einmaligem Erleben, mag es noch so intensiv sein, geschehen kann, ist nicht verwunderlich. Unser Gehirn hat durch wiederholte Erfahrungen solch feste Schaltkreise herausgebildet, dass es auch wiederholter anderer Erfahrungen bedarf, neue Verschaltungen zu bauen (vgl. Damasio, 2000; Spitzer 2000). Auch das Gehirn braucht Gelegenheit zu lernen. Nachdem ich ihm dies gesagt hatte, fragte ich ihn noch einmal nach seinem Schmerz-Steckbrief:

„Ich kann mich nicht mehr genau daran erinnern, aber vielleicht wissen Sie es noch: Was haben Sie Louis auf seinen Steckbrief geschrieben, wovor er Angst hat?"

„Oh, da wusste ich erst nicht, was ich schreiben sollte, da fiel mir erst gar nichts ein und dann kam mir nur das Wort ‚Wahrheit' und ich schrieb hinein: Vor der Wahrheit. Dann war mir das peinlich und ich wollte es erst wieder durchstreichen, aber ich habe es dann doch gelassen."

„Louis hat Angst vor der Wahrheit. Vor welcher Wahrheit?"

„Ich glaube vor jeder Wahrheit, die mich betrifft. Ich glaube, ich belüge mich oft selbst und tue so, als ob etwas nicht wahr wäre, was Realität ist. Dazu gehört auch, dass ich mich oft nicht traue, meine Angst und meine anderen Gefühle zu akzeptieren und die lieber wegmache oder in eine Abstellkammer stelle. Louis hat sich ja auch versteckt, letztes Mal bei meinem Tanz."

Ich bat ihn, nun die Wahrheit zu verkörpern, eine Haltung und Bewegung zu finden, die er mit dem Begriff Wahrheit verbindet. Er stellte sich in die Mitte des Raums, richtete sich auf und begann sich zu drehen.

„So bin ich sichtbar und habe alles im Blick. Das ist das Gegenteil davon, hinter einer Hecke oder einem Stuhl zu sitzen und sich zu verstecken. Das fühlt sich gut an."

„Ich schlage vor, dass Sie die Wahrheit tanzen."

„Gerne."

„Zu welcher Musik?"

„Kaiserwalzer."

Und er tanzte so, wie ich ihn noch nie gesehen hatte, so aufrichtig und würdevoll.

6.4 Resonanz- und Übertragungsimaginationen

6.4.1 Resonanzimaginationen

Oft entstehen Imaginationen aus dem Tanz über einen „Umweg", über die Resonanz der Betrachtenden. Der künstlerische Tanz stellt immer Bilder dar, selbst wenn die Choreographen und Choreographinnen selbst gar nicht darauf abzielen, wie

z. B. im postmodernen Tanz, wo als Motto gilt: dance is motion, not emotion! Je besser die Qualität ist, die die Darbietung hat, desto mehr produziert sie Bilder in den Köpfen (und Herzen) der Zuschauenden. Wie bei jeder Kunst entstehen in der Resonanz des Publikums nicht unbedingt die Bilder, die die Künstler/innen erwarten oder auf die sie eventuell abzielten. Entscheidend ist, dass in der Resonanz Bilder entstehen, die bewegen. Auch die Klient/innen rufen in uns Therapeut/innen Echos hervor: Eindrücke, Gefühle, körperliche Reaktionen und eben auch Imaginationen.

Dies ist kein mysteriöser, subjektiv-spekulativer Prozess, sondern beruht auf biologischen Grundlagen, die von der modernen Neurobiologie erforscht und nachgewiesen wurden (vgl. Bauer 2005; Baer 2005). Im Gehirn eines jeden Menschen existieren Spiegelneuronen. Wenn ich einen Menschen vor mir sehe, der Schmerzen leidet, aktivieren sich in meinem Gehirn an den Schmerzregionen Spiegelneuronen, die es mir erlauben, Schmerz „mitzuempfinden". Dies ist eine biologische Grundlage für die Fähigkeit zu Mitgefühl und die neuronale Basis dessen, was wir Resonanz nennen. Resonanz kommt vom lateinischen Wort resonare und bedeutet „zurück schwingen/klingen" oder „hin und her schwingen" bzw. „klingen". Physikalisch funktioniert die Resonanz über Schallwellen und erzeugt z. B. Musik (vgl. Cramer 1998), biologisch wirkt sie über Spiegelneuronen und ruft z. B. in einem Gegenüber Imaginationen hervor.

Die Fähigkeit zu Resonanzen ist bei jedem Menschen unterschiedlich ausgeprägt und sollte bei Therapeut/innen besonders „trainiert" sein. Vor allem sollten Therapeut/innen geübt sein, den Zusammenhang von in ihnen aufsteigenden Bildern mit ihren eigenen Themen und Mustern zu erkennen. Doch unabhängig davon, ob z. B. die Imagination, die in mir als Therapeutin im Kontakt mit einer Klientin entsteht, eher aus meinen Themen entspringt oder vorrangig eine Spiegelung des Themas der Klientin ist, immer kann, wohlgemerkt: kann!, diese Resonanz hilfreich sein, den therapeutischen Prozess der Klientin zu unterstützen. Dazu muss ich sie registrieren, muss entscheiden, ob es sinnvoll ist, sie auszusprechen, und muss dies als fragendes Angebot tun, das der Klientin die Wahl lässt, meine Resonanz-Imagination aufzugreifen oder abzulehnen.

Eine Klientin tanzt mit verhaltenen und gebundenen Bewegungen, so dass in mir das Bild entsteht, sie sei gefesselt. Dies sage ich ihr, als sie mich fragt, wie der Tanz auf mich gewirkt habe, und füge hinzu, dass es natürlich sein könne, dass dieses Bild mehr mit mir als mit ihr zu tun habe. Die Imagination sei nur ein Angebot, mein Versuch, ihr ein Spiegel zu sein. Ihr fällt sofort ein, dass sie sich in ihrem Leben oft gefesselt fühlt – vor allem in Hinblick auf die Partnerschaft mit ihrer Freundin. Ich frage sie, was ihr Gegenteil von Gefesselt-Sein sei. Sie antwortet: „Freiheit."

Wir arbeiten mit der Methode des Verraumens weiter. Sie bildet mit Seilen einen Raum der Fesselung und einen Raum der Freiheit, so dass dazwischen eine freie Fläche des Überganges entsteht. Ihrem Vorschlag folgend lege ich den ersten Satz des Violinkonzertes E-moll von Felix Mendelssohn-Bartholdy auf. Als Ausgangspunkt für ihr Tanzen wählt sie einen Ort im Raum der Fesselung und beginnt dort ihre bewegte Imagination. Sie sucht und findet tanzend Wege, sich von den Fesseln zu lösen, probiert verschiedene Übergänge zur Freiheit, bewegt sich aus dem Raum der Freiheit heraus und endet schließlich in einem Bereich des Übergangsraums, in dem sie längere Zeit tanzt, sehr aufrichtig und würdevoll wirkend. In dem anschließenden Gespräch sagt sie, dass ihr deutlich geworden sei, dass Fesseln eine Einschränkung sind, dass ihr das Wort Fessel bzw. Gefesselt-Sein daneben auch in einem anderen Sinn positiv eingefallen sei und dass sie damit eine Brücke zur Freiheit finden konnte: „Ich muss mich, um mich frei zu fühlen, daran orientieren, was mich fesselt, in dem Sinne, dass mich etwas interessiert, neugierig macht, anzieht. Dann finde ich meinen Weg, wenn ich dieser Spur folge."

Der Raum der Freiheit hatte sie beglückt und enttäuscht: „Ich kam mir vor wie in einer weiten Ebene, in der ich mich frei bewegen und entfalten konnte. Ich hatte Luft zum Atmen und Raum zum Spüren. Doch dann fühlte ich mich allein und ein bisschen verloren und bin dann wieder raus aus diesem Raum."

In dem Raum des Überganges entstand schließlich der besondere Raum, in dem sie sich am Ende aufhielt: „Das war der Raum, in dem ich so bin, wie ich bin, in dem ich dem, was mich gerade interessiert, folge. Das ist so ein ganz besonderer Raum, ich nenne ihn Laura-Raum." Sie selbst heißt Laura.

Oft entstehen in mir Imaginationen, wenn Klient/innen in einem Redefluss versuchen, über ein Leid hinweg- oder einen Schmerz bzw. eine Kränkung „schön" zu reden. Oft bitte ich dann, die Rede zu unterbrechen und 30 Sekunden oder eine Minute lang die Augen zu schließen und vor dem inneren Auge ein Bild entstehen zu lassen. Häufig tritt durch die entstehende Imagination Unbewusstes in den Vordergrund und das Leiden, das die Klientin oder den Klienten beschäftigt, wird Thema. Manchmal aber ist die Angst, sich mit diesem Thema auseinanderzusetzen, so groß, dass die Imaginationen blockiert werden. Dann biete ich ein eigenes Bild an, das in mir beim Zuhören entstanden ist, und frage: „Kann es sein, dass Sie gerade versuchen, den Kopf über Wasser zu halten?" Vielleicht ist die Antwort: „Nein, es tut mir gut, so viel zu reden und zu erzählen." Dann ist mein Bild „Kopf über Wasser“ nicht über eine Aktivierung meiner Spiegelneuronen entstanden, sondern entspringt einer anderen Quelle. Zumeist aber wird diese Imagination aufgenommen und ermöglicht ein fruchtbares Weiterarbeiten.

Ein anderes Bild, das in solchen Situationen oft in mir entsteht, mündet in die Frage: „Mir wird gerade ganz eng im Hals, wenn ich Ihnen zuhöre. Kann es sein, dass Sie sich gerade um Kopf und Kragen reden?“ Oft höre ich dann, dass die Klientin oder der Klient sich zwischen Kopf und restlichem Körper „abgeschnitten“ fühlt, und wir können daran weiterarbeiten.

Schließlich noch ein kleiner Auszug aus einer Gruppenarbeit, in der ich ein Bild in den Tanz hineingab, das bei mir in der Resonanz entstanden war. Eine Gruppe, die sich schon oft getroffen hatte, tanzte in der Eingangsphase dieses Treffens sehr zurückhaltend. Alle wirkten vereinsamt, scheu, als würden sie sich zum ersten Mal begegnen, als wüsste keiner, was die anderen von einem halten, als würde man Angst haben, zuviel von sich preis zu geben oder anderen zu nahe zu treten. Mir erschien die Atmosphäre so, wie ich mir ein Treffen vereinsamter Singles vorstelle, und ich brachte dieses Bild hinein. Ich sagte: „Tanzt weiter und stellt euch dabei vor, ihr befindet euch auf der Jahrestagung des SST. SST heißt Senioren-Single-Treffen. Auf diesem Single-Treffen begegnen sich Abgeordnete zahlreicher Single-Gruppen. Keiner und keine kennt den oder die andere, alle sind scheu, da sie sich zum ersten Mal sehen und nicht wissen, was sie voneinander zu halten haben.“

Die Reaktion auf dieses Bild war Gelächter. Die Tanzenden gingen bewusst in diese Rolle hinein, beäugten sich kritisch untereinander, identifizierten sich mit ihrer Scheu, verstärkten sie usw. Dadurch bekamen die Begegnungen einen spielerischen Charakter. Indem die Scheu über das Bild des Single-Treffens ausgesprochen war und deutlicher werden konnte, konnte auch das Gegenteil entstehen, Annäherung und Kontakt. Ich unterstützte diesen Prozess, als er sich abzeichnete, indem ich sie aufforderte: „Am Abend des SST findet ein großes Bankett statt. Bitte sucht euch für dieses festliche Essen mit Musik und einem herrlichen Buffet einen Tischpartner oder eine Tischpartnerin, der oder die euch interessiert.“ Von Zurückhaltung konnte nun keine Rede mehr sein.

6.4.1 Übertragungsimaginationen

In jedem therapeutischen Prozess können Übertragungen entstehen. Wir verwenden nicht den oft gängigen weiten Begriff, der mit Übertragung jede Reaktion der Therapeut/innen auf die Klient/innen und umgekehrt bezeichnet (dies sind in unserem Verständnis Resonanzen). Unter Übertragung verstehen wir im ursprünglich engen Sinn, dass in der konkreten Begegnung zwischen Therapeut/in und Klient/in eine Beziehungsszene lebendig wird, in der, meist unbewusst, auf die Therapeutin, den Therapeuten die Rolle einer unsichtbaren dritten Person zusätzlich übertragen wird (vgl. Baer/Frick-Baer 2004). Mit Übertragungen zu arbeiten kann schwierig sein, da diese meist unbewusst entstehen und sich oft nur in den Resonanzen der Therapeutin, des Therapeuten oder in schwer greifbaren Phänomenen äußern. Übertragungen können zum Problem werden, da unerkannte und unverarbeitete Übertragungen oft die therapeutische Beziehung beeinträchtigen und ein Arbeitsbündnis verunmöglichen können. Übertragungen sind vor allem aber eine enorme Chance, da sie genutzt werden können, um unbewusste Aspekte gegenwärtigen Leidens zugänglich zu machen und so neue Türen für Veränderungen aufzustoßen.

Übertragungen können immer dort entstehen, wo es Beziehungen gibt, in denen sich Resonanzen entwickeln, in denen etwas zwischen den Beteiligten hin und her schwingt. Dies kann innerhalb wie außerhalb von Therapien in jeder Form von Kontakt und Begegnung erfolgen, auch im Gespräch. Kreative Therapien sind aber besonders übertragungsfördernd, da die kreativen Dialoge besonders intensive Resonanzen entstehen lassen. Dies gilt auch für die tänzerischen Dialoge zwischen Therapeut/innen und Klient/innen in der leiborientierten Tanztherapie. Ich möchte deshalb zwei Möglichkeiten, mit Imaginationen zu arbeiten, vorstellen, die sich aus Übertragungssituationen in tänzerischen Dialogen ergeben. Bei beiden wird, so hoffe ich, sichtbar, wie wichtig es ist, Imaginationen zu erfragen und aufzugreifen, um Übertragungsszenen bewusst werden zu lassen und Veränderungsprozesse zu initiieren.

Ich tanze mit einem 16-jährigen Mädchen zur Hip-Hop-Musik, die sie mitgebracht hat. Die Klientin kommt in die Therapie wegen einer Essstörung (Adipositas), die wir über Körperbildarbeit und andere Methoden intensiv bearbeitet haben. Die Klientin tanzt gern. Wir beginnen unsere Therapieeinheiten immer mit einem Tanz zu ein bis zwei Musikstücken, meistens zu solchen, die sie mitbringt. Anfangs tanzte sie allein, nun tanzen wir zusammen. Während unseres Tanzes spüre ich, dass es heute etwas anders ist als bei unseren letzten Begegnungen. Was sich verändert hat, kann ich nicht greifen, mir kommt es vor, als würde sich die Klientin, wenn ich mich tanzend auf sie zu bewege, resigniert abwenden. Aber das ist eine Vermutung. In mir entsteht auch Resignation, eine Stimmung, als sei heute keine Begegnung möglich.

Nach dem Tanz spreche ich die Klientin darauf an und sage: „Mir kam es beim Tanzen vor, als wäre heute etwas anders als sonst. Was anders ist, kann ich aber nicht greifen. Wie geht es dir?“ (Wir duzen uns auf ihren ausdrücklichen Wunsch hin.)

„Ich weiß auch nicht.“

„Wie geht es dir?“

„Ich weiß nicht“, sie zuckt mit den Schultern, „irgendwie bin ich nicht so gut drauf, ich weiß nicht, ob das alles hier Zweck hat.“

„Was meinst du mit ‚alles hier‘?“

„Ja, die Arbeit mit dir.“

Meine Vermutung der Resignation scheint sich zu bestätigen. Ich habe den Verdacht, dass diese Resignation etwas mit der Beziehung zu mir zu tun hat, vielleicht auch mit einer Übertragung, ohne dafür einen konkreteren Anhaltspunkt zu haben. Ich schlage ihr deshalb ein Experiment vor, das ermöglicht, im tänzerischen Dialog Beziehungsaspekten genauer auf die Spur zu kommen.

Ich bitte sie den Raum, in dem wir tanzen, mit Seilen in drei Teile zu teilen. Ein Teil ist der Raum, in dem sie tanzt, ihr persönlicher Raum, der gegenüberliegende Teil ist der Raum, in dem ich tanze, mein persönlicher Raum, und der mittlere Raum ist der Raum, in dem wir beide tanzen, der Raum der Begegnung.

„Du kannst in deinem Raum tanzen, du kannst in den Raum der Begegnung hineintanzen, vielleicht auch in meinen, und wieder zurück, wie immer du willst. Ich tanze auch. Lass es uns als Experiment, als Versuch nehmen, dem genauer auf die Spur zu kommen, was gerade bei dir los ist und wie es mit uns beiden steht.“

Wir tanzen, tanzen allein, tanzen zusammen und wechseln die Räume. Wenn die Klientin in ihrem Raum tanzt, fällt auf, dass sie ihre Arme ausstreckt und den Bewegungsraum um ihren Rumpf herum ausfüllt. Sobald sie den mittleren Raum der Begegnung betritt, „kleben“ ihre Arme förmlich am Körper, bewegen sich nur zentimeterweise, während sie ihren Rumpf weiter tanzen lässt. Meine Resonanz ist: Ich beginne mich zu schämen und komme mir vor, als wäre ich unberührbar. Ich frage die Klientin, wie sie sich beim Tanzen gefühlt hat. Sie antwortet:

„Als ich allein getanzt habe, war das normal. In dem mittleren Raum wurde ich wieder müde und hoffnungslos.“

„Was ist mit deinen Armen, wenn du jetzt so vor mir stehst? Wie spürst du sie, was bekommst du von ihnen mit, was wollen sie tun?“

Die Arme der Klientin hängen herunter. Sie versucht auf meine Frage hin, die Arme ein bisschen zu bewegen, lässt sie dann wieder sinken.

„Mit den Armen ist gar nichts los, da geht nichts.“

„Was geht nicht?"

„Ja, die hochzuheben oder mit denen irgendetwas zu tun."

Ich bitte sie, die Augen zu schließen und zu versuchen, dabei die Arme zu bewegen, die Arme auszustrecken. Sie möge dabei so ruhig, wie es geht, atmen und darauf achten, welches innere Bild vor ihren Augen entstünde.

Sie folgt diesem Vorschlag und sagt nach einigen Sekunden: „Meine Mutter."

„Wenn die Arme sprechen könnten, was würden sie sagen?"

„Anfassen verboten!", kommt die Antwort wie aus der Pistole geschossen.

„Wen anzufassen ist verboten? Wen durftest du nicht anfassen?"

Die Klientin beginnt zu weinen: „Meine Mutter."

Es stellt sich heraus, dass die Mutter der Klientin in deren ersten sechs bis sieben Lebensjahren sehr depressiv war und Berührungen nicht aushielt. Der Vater und die Schwester der Mutter glichen dies teilweise aus, doch die Mutter blieb „ungreifbar" und „unberührbar". In späteren Jahren hatte sich die Krankheit der Mutter gelegt und es gab lebendigere Kontakte und Berührungen, doch das Berührungsverbot und die Resignation, die Mutter nicht mit den Händen erreichen zu können, hatten das Mädchen tief geprägt. In unserem tänzerischen Dialog entstand die Szene der ungreifbaren Mutter, ich war Therapeutin und gleichzeitig die Mutter der ersten Lebensjahre.

In den frühen Lebensjahren konnte die Klientin darüber nicht sprechen, nun bricht es aus ihr heraus und es ist wichtig, dass sie sich „ausspricht" und Gehör findet. Doch dabei will ich es nicht belassen, denn die Erfahrung der unberührbaren Mutter hat sich auch in ihrem Körpererleben leidvoll verfestigt. Deswegen biete ich ihr an, einen Greiftanz mit mir zu probieren, einen Tanz, in dem ihre Arme und ihre Hände die Führung übernehmen sollen und dürfen. In diesem Tanz begegnet ihr wieder die Resignation. Ich frage:

„Wie würde denn ein Erlaubnisschild aussehen?"

„Oh, das ist ganz klar. Da müssten zwei Hände drauf sein und drüber steht ‚Zupacken'."

Ich bitte sie, dieses Bild zu malen. Es entsteht ein farbenprächtiges großes Schildplakat. Dieses Schild hängt sie auf und wir tanzen erneut unseren Greiftanz und sie greift zu …

Während dieses Prozesses betrat die Mutter unsichtbar den Raum. Auf mich als Therapeutin wurde die Rolle der Mutter übertragen, ohne dass dies den Beteiligten anfangs klar war. Das Bild der Szene hatte sich verändert, ohne sichtbar zu sein. Wie so oft in Übertragungen sind die damit verbundenen Imaginationen anfangs nicht sichtbar, sondern allenfalls spürbar oder sogar nur erahnbar. Indem aber alle

Irritationen und Ahnungen ernst genommen werden und in den dialogischen Prozess der Therapie eingebracht werden, schaffen gerade die leiborientierte Tanztherapie und der tänzerische Dialog effektive Möglichkeiten, die diffusen Übertragungsvermutungen zu konkretisieren und präsenter werden zu lassen. Den entscheidenden Durchbruch zur Konkretisierung der Übertragung ergab der Vorschlag für eine aktive Imagination. Von dort aus konnte dann wieder mit tänzerischen Mitteln weitergearbeitet werden.

In diesem Fallbeispiel zeigt sich sehr deutlich, wie wertvoll auch der intermediale Quergang ist. Methodisch betrachtet lief der Prozess vom Übertragungsbild über das gemalte Bild zum dialogischen Tanz.

Auch im nächsten Beispiel kommt die Übertragung erst durch eine Hemmung im Tanz zum Vorschein. Eine Klientin, Anfang 40, hatte zu Beginn der Therapiestunde sehr froh und stolz erzählt, dass es ihr gelungen sei, ihrem Vorgesetzten „die Meinung zu sagen, ohne dass ich mich klein gemacht habe". Sie tanzte nun einen Tanz des Stolzes, ich sollte mittanzen, denn „Sie sind ja auch an diesem Erfolg beteiligt". Wir tanzten zu einer Musik des Cirque du Soleil, die sie liebte und zu der sie sich gern bewegte. Nach einer Minute schaute sie mich im Tanz strahlend an und begann, auf mich zuzutanzen, doch nach einem Meter stoppte sie und brach den Tanz ab. Ich fragte:

„Was ist passiert?"

„Ich kann nicht mehr weiter. Das ist wie eine Wand vor mir."

Ich griff das Bild auf und bat sie, die Wand genauer zu beschreiben.

„Die Wand ist weiß, aber mehr sehe ich nicht."

„Aus welchem Material ist die?"

„Weiß ich nicht."

„Bitte gehen Sie an die Wand heran und ertasten Sie, vielleicht mit geschlossenen Augen, die Oberfläche der Wand."

Die Klientin ging ein, zwei Schritte, schloss die Augen und ertastete mit ihren Händen die vorgestellte Wand, die damit in ihrem Erleben konkret wurde.

„Das ist sehr körnig, so grobkörnig, ja ganz grob."

Ich fragte hinter der imaginären Wand stehend:

„Wer oder was fällt Ihnen ein, wenn Sie das Wort ‚grob' aussprechen?"

„Mein Vater."

„Sind Sie bei Ihrem Vater auch vor eine Wand gelaufen?"

„Oh ja."

Und sie erzählte von zahlreichen Situationen der Beschämung. Immer wenn sie Freude gezeigt hatte und meinte, stolz auf sich sein zu können, wurde sie schon im Ansatz dazu ausgelacht und beschämt. In grobem Ton wurde ihr gesagt, sie solle sich ja nichts einbilden usw. Während die Klientin erzählte, wurde sie immer zorniger. Als ich anregte, einen Tanz des Zornes zu tanzen, griff sie die Idee erst freudig auf, doch dann sackte ihre Freude wieder in sich zusammen und sie sagte: „Das geht nicht."

„Was hindert Sie daran?"

„Das ist nicht möglich, da ist hinter der Wand noch etwas."

Ich fragte sie, was hinter der Wand sei, doch sie konnte es nicht greifen, da war ja auch das grobe Weiße davor. Ich fragte, ob sie es riechen könne – Fehlanzeige. Als ich sie fragte, ob sie das, was hinter der Wand sei, hören könne, wurde sie unsicher und sagte: „Ja, vielleicht."

Ich bat sie, für mich ein Instrument auszusuchen und mir zu geben. Sie wählte ein Saiteninstrument. Ich zupfte zuerst einige Töne hinter der Wand stehend, sie vor der Wand, und bat sie, mich zu korrigieren, wenn die Töne nicht stimmig seien. Sie lauschte sehr intensiv und meinte: „Nein, die Töne müssen länger sein, so klagend und jämmerlich." Ich versuchte, so gut ich es konnte, klagende und jammernde Töne zu produzieren, die bei ihr eine intensive Reaktion hervorriefen. Ein Weinkrampf schüttelte sie und die Worte brachen aus ihr hervor, dass ihre Mutter ihr auch heute noch häufig Schuldvorwürfe mache und die Klientin sich schon als Kind ständig schuldig gefühlt hatte wegen der Schmerzen und anderer Krankheiten der Mutter. Sie wagte es deshalb auch nie, zornig gegen den Vater zu sein oder sich gegen die Beschämungen zur Wehr zu setzen, weil sie Angst hatte, ihre Mutter zu überfordern und zu belasten.

Ich war zur Mutter geworden in der Übertragung, aber die Mutterrolle war nicht sichtbar, sichtbar war die Wand davor, die Wand des groben Vaters und der Mutter dahinter, gleichzeitig eine Wand der Scham bzw. Beschämung und dahinter der Schuld.

Irgendwann fragte ich sie:

„Was hätten Sie als Kind gebraucht?"

„Dass mich mal jemand festhält und dass ich mich mal anlehnen kann."

Der alte Vorschlag, einen Tanz des Zornes zu beginnen, war hinfällig geworden, ich bot ihr an, sich bei mir anzulehnen und sich von mir festhalten zu lassen. Sie tat dies innig und ausgiebig und wir legten dazu eine Musik auf, eine ruhige leichte Klaviermusik und tanzten unseren Tanz des Haltens und Lehnens …

Dieses Beispiel verdeutlicht, dass die Bilder in bewegten Imaginationen mit vielfältigen sinnlichen Eindrücken verknüpft und gespeichert sind. Imaginationen sind eben nicht nur Visualisierungen, sondern können „unter die Lupe" genommen werden, um weitere Sinneskanäle einzubeziehen. Dann kommen Gerüche, Klänge, Farben, Tasteindrücke etc. zum Vorschein und transportieren biografische Szenen ans Licht. Sie werden dem Bewusstsein und der bewusstmachenden therapeutischen Arbeit zugänglich. Das Bewusstwerden eines Mangels oder emotionalen Defizits in der Kindheit führte in diesem Beispiel zum tänzerischen Dialog der emotionalen Nachnährung.

6.5 Leibtänze

Leibtänze sind Tänze, in denen nicht die Form im Vordergrund steht, sondern das Erleben. Sie haben ein Thema, das zumeist in einem Begriff verdichtet wird, der resonanzfördernd ist und das Entstehen von Imaginationen anregt, z. B. Tanz der Würde, Hexentanz, Tanz der Sehnsucht. Manchmal werden bei der Entwicklung eines Leibtanzes verschiedene Musikstücke angeboten, zu denen jeweils tänzerisch zu dem Thema improvisiert wird, woraus dann ein individueller Leibtanz des Themas herausdestilliert und integriert wird. Oft beschränkt sich das musikalische Angebot auf ein Musikstück, das zudem wiederholt, mit verschiedenen Vorgaben und Anregungen getanzt wird, so dass in einem Prozess der Leibtanz entsteht. Immer besteht unsere Absicht darin, dass jede beteiligte Person einen individuellen, ganz eigenen und eigen-sinnigen Tanz entwickelt, der ihren Besonderheiten und Bedürfnissen entspricht (vgl. Baer/Frick-Baer 2001).

Ich werde im Folgenden einige Leibtänze vorstellen, an denen exemplarisch das methodische Vorgehen deutlich wird. Weitere Beispiele finden sich in „Leibbewegungen. Methoden und Modelle der Tanz- und Bewegungstherapie", Kap. 9.

Die hier vorgestellten Leibtänze werden hier überwiegend am Beispiel von Gruppenarbeiten beschrieben. Sie eignen sich auch für die tanztherapeutische Einzelarbeit. Ihr Herzstück ist das Vertrauen auf die Kraft der inneren Bilder, die in die Bewegungen fließt, das Körpererleben beeinflusst und so Veränderungen der Erlebensmöglichkeiten einleitet und fördert.

6.5.1 Der Tanz der Blumen

In einem Altenheim. Acht Frauen sitzen in einem Kreis in einer tanz- und musiktherapeutischen Gruppe, fünf von ihnen sind leicht dement, drei sind an ihren Rollstuhl gebunden und können nicht aufstehen. Die Gruppe trifft sich zum dritten Mal mit meinem Mann und mir als Leitung. Nach einem Eingangsritual, einem Walzer, bei dem sich alle an den Händen halten und gemeinsam tanzen, stellen wir das Thema vor: Blumen. Wir holen aus dem Nebenraum einen bunten Strauß sehr unterschiedlicher Blumen und stellen ihn in die Mitte. Der Strauß wird bestaunt, und genauer betrachtet. Wir bitten jede anwesende Person, sich eine Blume auszusuchen, die ihr besonders gefällt. Dazu gehen wir mit dem Blumenstrauß umher. Jede Frau wählt eine Blume aus, allein dies ist schon ein Vorgang, der anregt zu bewerten, zu unterscheiden, was gefällt und was nicht gefällt, im Denken und Fühlen und Handeln eine Richtung einzuschlagen – etwas, was einer Demenzerkrankung oder deren Fortschreiten entgegenwirkt.

Die Blumen sind ein Anlass, Geschichten zu erzählen:

„Oh, da ist ja eine Kornblume! Die habe ich früher immer so geliebt, die hatten wir an den Rändern unserer Felder und ich habe im Sommer immer, wenn ich draußen war, meiner Mutter einen Strauß mit Kornblumen gebracht. Aber heute gibt es ja kaum noch Kornblumen. Ach, wie schön, dass hier eine Kornblume dabei ist."

Eine andere:

„So eine Rose hat mir mein späterer Mann bei der Verlobung geschenkt, das war damals noch sehr, sehr teuer, aber er hatte sie aus dem Garten seines Nachbarn. Die Rose war ganz klein, viel kleiner als die hier, aber noch schöner." Die Frau strahlt und man sieht, wie ihr die Verlobungsszene gegenwärtig ist.

Eine demenzkranke Frau singt:

„Tulpen aus Amsterdam – tausend rote, tausend gelbe Tulpen aus Amsterdam, Tulpen aus Amsterdam, Tulpen aus Amsterdam."

Wir bitten nun jede Teilnehmerin zu erzählen, was sie an der Blume, die sie ausgewählt hat und die sie nun in der Hand hält, besonders mag, was ihr dazu einfällt, woran sie dies erinnert. Wir greifen damit auf, was unmittelbar geschehen ist, und geben dem Raum. Die Teilnehmerinnen erzählen, manche wenig, manche viel, die anderen hören zu. Dabei geraten sie innerlich wie äußerlich in Bewegung, sie wenden sich anderen zu, sie halten ihre Blume hoch, zeigen sie anderen. Manche stehen auf, um die Blumen der anderen genauer zu betrachten usw.

Nach einer Kaffeepause, vor der wir die Teilnehmerinnen gebeten haben, ihre Blume in eine Vase zu stellen, und ihnen versichert haben, dass sie diese später mit auf ihr Zimmer nehmen können, bitten wir alle, sich einen Moment ruhig hinzusetzen und auf ihren Atem zu konzentrieren. Die Teilnehmerinnen kennen dies, wir haben dies schon öfter praktiziert. Sie begleiten ihr Ein- und Ausatmen, indem sie dabei ihre Hand auf den Bauch, ihr Herz oder eine andere Stelle legen, an der sie ihren Atem spüren, und konzentrieren sich so auf sich selbst. Dann sagen wir:

„Wir möchten Sie nun zu einer kleinen Fantasiereise einladen ... Stellen Sie sich vor, Sie selbst wären diese Blume, die Sie vorhin gewählt haben, oder auch eine andere, wenn diese Ihnen jetzt eher einfällt. Sind Sie dann groß oder klein, leuchtend oder matt, welche Farbe haben Sie? Sind Sie weich und sanft oder eher stark oder vielleicht stachelig? Stellen Sie sich vor, Sie sind diese Blume."

Wir geben noch etwas Zeit zum Fantasieren und sagen irgendwann: „Öffnen Sie bitte Ihre Augen wieder, wenn Sie sie geschlossen haben, und lassen Sie uns ein bisschen darüber reden, was Sie erlebt haben."

Für einige ist die Fantasie, wie schon in der ersten Runde, ein Anlass, biografisch Wichtiges mitzuteilen. Die anderen aber haben sich mit der Blume, die vor ihrem inneren Auge erschienen ist, so identifiziert, dass dabei ein Teil ihrer Persönlichkeit sichtbar und hörbar wird:

- „Silberblümchen, ganz klein und zart, kenne ich aus der alten Heimat."
- „Margerite, die ist so schön als Abwechslung im Bukett."
- „Rosa Rose, duftet so schön."
- „Rote Rose, auch schön duftend."
- „Tulpe, in Erinnerung an Hollands Felder. Ein Strauß ist ein schöner Schmuck."
- „Veilchen, klein und zart."
- „Alpen-Edelweiß, schwer zu pflücken."

Wir fragen in der Runde nach, geben Rückmeldungen, sind interessiert. Dieses Interesse wird von den anderen Teilnehmerinnen geteilt, von manchen verhalten, nur über die Blicke, von anderen laut und deutlich, durch interessierte Nachfrage. In der Runde wird die Eigenheit einer jeden Person sichtbar und hörbar, Gefühle treten hervor, vom freudigen Strahlen bis zum traurigen Weinen; das, was ist, darf sein.

Dann bitten wir die Anwesenden, eine Haltung einzunehmen, die der ihrer Blume entspricht:

„Bitte stellen Sie sich noch einmal vor, diese Blume zu sein. Wenn die Blume sehr groß und gerade ist, dann versuchen Sie sich auch groß und gerade zu machen, oder wenn sie sehr versteckt hinter einem anderen Gebüsch hervorlugt, dann tun Sie dies auch. Verkörpern Sie diese Blume, seien Sie die Blume mit ihrem Körper.

Wenn dies nicht mit dem ganzen Körper geht, dann probieren Sie das mit einer Hand oder einem Arm, Sie werden da schon ihren Weg finden."

Die Frauen probieren, versuchen eifrig und bemüht. Dann kündigen wir an, dass wir eine Blumenmusik spielen werden (Blumenwalzer von Tschaikowsky) und bitten sie, ihren eigenen Tanz der Blume zu entwickeln.

Im Tanz verändert sich manches: Die Frau, die vorher erzählt hatte, dass sie als Blume gerne klein bliebe, damit sie nicht abgeschnitten werde, wagt sich nun, ein wenig größer zu werden und den anderen Blumen auf Blütenhöhe zu begegnen. Die Identifikation und das Gespräch waren nicht nur eine Bestandsaufnahme, sondern auch Teil eines Entwicklungsprozesses, der sich nun über das Verkörpern und den Tanz des Erlebens, dem Leibtanz der Blumen, fortsetzt.

Wie auch immer die Varianten in Form und Ablauf des Leibtanzes der Blumen aufgrund z.B. der Altersstruktur der Personengruppen sein mögen, die Essenz bleibt immer die gleiche: Jede teilnehmende Person identifiziert sich mit einer Blume und entwickelt aus dieser Identifikation heraus den eigenen Tanz, was Raum gibt für das individuelle Erleben und Möglichkeiten zu dessen Erweiterung und Veränderung eröffnet.

6.5.2 Der Tanz der vorwitzigen Sonnenstrahlen

Ein weiterer Leibtanz ist der Tanz der „vorwitzigen Sonnenstrahlen", den ich am Beispiel einer Gruppenarbeit mit 10-jährigen Mädchen vorstellen möchte.

Die Entwicklung dieses Tanzes erfolgte nahezu ohne Worte. Die vier Mädchen waren verstummte Kinder, die unter selektivem Mutismus litten, also einem Verstummen, das nicht vollständig war, sich aber weitgehend auf den öffentlichen Raum, wie Schule usw., erstreckte. Diesen Tanz bot ich beim dritten Treffen an. Wir kannten uns schon ein wenig und hatten uns vieles auch ohne Worte, mit Klängen und körperlichen Bewegungen, erzählt. In der Gruppe galt die Spielregel, dass ich keinerlei Druck auszuüben gedachte und auch nicht erwartete, dass sie mit mir oder untereinander mit Worten sprächen, denn diesen Druck kannten die Mädchen aus der Schule und vom Elternhaus und anderen mehr oder weniger wohlmeinenden Institutionen. Dieser Druck hatte die Hilflosigkeit verstärkt und schließlich die Mädchen noch tiefer in das Verstummen hineingetrieben. Dieser Druck war ein Zeichen, ja eine Bestätigung dafür, dass die Mädchen sich für falsch hielten, unzureichend, „daneben". Mir war es wichtig, in dieser Gruppe den Druck herauszunehmen und gleichzeitig dazu zu ermuntern, sich mitzuteilen. Ich sagte: „Ich möchte euch viel erzählen und vor allen Dingen viel von euch mitbekommen. Ich bin sehr neugierig auf euch, aber wenn ihr nicht über Worte sprechen könnt, dann sprecht halt über die Musik oder über euren Tanz oder über eure Bilder, über die Wege, die euch Spaß machen und die euch gerade angemessen sind und die gerade gehen. Es können auch gerne Worte sein, aber wenn nicht, ich höre euch auch so zu."

Wir hatten ein Anfangsritual eingeführt, in dem wir gemeinsam mit Instrumenten der individuellen Wahl musizierten, und wir hatten in den ersten beiden Stunden viel getanzt. Dabei entstanden Ansätze von Vertrauen und Zutrauen. Im Anschluss an das Eingangsritual sagte ich:

„Ich möchte mit euch heute einen Tanz der Sonnenstrahlen tanzen, vor allen Dingen einen Tanz der vorwitzigen Sonnenstrahlen."

Die Mädchen schauten verwundert, aber auch neugierig.

„Die Sonnenstrahlen sind in der Sonne zu Hause. Da ist der Anfang, ihre Heimat, ihr Ausgangspunkt."

Ich gab den Mädchen ein langes Seil und bat sie, in den Raum den Umriss einer Sonne zu legen, so groß und in der Form, wie sie sich die Sonne vorstellten. Sie ergriffen das Seil und legten einen großen Kreis, der die Mitte des Raums ausfüllte. Nun bat ich sie, in die Sonne hineinzugehen:

„Ich spiele gleich eine Musik und bitte euch, in dieser Sonne zu tanzen. Ihr dürft auch über den Rand hinausgehen, ihr seid ja Sonnenstrahlen, aber tanzt immer wieder und tanzt vor allem in eurem Zuhause, in der Sonne."

Als Einstieg legte ich ein langsames Klavierstück auf und die Mädchen begannen zu tanzen, behutsam und achtsam wirkend, zwei lehnten sich aneinander, erst Schulter an Schulter, dann Rücken an Rücken. Keine verließ die Umrandung der Sonne.

Irgendwann bat ich sie, während der nächsten 2 bis 3 Atemzüge innezuhalten:

„Nehmt diese Haltung als Ausgangspunkt für den nächsten Tanz. Ihr seid nun Sonnenstrahlen, die die Sonne verlassen und sich in den Raum hinaus bewegen. Findet tanzend einen Weg heraus, ihr könnt jederzeit wieder zurück tanzen, die Sonne ist eure Heimat, euer Zuhause, ihr könnt immer wieder zurück und immer wieder raus, zurück und raus, ganz wie ihr wollt."

Ich spielte als nächstes ein etwas lebhafteres Klavierstück und die Mädchen begannen zu tanzen, erst vorsichtig und scheu den Rand der Sonne überschreitend, hinaus und hinein, hin und her.

Danach bat ich die Mädchen, diese Einheit ausklingen zu lassen und den Ort und die Haltung, an dem und in der sie den Anfang für einen Tanz des vorwitzigen Sonnenstrahls machen könnten, einzunehmen.

„Ich weiß nicht, was für euch vorwitzig bedeutet. Vielleicht heißt es Schabernack zu treiben, vielleicht auch einfach nur, sich ein bisschen mehr als sonst zu trauen, vielleicht auch neugierig zu sein oder einmal nicht alles zu tun, was die anderen verlangen. Findet eine Haltung als vorwitziger Sonnenstrahl und dann beginnt zu tanzen. Seid so vorwitzig, wie ihr es wollt."

Die Mädchen begannen zu kichern und probierten diese oder jene Haltung an diesem oder jenem Ort aus, die meisten wurden kecker, machten sich auch ein bisschen größer, nur ein Mädchen fand offensichtlich keinen Anfang, keinen passenden Ausgangspunkt. Plötzlich kam sie zu mir, nahm meine Hand, ohne ein Wort zu sagen, und zog mich in die Mitte der Sonne. Dort sollte ich stehen. Nun konnte sie der Sonne den Rücken zukehren und eine auch für sie vorwitzige Haltung nach außen gerichtet einnehmen. Nun, in einem etwas längeren Klavier-Musikstück, das mehrere Themen und Tempi hatte, konnten die Mädchen ihren Tanz des vorwitzigen Sonnenstrahls tanzen. Sie wagten sich in den Raum hinaus, schauten hierhin und dorthin, blätterten in meinen Unterlagen, guckten in meine Jackentasche, neckten sich gegenseitig, kitzelten sich und kehrten schließlich, als ich sie aufforderte, zum Schluss zu kommen, in den Raum der Sonne, in meine Nähe zurück. Ich habe aus diesem Tanz der vorwitzigen Sonnenstrahlen gelernt, wie sehr die verstummten Mädchen einen geborgenen Ausgangspunkt brauchen, um sich in die Welt hinauszuwagen und sich ihr zu zeigen. Und mir hat sich wieder einmal bestätigt, dass und wie verstummte Kinder auch ohne Worte reden können.

6.5.3 Der Tanz des unzerstörbaren Kerns

Der Tanz des unzerstörbaren Kerns beginnt damit, dass die Klient/innen mit Hilfe ihres Atems nach innen spüren. Dazu sage ich z. B. zu einer Gruppe:

„Ich bitte Sie, sich auf die Suche nach Ihrem unzerstörbaren Kern zu begeben. Wir Menschen haben alle solch einen Kern in uns. Ihn zu entdecken, ihn zu spüren und mit ihm in Verbindung zu sein, hilft uns, unsere Probleme zu bewältigen und persönlich zu wachsen. Schließen Sie einen Moment die Augen, wenn Ihnen das hilft, nach innen zu schauen, und konzentrieren Sie sich auf Ihren Atem. Der Atem wird Sie zu Ihrem unzerstörbaren Kern führen, zu dem Ort, an dem er sich in Ihrem Körper in Ihrer Vorstellung befindet. Vielleicht ist er offensichtlich und Sie begegnen ihm leicht und schnell. Vielleicht ist er verborgen und er versteckt sich und Sie müssen ihn suchen oder können ihn nur erahnen."

Ich fordere auf, alle anderen Sinne zu Hilfe zu nehmen: „Bitte spüren Sie hin zu dem Ort des unzerstörbaren Kerns oder dem Ort, wo sie ihn vermuten ... Und seien Sie aufmerksam für den Duft oder die Gerüche an diesem Ort ... Lauschen Sie, vielleicht hören Sie Klänge, Töne, Geräusche, die von diesem Ort ausgehen ... Und schauen Sie dorthin, leuchten Sie ihn aus, nehmen Sie wahr, was Sie sehen, welches Bild in Ihnen entsteht ..."

Diese Imagination ist der Ausgangspunkt für Bewegung und Kontakt.

„Lassen Sie bitte nun eine Geste entstehen, die von dem Bild und dem Ort des unzerstörbaren Kerns ihren Ausgang nimmt."

Wenn Menschen sich auf diese Reise einlassen, entstehen immer innige und intensive Gesten.

„Wiederholen Sie ruhig Ihre Geste einige Male, so oft Sie möchten ... Beginnen Sie nun damit, Ihre Geste in den Raum hinein zu richten und lassen Sie aus diesen Gesten Bewegungen und einen Tanz entstehen."

Bis zu diesem Moment verzichte ich auf jede Musik, um die Imaginationen jeder beteiligten Person nicht zu beeinflussen. Nun spiele ich, nach einiger Zeit, in der die Entwicklung des Tanzes seinen Anfang nehmen konnte, Musik, die nach meinem Empfinden leichte, langsam sich entfaltende Bewegungen unterstützt, ohne vorhandene Stimmungen zu überlagern.

Während die Musik weiterläuft, sage ich: „Und nun bitte ich Sie, wenn Ihnen danach ist, tanzend Kontakt mit den anderen Menschen hier im Raum aufzunehmen. Bleiben Sie dabei immer mit Ihrem inneren unzerstörbaren Kern in Verbindung und nehmen Sie wahr, wie dies den Kontakt und die Begegnungen beeinflusst."

Dieser Leibtanz kann besonders nachhaltige Wirkungen für Menschen haben, die ihre Grenzen verloren haben bzw. dazu neigen, im Kontakt zu anderen „sich selbst zu verlieren". Die Verbindung zum unzerstörbaren Kern ermöglicht ein Bewusstsein und leibliches Gewahrsein der eigenen Person und ihrer Grenzen und schafft Möglichkeiten der intensiven Begegnung, ohne dieses Gewahrsein zu verlieren.

6.5.4 Der Tanz der Königinnen und Könige

Dieser Leibtanz führt nicht wie der letzte von innen nach außen, sondern von außen nach innen. Ich beginne – am Beispiel einer Gruppenanleitung – mit einer Szene:

„Stellen Sie sich vor, Sie sind ein König oder eine Königin und treffen sich hier in diesem Schlosssaal auf dem jährlichen Ball der Königinnen und Könige." Dazu spiele ich eine königlich-feierliche Barockmusik.

„Während Sie zu dieser Musik durch den Saal schreiten, betrachten Sie den kostbaren Fußboden, die prachtvollen Deckenverzierungen, die Wände voller

Kunstwerke und die erlesene Beleuchtung ... Auch die bescheidene Hofkapelle mit den besten Musikern Europas verdient Ihre huldvolle Beachtung ..."

Von der Szene der Umgebung führe ich die Aufmerksamkeit auf die eigene Person: „Bitte beachten Sie, wie Sie gekleidet sind ... Welche Frisur haben Sie? ... Welchen Schmuck tragen Sie? ..." Und so weiter. Möglichst konkrete Fragen zur „zweiten Haut" verdichten die Rolle und das Sich-Erleben in dieser Rolle.

Dann lenke ich die Aufmerksamkeit zunehmend mehr nach innen: „Nehmen Sie wahr, wie Ihre königliche Haltung ist ... Überprüfen Sie diese Haltung, ob sie Ihrem königlichen Selbstbild entspricht ... Wie treten Sie auf dem Boden auf? ... Wie ist Ihr Blick? ..."

Wie immer gibt es kein Richtig und kein Falsch, wie immer sollen die Fragen darin begleiten, eigene Haltungen, eigene Bewegungen zu finden und sich dabei neu zu erleben.

Schließlich frage ich: „Wie lautet Ihr Name?"

Dann bitte ich, ohne dazwischen zu reden, zum Tanz der Königinnen und Könige, meistens zu einem Menuett. Die Hoheiten begegnen sich und trennen sich tanzend. Manchmal inszeniere ich zusätzlich einen Auftritt, in dem unter Klängen festlicher Musik jede Königin und jeder König von einem Hofmarschall (das bin dann ich) laut namentlich vorgestellt wird (die Namen werden mir jeweils von den Königinnen und Königen zugeflüstert) und unter dem dezenten Beifall der anderen solo durch den Raum schreitet.

In den Auswertungsgesprächen bewegt die Beteiligten immer wieder das Thema Würde. Sich aufrecht und aufrichtig zu bewegen und dabei sich und anderen zu begegnen, ist für die meisten eine Erfahrung der Würde. Für Menschen, deren Würde bedroht oder gar mit Füßen getreten wurde, ist der Tanz der Königinnen und Könige eine Möglichkeit, sich tanzend und erlebend ihrer Würde wieder anzunähern.

6.5.5 Der Tanz, nach den Sternen zu greifen

Oft ist die Sehnsucht der Klient/innen ein Thema in der Therapie, eine Sehnsucht, die lange unterdrückt war und nun verzagt und unbeholfen ist. Wenn ich sie ermuntere, nach den Sternen zu greifen und ihrer Sehnsucht freien Lauf zu geben, sie praktisch werden zu lassen, dann wissen sie oft nicht, „wie das geht". In diesem Leibtanz können sie ihren Weg finden und ihn spielerisch erproben.

Einer Klientin oder einem Klienten zugewandt sage ich z. B. zu Beginn: „Wenn ein Mensch nach den Sternen greifen will, braucht er guten und sicheren Bodenkontakt. Der Anfang besteht also darin, sich um seine ‚Bodenschätze' zu kümmern. Bitte nimm wahr, wie dein Bodenkontakt ist."

Dazu lade ich ein, den Boden sinnlich zu erkunden. „Streife mit deinen Füßen über deinen Boden, wenn du willst, auch mit deinen Händen oder anderen Teilen deines Körpers ... Drücke gegen den Boden ... suche ihn ab ... streichele ihn ... klopfe ihn ab ... erkunde ihn und mache ihn dir zu eigen ... Wenn dir dabei auch im übertragenen Sinn Gedanken kommen, was dein Boden ist oder worin deine Bodenschätze bestehen, dann registriere sie, nimm sie wahr und lasse die Einfälle kommen und gehen."

Die leibliche Orientierung auf den Boden ist wichtig, denn vielen Menschen, die das Sehnen verloren haben, fehlte oder fehlt ein fester Boden. Auf brüchigem Boden kann man sich nicht aufrichten, aus Morast heraus kann man schwerlich nach den Sternen greifen.

Nach einiger Zeit: „Wenn du deinen Boden überprüft und gefunden hast, dann finde eine Haltung, in der du gut stehst. Spüre deinen Boden und halte den Bodenkontakt ... Vielleicht ist dir die Vorstellung angenehm, dass du in deiner Körpermitte auch noch einen Boden hast, den Beckenboden. Überprüfe, wie du deinen Beckenbereich spürst, ob du dich von oben nach unten und von unten nach oben durchlässig und beweglich fühlst ... Und dann strecke deinen Arm oder deine Arme aus und greife mit deiner Hand oder deinen Händen nach den Sternen ..."

An dieser Stelle spiele ich oft eine schwingende und gleitende Musik, die offen genug ist, um den Teilnehmer/innen einer Gruppe Spielräume für individuelle Bewegungsqualitäten zu lassen. Bei einer Klientin oder einem Klienten in der Einzeltherapie kann ich die Musik individueller an die Bewegungsqualitäten, die ich bei ihr bzw. ihm wahrnehme, anpassen.

„Bitte schau dir genau an, nach welchen Sternen du greifst. Und schau dir jeden Stern genau an, den du in deinen Händen hältst ... Vielleicht verwandelt er sich in deinen Händen ... vielleicht strahlt er dich an ... vielleicht will er fest gegriffen oder behutsam getragen werden ... vielleicht willst du noch nach anderen Sternen greifen ..."

Hier passe ich meine weiteren Fragen, Aufforderungen, Hinweise an die jeweilige Klientin bzw. den Klienten oder die Gruppe an. Die konkreten Ermutigungen zum Greifen sind wichtig, da die meisten Klient/innen, die sich nicht trauen, ihrem Sehnen zu folgen, auch unsicher im Zugreifen sind und dafür Unterstützung benötigen.

Manchmal beschränkt sich der Leibtanz, der nach den Sternen greift, auf eine kleine, aber äußerst intensive Bewegung, manchmal entfaltet sich ein sehr bewegter und bewegender Tanz daraus.

Nach den Sternen zu greifen, ist eine bewegte Imagination. Diese aktiv zu gestalten, dabei vom Boden den Anfang zu nehmen und diese Imagination zu verleiblichen, öffnet und stärkt die Vorstellungskraft für weitere Imaginationen. Der Stern, der ergriffen wurde, wird zu einer Person, einem Gefühl, einem konkreten Ereignis oder einem Symbol; die oft vage Sehnsucht wird ebenfalls konkretisiert und zu Wünschen und Bedürfnissen, die greifbar und handhabbar werden.

6.5.6 Der Tanz des Clowns

Viele Menschen sind unglücklich – und kämpfen bis zur Selbstaufgabe, um sich das nicht einzugestehen. Sie strengen sich bis zur Erschöpfung an, um nicht der Tatsache ins Auge sehen zu müssen, dass sie loslassen müssten von Erfolg oder von der oder dem Liebsten, von Gesundheit, Schönheit oder Jugend, von Idealen, Lebensentwürfen oder Aspekten ihres Selbstkonzeptes, von Kontrolle, Sicherheit, Vertrautem oder Visionen. Kurz: Das Eingeständnis des Scheiterns bzw. des Gescheitertseins in manchen Lebensbelangen macht oft erst Trauern und Loslassen möglich und damit den Weg frei zu Lebendigkeit und Wachstum (vgl. Baer/Frick-Baer 2007). Für Menschen, die in diesem Zustand feststecken, bietet sich der Tanz des Clowns an.

Der Clown ist vordergründig vor allem ein Tollpatsch, aber er hat eigentlich viel mehr Facetten. Über ihn lachen andere Menschen, aber er selbst hat nichts oder nur selten etwas zu lachen. Den Clown zeichnet aus, dass er sein Unglück annimmt und sich nicht scheut, es zu zeigen. Immer wieder versucht er, über den Stuhl zu klettern, statt um ihn herum zu gehen – und scheitert daran. Auch dieses Scheitern nimmt er an, macht es öffentlich – und startet seinen nächsten Versuch. Für seine Art, die Mitleid und Mitgefühl erregt, wird er geliebt; sie macht ihn sympathisch.

Der Tanz des Clowns ist ein Angebot an Klient/innen, das eigene Scheitern zu tanzen und dabei irgendwann wohlwollend zu lächeln. Wenn vom Tanz des Clowns die Rede ist, denken viele zuerst einmal daran, dass sie lustig sein und Klamauk machen sollten. Das Gegenteil ist der Fall, deswegen sind einleitende Worte entscheidend für die Entwicklung des Leibtanzes. Es reicht oft schon, wenn ich diese Charakteristik des Clowns als Einleitung erzähle, damit ein intensiver Erlebensprozess beginnt.

„Ich habe vom Scheitern des Clowns erzählt. Im Zirkus scheitert der Clown daran, die Teller zu jonglieren oder es dem Weißclown Recht zu machen." (Sollte ich das nächste Mal den Tanz des Clowns anleiten, werde ich vielleicht noch hinzufügen, dass in einem kürzlich erschienenen Spiegel-Artikel der Dalai Lama in diesem Sinn als „weiser Clown" bezeichnet wird: „Manchmal wirkt der 14. Dalai Lama in diesen Tagen so, als wolle er den alten Sponti-Spruch umsetzen: Du hast keine Chance, also nutze sie ... So rollt er den riesigen tibetischen Mühlstein immer wieder den chinesischen Berg hinauf ... Und dann ertönt wieder sein ansteckendes, dröhnendes, alles umwerfende Lachen. Ein Mann wie eine Mischung aus Mahatma Gandhi, Karl Marx – und Groucho Marx. Ein weiser Clown."(Follath 2007))

In der Anleitung des Leibtanzes fahre ich fort: „Bitte überlegt euch eine Situation eures Lebens, in denen ihr scheitert, vielleicht schmerzlich gescheitert seid oder immer wieder scheitert. Tanzt diese Situation. Setzt euch in eurer Vorstellung eine rote Nase auf und tanzt euer Scheitern. Tanzt wie ein Clown. Scheitert wie ein Clown."

In der Einzeltherapie und manchmal auch in Gruppen kann ich behilflich sein, das Scheitern in Bewegung umzusetzen, indem ich die Klient/innen z. B. darin unterstütze, eine Ausgangshaltung zu suchen. Oft ist dies aber gar nicht notwendig. Allein die Aufforderung, sein Scheitern wie ein Clown zu tanzen, ist solch ein starkes Bild, dass es nur noch der „Erlaubnis" und der Ermutigung bedarf, um diese bewegte Imagination zu beginnen.

Nach Musikstücken von sechs bis acht Minuten Länge bitte ich die Beteiligten zum Austausch. Die Erfahrungen des Scheiterns auszusprechen und mit anderen zu teilen, ist wichtig und ermutigend, um sie aus dem Dunstkreis der Scham zu holen. Danach lade ich zu einer zweiten Tanzrunde ein, diesmal zehn bis fünfzehn Minuten lang, und bitte darum, mit dem Tanz des Scheiterns zu spielen und zu improvisieren und immer deutlicher und eigenwilliger einen Tanz des Clowns daraus zu entwickeln.

Am Ende dieser Phase bitte ich darum, das Erlebte und Bewegte nachklingen zu lassen, in sich hinein zu hören und zu spüren, welche Botschaft die Teilnehmer/innen ihrem Tanz für ihren Alltag entnehmen und ich fordere auf, eine kleine Bewegung oder Bewegungsfolge als Essenz zu gestalten. „Vielleicht habt ihr diese Bewegung oder Bewegungsfolge eben getanzt, vielleicht schafft ihr sie nun als Verdichtung dessen, was ihr soeben erlebt habt." Diese Verdichtung dient der Integration.

6.5.7 Der Tanz des Schutzengels

Menschen, die in der Therapie Hilfe suchen, sind oft schutzbedürftig. Insbesondere Opfer sexueller Gewalt oder andere traumatisierte Menschen mussten erfahren, dass ihre schützenden Grenzen gewalttätig durchbrochen wurden. Oft sind sie danach nicht oder nur unter großen Mühen in der Lage, sich zu schützen, fast immer haben sie das Grundvertrauen in ihre Sicherheit verloren. Andere Klient/innen leiden unter schweren Erkrankungen und zweifeln, ob und wie sie diese Herausforderungen überstehen. Wieder andere sorgen sich um Kinder oder andere Nahestehende und kämpfen darum, diese zu schützen.
Ob diese Klient/innen gläubig sind oder nicht – die Imagination des Schutzengels ist für fast alle von ihnen eine unterstützende und oft Ressourcen freisetzende Vorstellung.

Ich beginne damit, dem, was geschützt werden soll, einen Raum zu geben: „Bitte suche einen Platz für das, was du schützen möchtest, einen Ort des Schützenswerten … und gestalte diesen Raum des Schützenswerten. Bitte stell dir vor, was du schützen möchtest, und lege konkrete Gegenstände, Puppen, Instrumente, Stoffe oder irgendetwas sonst, was dir als Ausdruck deiner inneren Bilder als passend erscheint, dorthin. Oder male ein Bild, gestalte eine Tonfigur oder was immer dir einfällt. Sei sorgfältig mit dem, was du in den Ort des Schützenswerten hineinlegst und wie du es hineinlegst. Sei achtsam und aufmerksam für deine Bewegungen." So werden die Imaginationen aktiviert und die inneren Bewertungsprozesse, was als schützenswert erachtet wird und was nicht, unterstützt.

Dann bitte ich die Klient/innen, den Raum des Schützenswerten zu umschreiten und sich dabei einfallen zu lassen, welche Fähigkeiten und Eigenschaften ihr Schutzengel haben muss, um das, was sie an diesem Ort deponiert haben, zu schützen. Die Klient/innen wissen die Antwort auf diese Frage fast immer sofort. Nicht nur Begriffe wie „kräftig" und „stark" fallen hier, häufig werden auch Eigenschaften wie „behutsam", „leise", „achtsam", „fürsorgend", „freundlich", „liebevoll" usw. oder Fähigkeiten genannt wie: „muss mir helfen, frühzeitig zu erkennen, wenn mir Feindlichkeit entgegenkommt", „muss tief in mein Inneres schauen können", „muss auf das hören, was ich nicht sage" oder „muss wissen, wann er mich schubsen und wann er mich bremsen muss".

Dann lade ich die Klientin, den Klienten ein, selbst ein Schutzengel für das Schützenswerte zu werden, den Schutzengel zu verkörpern. Wie bei anderen Imaginationen erfrage ich hier möglichst konkrete Eigenschaften und begleite die Klient/innen dabei, die vorher genannten Eigenschaften und Fähigkeiten leiblich zu empfinden und auszudrücken. Dabei ist es hilfreich, wenn dem Schutzengel ein Name gegeben wird, der das Wichtigste für den Menschen verdichtet, und dann beginnt der Tanz …

Die Haltung und einzelne Charakterzüge des Schutzengels verändern sich im Prozess der bewegten Imaginationen. Der Schutzengel verändert manchmal Größe, Gestalt oder Temperament, doch seine Substanz, seine Schutzfähigkeiten bleiben bestehen. Manchmal geraten die Rollen durcheinander und ich lege auch keinen Wert darauf, die Rollen „sauber" zu sortieren: Manche tanzen, als hätten sie einen Schutzengel, der sie begleitet; manche tanzen als ihr namentlich genannter Schutzengel; wieder andere tanzen mit ihrem Schutzengel und noch andere wechseln die Perspektive mehrmals im Tanz. Jede Klientin, jeder Klient sucht sich das, was für sie und ihn am besten passt, was er oder sie am ehesten für die momentane Lebenssituation brauchen kann.

6.5.8 Der Tanz des Zauberspruchs

Wenn Klient/innen Jahre und Jahrzehnte lang für ihren Wünsche und das, was ihnen am Herzen liegt, kein Gehör finden und mit ihren Bestrebungen und Impulsen ins Leere gehen, dann legt sich oft ein Schleier der Resignation über sie. „Das geht doch nicht", „das kann ich nicht", „das hat doch keinen Zweck", sind Sätze, die sie dann häufig äußern. Manchmal hilft ihnen dann der Tanz des Zauberspruchs.

Dieser Leibtanz besteht eigentlich aus drei Tänzen, die nacheinander improvisiert bzw. entwickelt werden:

- Als erstes bitte ich die Klient/innen, „das Unerfüllte" zu tanzen. Oft sind sie scheu, dies zu benennen, und können es eher in Bewegungen ausdrücken als in Worten. Wenn sie nicht „in Bewegung" kommen, bitte ich sie, etwas, das in ihrem Leben „zu kurz" kommt, in eine Bewegung umzusetzen und daraus einen Tanz zu entwickeln. Oder ich bitte, das zu tanzen, was „sowieso nicht geht". Dieser Einstieg ist wichtig, denn jeder Zauberspruch braucht, um zu wirken, etwas, das verändert werden soll. Wer glücklich und zufrieden ist, braucht weder Zaubersprüche noch diesen Leibtanz. Wenn ich in der Einzeltherapie diesen Leibtanz vorschlage, dann ist das Unerfüllte, das, was eines Zaubers der Veränderung bedarf, schon Thema gewesen und ich kann unmittelbar in diesen Tanz überleiten, indem ich Bewegungen oder Sprach-Bewegungsbilder der Klientin oder des Klienten aufgreife.

- Der zweite Tanz ist der Tanz des „Abrakadabra". Manchmal wünschen die Klient/innen auch einen anderen Zauberspruch, meist aber wird dieser Spruch gewählt. Diesen Tanz leiten die Klient/innen ein, indem sie den Zauberspruch rhythmisieren, zuerst rhythmisch sprechen und dann zu diesem Rhythmus Bewegungen entwickeln: A – bra – ka – da – bra. Und aus diesen rhythmischen Bewegungen wird dann ein Tanz, manchmal von mir an der Trommel oder einem anderen Instrument begleitet, wenn gewünscht.
  Während des Tanzes weise ich die Klientin, den Klienten darauf hin, dass der Zauberspruch notwendigerweise – Not wendender Weise – wirkungsvoll sein muss, und bitte, das Bewusstsein ihrer Wirksamkeit in den Tanz hineinzunehmen. Viele Klient/innen haben so viele Erfahrungen der Unwirksamkeit machen müssen, dass sie in diesem Tanz Neues entdecken oder sehr früh verloren Gegangenes wiederentdecken.
- In jedem Fall: Der dritte Tanz heißt der „Tanz des Verwandelns". Ich fordere auf, Tanz 1 und Tanz 2 miteinander in Verbindung zu bringen, also mit dem getanzten Zauberspruch das zu verändern, was des Zaubers der Veränderung bedarf. An dieser Stelle bin ich in Gruppen sehr offen mit meinen Anregungen und Aufforderungen, in der Einzeltherapie kann ich am Ende der zweiten Phase nachfragen, welche Imaginationen in meiner Klientin oder meinem Klienten entstanden sind, und daran anknüpfen. Je nach Stimmung gebe ich Musik hinein. In diesem Tanz wirkt der Zauberspruch innerlich und äußerlich. Die Klient/innen entdecken oft Kräfte (und Bewegungen), die den Schleier der Resignation zerreißen.

6.5.9 Der Tanz des Flaschengeistes

Der Tanz des Flaschengeistes ähnelt in Absicht und Wirkung dem Tanz des Zauberspruchs, setzt jedoch den Akzent mehr darauf, Menschen mit Ohnmachtserfahrungen eine imaginative Unterstützung der Kraft und Macht anzubieten. Viele kennen aus den Geschichten aus 1001er Nacht und vor allem aus der Disney-Verfilmung Aladins Flaschengeist, so dass ihnen diese Vorstellung nicht fremd ist. Ich vertraue dennoch auf die Eigenart und Individualität der inneren Bilder und bitte die Klientin oder den Klienten, sich eine Flache mit ihrem Flaschengeist vorzustellen:

„Wie sieht die Flasche aus? Welche Form hat sie, wie groß ist sie, welche Farbe hat sie? Ist sie verschlossen oder offen? Welches Schloss hat sie? Aus welchem Material ist sie? Eher weich, geschmeidig und formbar oder hart, zerbrechlich oder unzerstörbar, aus Stein, Metall, Glas oder woraus sonst? In welcher Umgebung befindet sie sich? Welche Temperatur herrscht außen, welche innen? Und wie lebt der Flaschengeist darin? Schauen Sie sich ihn mit Ihrem inneren Auge genau an: Wie sieht er aus? Ist er regungslos oder bewegt er sich? Können sie seine Kraft oder Stärke sehen oder erahnen? Schaut er Sie an oder schaut er weg? Spricht er – und wenn: Spricht er vor sich hin oder mit Ihnen? Was meinen Sie, wie es ihm geht? … Schenken Sie ihm Ihre Aufmerksamkeit und freunden Sie sich mit ihm an. Treten Sie in einen Dialog mit ihm. Ich schlage Ihnen vor, ihm zu sagen: ‚Ich weiß, dass du deine Kraft und Stärke erst entfalten kannst, wenn du deiner Flasche entspringen kannst. Was kann ich dazu tun? Wie kann ich dir dabei helfen?' … Und wenn er geantwortet hat, dann fragen Sie ihn doch, ob er Ihnen helfen kann und wie! … Was antwortet er? Bleiben Sie im Zwiegespräch mit ihm."

So nehmen Klientin bzw. Klient und Flaschengeist Kontakt miteinander auf. Irgendwann in diesem Gespräch werfe ich ein, dass der Flaschengeist in jedem Fall eine besondere Fähigkeit hat, nämlich die Macht, mit ganz viel Kraft seinen Freund bzw. seine Freundin zu stärken, ja, ihr sogar etwas von seiner Kraft abzugeben. Doch dazu müssten die beiden einen Tanz miteinander tanzen …

Zu diesem Tanz lade ich dann ein und lege dazu eine wilde Musik auf. Im Tanz verschwimmen die Bilder: Klient oder Klientin tanzen mit dem Flaschengeist und sie *sind* im Tanz der Flaschengeist. Im Tanz mit dem imaginären Flaschengeist verleiben sie sich etwas von seiner Kraft ein.

6.5.10 Der Tanz des weichen Steines

Klient/innen berichten oft davon, dass sie verhärten, ja versteinern. Solche Reaktionen sind als Schutz vor Erfahrungen entstanden, die sonst unaushaltbar gewesen wären. Wenn sie sich wiederholen, wird die Verhärtung zur „Standardreaktion" auf Belastungen und als bedrohlich empfundene Herausforderungen. Die Klient/innen haben dann keine Wahl mehr, für sie und die Situation angemessene Verhaltensweisen zu suchen, zumal die Verhärtung bzw. Versteinerung fast immer mit einem „Ausschalten" der Gefühle verbunden ist (manchmal mit der Ausnahme von existenzieller Angst). Aus der Traumaforschung sind die drei „klassischen" Reaktionsmöglichkeiten von Menschen, die sich in einer existenziell bedrohlichen Situation befinden, bekannt: Fight, Flight oder Freeze. Wer nicht kämpfen oder fliehen kann, friert ein und versteinert.

Klient/innen, die unter solchen Reaktionen leiden, schlage ich den Tanz des weichen Steins vor. Die Struktur, der Leitfaden des Prozesses ist elementar: wahrnehmen, bewegen, imaginieren, tanzen.

Anlass des Leibtanzes ist also zumeist eine Verhärtungsreaktion oder – nehmen wir dies als Beispiel – der Bericht einer Klientin über eine Situation, in der sie versteinerte. Ich schlage ihr den Leibtanz des weichen Steines vor und bitte sie, genau in ihrem Körper wahrzunehmen, wo sie die Versteinerung spürt, wenn sie sich jetzt an sie erinnert und mit ihr beschäftigt: „Wo in Ihnen ist es hart und fest? Wo merken sie das?“

Fast alle Klient/innen können diese Frage relativ genau beantworten. Manche, wie auch diese Klientin, antworten: „Überall.“

Also frage ich nach: „Und wo besonders?“

„Im Oberkörper, hier oben.“

„Und wo da besonders?“

„Zwischen Schultern und Nacken.“

„Bitte probieren Sie ganz kleine, ganz minimale Bewegungen zwischen Ihrem Nacken und Ihren Schultern aus. Bewegen Sie Ihre Schultern nur einen Millimeter nach oben und nach unten ... nach vorn und nach hinten ... und lassen Sie die Schultern kreisen ... nur einen Millimeter.“

Zu größeren Bewegungen würden sich entweder die Klient/innen mit solch massiven Verhärtungen nicht in der Lage sehen oder solche Bewegungen würden die in den Verhärtungen enthaltenen Schutzreaktionen im Erleben der Klient/innen „brechen“. Dass über die Schutzbedürfnisse der Klient/innen hinweggegangen wurde, hat aber gerade zu den Verhärtungsreaktionen geführt. Deswegen versuche ich, der Klientin Wege zu eröffnen, die Verhärtungen „aufzuweichen“ und sanft in Bewegung zu bringen. Dabei unterstütze ich die Klientin je nachdem, was ich an ihren Bewegungen beobachte, und gebe Anregungen und Hinweise. Wenn anfangs gar keine Bewegungen möglich sind, schlage ich vor: „Dann bewegen Sie die Schulter nur in Ihrer Vorstellung, auch dies nur millimeterweise.“

Als bei dieser Klientin erste leichte Bewegungen entstehen, frage ich sie: „Wenn Ihre Schulter oder der Bereich zwischen Nacken und Schultern ein Tier wäre, welches wäre es?“

(Die Aufforderung, ein Tier zu imaginieren, ist auch dann hilfreich, wenn die Beweglichkeit feststeckt, wenn sich der eingefrorene, versteinerte Körperbereich nicht einmal minimal in Bewegung bringen lässt. Denn der Imagination eines Tiers wohnt die Chance wenigstens minimaler Beweglichkeit inne.)

Die Klientin antwortet nach einigem Überlegen: „Mir fällt ein Tier aus Indien ein, ein Mungo.“

„Das kenne ich nicht. Was ist das für ein Tier?“

„Es ist klein und sehr geschmeidig. Und mutig, sehr mutig. Ich habe eine

Erzählung gelesen, wie ein Mungo eine Frau vor einer Kobra schützt und die Schlange besiegt, obwohl diese viel größer als er war."

Und sie erzählt weiter von den Fähigkeiten des Mungos, der mutig kämpfen oder schnell fliehen kann und nicht versteinern muss. Der Mungo verkörpert den weichen Stein.

„Möchten Sie wie ein Mungo tanzen? Oder so tanzen, als hätten Sie die Fähigkeiten des Mungos? Oder wenigstens einige davon? Von dem Mungo, der mutig kämpfen oder geschmeidig fliehen kann und nicht versteinern muss?"

Sie will es versuchen. Ich schlage ihr noch vor, in ihrem Tanz immer wieder ihrem Hals- und Nackenbereich Aufmerksamkeit zu schenken, ihn als Quelle zu beachten und zu achten, von der sowohl Bewegungen ausgehen als auch in die Bewegungen münden. Sie tanzt erst spröde und fest, dann immer weicher, immer geschmeidiger werdend. Der Stein erweicht.

6.6 Zwei Fragen: Kontraindikationen? Musik?

Auf zwei Fragen, die hinsichtlich der Arbeit mit Imaginationen in der Tanztherapie häufig gestellt werden, möchte ich noch eingehen. Die erste lautet: Wann sind Imaginationen kontraindiziert?

Die Antwort ist einfach und komplex zugleich. Die einfache Version: Immer dann, wenn Imaginationen eine Klientin oder einen Klienten überfordern können. Aber wann ist das der Fall? Woran erkennt man das? Und hier wird die Antwort komplex.

Menschen mit Wahnerkrankungen leiden unter Imaginationen, die sich verselbständigt haben und die sie nicht integrieren können. Diesen Klient/innen schlage ich nicht noch zusätzliche Imaginationen vor, sondern arbeite daran, das Erleben, das sich in ihren sie überwältigenden, frei flotierenden und sie bedrohenden Imaginationen verselbständigt hat, zu integrieren. Dazu kann es sinnvoll sein, eine in ihnen vorhandene Imagination aufzugreifen und zu verwandeln.

Trudi Schoop beschreibt eindrücklich „das Nebeneinander von Fantasie und Wirklichkeit" bei ihren psychotischen Patient/innen „und die Notwendigkeit, in und mit der Fantasie leben zu können"(Schoop 1981, S. 122):

„Was der Inhalt oder der psychologische Ursprung der Verwirrung des Patienten auch sein mag, die bildliche Darstellung führt zu drei gültigen Ergebnissen:

1. Es wird ihm ermöglicht, das Geheimnis der Verwirrung mit anderen zu teilen, es ans Licht zu bringen und zu bewältigen. Er hat die Macht dieser Geheimnisse, sein Dasein zu beherrschen, zerstört.
2. Beide Seiten des Daseins werden erlebt, er kann die Wirklichkeit mit der Fantasie-Vorstellung vergleichen. (...)
3. Weil die körperliche Darstellung der Fantasiewelt eines Menschen ständige Bewertung beider Seiten erfordert, kann er das gesunde Gleichgewicht zwischen Fantasie und Wirklichkeit entdecken.

Machen Künstler nicht genau denselben Vorgang durch? Bewegen sie sich nicht mit Leichtigkeit zwischen zwei Welten, wenn sie einem Flug ihrer Fantasie in einem Gedicht, einer Symphonie, einer Skulptur, einem Tanz Gestalt geben? Es würde uns doch nicht einfallen, dem Künstler das Sehen oder Hören der Bilder seiner Fantasie zu verbieten oder das fantasievolle Spiel eines Kindes zu verhindern? Und so glaube ich, dass wir, anstatt die Fantasie eines Geistesgestörten zu unterdrücken, eine Weile mit ihm fliegen und dann mit ihm zusammen für eine sichere Landung auf dieser Erde ansetzen sollten. Indem er seinen Fantasievorstellungen Gestalt verleiht, schafft er ein Werk, das Fantasie und Wirklichkeit vereint."(a. a. O.)

Oft ist es notwendig, den bedrohlichen Bildern schützende entgegenzusetzen, z. B. dem Teufel einen oder eine ganze Armada von Schutzengeln. Es wäre zu einfach, zu sagen, bei Menschen mit Wahnerkrankungen dürfe man nicht mit Imaginationen arbeiten. Eine tragende therapeutische Beziehung – wie immer – vorausgesetzt, kann der Einsatz von Imaginationen durchaus sinnvoll sein, um diese Klient/innen nicht mit ihren bedrohlichen Imaginationen allein zu lassen.

Oft wird auch gesagt, man dürfe bei Menschen mit Borderline-Erkrankungen nicht mit Imaginationen arbeiten. Diese Meinung macht insofern Sinn, als diese Menschen statt des inneren Kerns oft Leere spüren und deshalb oft nicht in der Lage sind, das aus Imaginationen entstehende Erleben zu integrieren. Aber auch hier habe ich gute Erfahrungen mit Imaginationen gemacht, die den inneren Kern und damit die Bewertungs- und Integrationsfähigkeit stärken, z. B. in der Arbeit mit dem Leibtanz des unzerstörbaren Kerns. Es kommt immer auf den Einzelfall an und es ist wichtig, in der Arbeit mit Imaginationen (wie in jeder therapeutischen Arbeit) nicht ideologisch zu sein: Der Einsatz von bewegten Imaginationen ist auch bei bestimmten Krankheitsbildern nicht immer schlecht und genauso wenig immer gut.

Kann meine Klientin, kann mein Klient die Imaginationen integrieren? Dient der Einsatz der Imagination eher der Öffnung des Erlebens einer Klientin oder eines Klienten? Oder eher der Stabilisierung? Wer solchen Fragen nachgeht und danach entscheidet, wird Antworten finden, die er oder sie verantworten kann.

Die zweite häufige Frage lautet: Welche Musik setze ich in der tanztherapeutischen Arbeit mit Imaginationen ein? Einige Hinweise:

- In den Praxisbeispielen haben sowohl Martina Peter-Bolaender als auch ich einige Male darauf hingewiesen, dass wir Musik manchmal ganz weglassen, da Musik immer auch beeinflusst und dieser Einfluss von außen beim Imaginieren und Tanzen manchmal ganz ferngehalten werden sollte.
- Andererseits kann Musik die tänzerische Entfaltung des Imaginierens begleiten und unterstützen und sollte in geeigneten Momenten auch gezielt dafür genutzt werden. Dafür sollte sinnvollerweise solche Musik gewählt werden, die dem Thema angemessen und gleichzeitig möglichst offen ist, also vielfältige Bewegungsweisen ermöglicht – wohlgemerkt, nicht die leichteste Übung.
- Jede Therapeutin, jeder Therapeut sollte nur die Musik einsetzen, die sie oder er kennt und zu der ein grundsätzlich positives Verhältnis besteht. Der Widerwillen überträgt sich sonst auf die Klient/innen. Die Musik kann, wenn man sie für eine Gruppe wählt, nicht jeder und jedem gefallen oder als passend empfunden werden. Ein Auswahlkriterium kann deshalb nur sein, dass die Therapeutin, der Therapeut sie verantworten kann, zu dieser Auswahl stehen kann, weil sie den therapeutischen Absichten nach bestem Ermessen und eigenem Empfinden entspricht.

Eine wunderbare Möglichkeit in der tanztherapeutischen Arbeit mit bewegten Imaginationen besteht darin, die Klient/innen zu bitten, ihre Musik innerlich zu imaginieren und zu dieser Musik zu tanzen: „Lauschen Sie bitte den Klängen, die in Ihnen entstehen … und beginnen Sie, sich zu dieser Musik zu bewegen … Folgen Sie Ihren inneren Klängen, tanzen Sie zu Ihrer Musik …“

Es ist häufig sehr berührend zu sehen, wie sich zur inneren Musik die Bewegungen verändern, wie sie immer selbstverständlicher, „ungedachter“ und stimmiger werden.

7

Ende der Vorstellung(en)

Die Arbeit an diesem Buch war für uns beide wie ein tänzerischer Dialog:

Im gemeinsam abgesteckten Rahmen unseres tänzerisch-verbalen Vorhabens haben wir jede für sich den eigenen Raum für Denken und Fühlen, für Zweifel und Begeisterung, für Erinnerung und Erfahrungen, kurz: für Leibregungen und -bewegungen erkundet und ausgefüllt; haben uns immer wieder aufeinander zubewegt und uns im Raum der Begegnung getroffen, in dem wir immer freundschaftlich, kollegial und achtungsvoll, oftmals leidenschaftlich miteinander gerungen haben; sind manchmal sanft und vorsichtig, manchmal zielorientiert oder Pirouetten drehend, stampfend oder frech in das professionelle und persönliche Terrain der jeweils anderen hineingetanzt – und haben immer mehr Einklang gefunden.

Wir waren uns im besten Sinne eine Zumutung, haben uns nichts geschenkt, waren miteinander nur insoweit tolerant, als es unsere jeweiligen persönlichen und professionellen Haltungen und Grundwerte zuließen – und sind beide voneinander beschenkt aus diesem Prozess hervorgegangen. Darüber freuen wir uns.

Gabriele Frick-Baer und Martina Peter-Bolaender

Literaturliste

Alexander, G. (1978): Eutonie. Ein Weg der körperlichen Selbsterfahrung. München

Altner, N. (2006): Achtsamkeit und Gesundheit. Auf dem Weg zu einer achtsamen Pädagogik. Reihe Bewegungslehre und Bewegungsforschung Band 26. Immenhausen bei Kassel

Ammann, A. N. (1978): Aktive Imagination. Darstellung einer Methode. Olten

Ammon, G. (Hrsg.) (1975): Gruppendynamik der Kreativität. München

Anders, F. (1985): Taichi, Chinas lebendige Weisheit. Grundlagen der fernöstlichen Bewegungskunst. Köln

Bach, R. (1933): Das Mary Wigman-Werk. Mit Beiträgen von Mary Wigman. Dresden

Baer, U. (1999/2007): Gefühlssterne, Angstfresser, Verwandlungsbilder. Methoden und Modelle der Kunst- und Gestaltungstherapie. Neukirchen-Vluyn

Baer, U. (2007): Leiborientierte Körperbildarbeit mit Menschen mit Essstörungen. In: Baer, U.; Costagliola, R.; Frick-Baer, G.: Das große Verschwinden und die Ge-Wichtigkeit, Neukirchen-Vluyn, S. 87–97.

Baer, U. (2005): Neurowissenschaften, Säuglingsforschung und Therapie. Kompetenz Kompakt Band 1. Neukirchen-Vluyn

Baer, U.; Frick-Baer, G. (2001): Leibbewegungen. Methoden und Modelle der Tanz- und Bewegungstherapie. Neukirchen-Vluyn

Baer, U.; Frick-Baer, G. (2004): Klingen, um in sich zu wohnen. Methoden und Modelle leiborientierter Musiktherapie. Neukirchen-Vluyn

Baer, U.; Frick-Baer, G. (2007): Vom Trauern und Loslassen. Bibliothek der Gefühle, Bd. 8. Neukirchen-Vluyn

Baer, U.; Costagliola, R.; Frick-Baer, G. (2007): Das große Verschwinden und die Ge-Wichtigkeit. Neukirchen-Vluyn

Bainbridge Cohen, B. (1997): Sensing, Feeling, and Action. The Experiential Anatomy of Body-Mind Centering. Berkeley

Baker, R. (2004): Die Verkörperung von Raum. In: Baxa, G. L.; Essen, C.; Kreszmeier, A. H. (Hrsg.): Verkörperungen. Systemische Aufstellung, Körperarbeit und Ritual. Heidelberg, S. 25–38

Bartenieff, L. (1980): Body Movement: Coping with the environment. New York

Bauer, J. (2005): Warum ich fühle, was du fühlst. Intuitive Kommunikation und die Spiegelneuronen. Hamburg

Baxa, G. L., Essen, C., Kreszmeier, A. H. (Hrsg.) (2004): Verkörperungen. Systemische Aufstellung, Körperarbeit und Ritual. Heidelberg

Becker, P. (1976): Die psychomotorische Erziehung im Kindes- und Jugendalter; in: Hahn, E.; Preising, W. (Hrsg.): Human Movement – Die menschliche Bewegung. Schorndorf, S. 139–157

Becker, P. (1982): Psychologie der seelischen Gesundheit. Bd. 1: Theorien, Modelle, Diagnostik. Göttingen, Toronto, Zürich

Berger, C. (2006): Körper denken in Bewegung. Zur Wahrnehmung tänzerischen Sinns bei William Forsythe und Saburo Teshigawara. Bielefeld

Bernard, A., Stricker, U., Steinmüller, W. (2003): Ideokinese. Ein kreativer Weg zu Bewegung und Körperhaltung. Bern

Bernard, M. (1980): Der menschliche Körper und seine gesellschaftliche Bedeutung. Bad Homburg

Bernstein, P. L. (1980): A Mythologic Quest: Jungian Movement Therapy with the Psychosomatic Client; in: American Journal of Dance Therapy, Vol. 3, No. 2, S. 44–55

Bernstein, P. L. (1981): Theory and Methods in Dance-Movement Therapy. Dubuque, Iowa

Bernstein, P. L. (Ed.)(1979): Eight theoretical approaches in dance-movement therapy. Dubuque, Iowa

Bielefeld, J. (1986): Zur Begrifflichkeit und Strukturierung der Auseinandersetzung mit dem eigenen Körper; in: Bielefeld, J. (Hrsg.): Körpererfahrung. Göttingen, S.3–35

Bielefeld, J. (Hrsg.) (1986): Körpererfahrung. Grundlage menschlichen Bewegungsverhaltens. Göttingen – Toronto – Zürich

Böhm, M. von (1925): Der Tanz. Berlin

Brandstetter, G., Wulf, C. (2007): Tanz als Anthropologie. München

Bridson, V. (1986): Ausbildung im Modernen Tanz; in: ballett international, Heft 7, S. 39–43

Brooks, C. (1979): Erleben durch die Sinne. Paderborn

Brown, G. J. (Hrsg.) (1978): Gefühl und Aktion. Gestaltmethoden im integrativen Unterricht. Frankfurt am Main

Brunel, L. (1982): Experimenteller Tanz. Verschiedene Strömungen und Einflussbereiche; in: ballett international, Heft 5/1982, S. 26 – 27

Chaiklin, H. (Ed.) (1975): Marian Chace: Her Papers. Columbia: American Dance Therapy Association

Chaiklin, S.; Schmais, C. (1979): The Chace Approach to Dance Therapy; in: Bernstein, P. L. (Ed.): Eight theoretical approaches in dance-movement therapy. Dubuque, Iowa, S. 15–30

Chaiklin, S.: Dance Therapy; in: Arieti, S. (Ed.) (1975): American Handbook of Psychiatry. Vol. V. New York, S. 701–720

Chodorow, J. (1974): Philosophy and Methods of Individual Work; in: Dance Therapy: Focus on Dance VII, Copyright 1974 by the American Association for Health, Physical Education and Recreation, National Education Association, S. 1–3

Chodorow, J. (1978): Dance Therapy and the Transcendent Function; in: American Journal of Dance Therapy, 1/1978, S. 16–23

Chodorow, J. (1982): Dance/Movement and Body Experience in Analysis; in: Stein, Murray (Ed.): The Practice of Jungian Analysis. La Salle: Open Court Publishing, S. 192-203

Chodorow, J. (1984): To move and to be moved; in: Quadrant, 2/1984, S. 39–48

Chodorow, J. (1986): The Body as Symbol: Dance/Movement in Analysis; in: Schwartz-Salant, N., Stein, M. (Ed.): The Body in Analysis. Wilmette, Illinois, S. 87–108

Chodorow, J. (1991): Dance Therapy and Depth Psychology. The moving imagination. London and New York

Chung-Yuan, C. H. (1985): Der Prozess der Selbstverwirklichung; in: Anders, F.: Taichi, Chinas lebendige Weisheit. Köln, S. 108–119

Cramer, F. (1998): Symphonie des Lebendigen. Versuch einer allgemeinen Resonanztherapie. Frankfurt/M.

Cropley, A. J. (1982): Kreativität und Erziehung. München-Basel

Damasio, A. R. (2000): Ich fühle also bin ich. Die Entschlüsselung des Bewusstseins. München

Damasio, A. R. (2006): Descartes' Irrtum. Fühlen, Denken und das menschliche Gehirn. München

Douglas, M. (1981): Ritual, Tabu und Körpersymbolik. Frankfurt am Main

Drefke, H. (1975): Tanz als Teilbereich einer ästhetischen Erziehung; in: Arbeitskreis für Tanz im Bundesgebiet (Hrsg.): Informationen über Tanz, H. 4, Tanzdidaktische Konzeptionen. Berlin, S. 44–54

Drefke, H., Peter-Bolaender, M. (1985): Eindrucks- und Ausdrucksschulung im Tanz am Beispiel: „Mein Gang". Ein Beitrag zu einem ganzheitlichen Verständnis von Handlungsfähigkeit; in: Artus, H. G. (Hrsg.): Handeln in Gymnastik/Tanz. Universität Bremen: Eigendruck, S. 6–15

Drefke-Polzin, H. (1998): Vom Elementaren Tanz über die Ästhetische Erziehung zur Integrativen Tanztherapie – alles Tanz? in: Gesellschaft für Tanzforschung (GTF) (Hrsg.): Jahrbuch für Tanzforschung, Bd. 8, S. 197–204

Drefke-Polzin, H. (2002): Bewegung und Therapie, in: Mögling, K. (Hrsg.): Integrative Bewegungslehre. Teil III. Lehren und Lernen von Bewegungen, S. 415–428

Dropsy, J.; Sheleen, L. (1974): Maitrise Corporelle und menschliche Beziehungen; in: Petzold, H. (Hrsg.): Psychotherapie & Körperdynamik. Paderborn, S. 39–58

Duncan, I. (1903): Der Tanz der Zukunft (The Dance of the Future). Eine Vorlesung. Leipzig

Duncan, I. (1979): Zurück zur Natur; in: Wolgina, L.; Pietsch, U. (Hrsg.): Die Welt des Tanzes in Selbstzeugnissen. Wilhelmshaven, S. 7–39

Duncan, I. (1981): Mein Leben, meine Zeit. Wien
Dürckheim, K. (1974): Vom Leib, der man ist, in pragmatischer und initiatischer Sicht; in: Petzold, H. (Hrsg.): Psychotherapie & Körperdynamik. Paderborn, S. 11–27
Dürckheim, K. (1978): Übung des Leibes. München
Dürckheim, K. (1979): Transzendenz als Erfahrung; in: Condrau, G. (Hrsg.): Transzendenz, Imagination und Kreativität des 20. Jahrhundert. Psychologie des 20. Jahrhunderts, Bd. 15, Zürich, S. 344–352
Ehrlenbruch, G., Peter-Bolaender, M. (2004): tanz: vision und wirklichkeit. Choreographinnen im zeitgenössischen Tanz. Kassel
Endicott, Jo Ann (1999): Ich bin eine anständige Frau. Frankfurt am Main
Epstein, G. (1985): Wachtraumtherapie. Der Traumprozess als Imagination. Stuttgart
Espenak, L. (1985): Tanztherapie, durch kreativen Selbstausdruck zur Persönlichkeitsentwicklung. Dortmund
Espenak, L. (1986): Vom Körper ausgehend, bewegen wir uns nach innen. Interview mit L. Espenak von P.-W. Hagemann; in: ballett international, Heft 10/1986, S. 46–51
Ettl, H. (1992): Ritualtänze. In: Brauneck, M., Schneilin, G. (Hg.): Theaterlexikon. Hamburg, S. 797 – 800
Feldenkrais, M. (1974): Bewegungserziehung zur Verbindung von Körper und Geist; in: Petzold, H. (Hrsg.): Psychotherapie & Körperdynamik. Paderborn, S. 174–192
Feldenkrais, M. (1981): Bewusstheit durch Bewegung. Der aufrechte Gang. Frankfurt am Main
Feldenkrais, M. (1985): Die Entdeckung des Selbstverständlichen. Frankfurt am Main
Feldenkrais, M. (1990): Die Feldenkraismethode in Aktion. Paderborn
Feuerbach, J. (1980): Körperbewusstheit, Bewegung und Tanz. Informationen aus dem Modellversuch Freizeitsport, Bd. 7. Oldenburg
Fierz, H. K. (1969): Vorwort; in: Jacobi, J.: Vom Bilderreich der Seele. Olten und Freiburg, S. 6–7
Follath, E. (2007): Die Macht der Ohnmacht. In: Der Spiegel, Nr. 29 v. 16.7.07
Franklin, E. (1989): Hundert Ideen über Beweglichkeit. Zürich
Franklin, E. (2002): Tanz-Imagination. Stark im Ausdruck und perfekt in der Technik. Das Handbuch für Training und Bühne. Freiburg
Franz, M. L. von (1968a): Der Individuationsprozess; in: Jung, C. G.: Der Mensch und seine Symbole. Olten, Freiburg, S. 158–229
Franz, M. L. von (1968b): Zum Abschluss: Das Unbewusste und die Wissenschaften; in: Jung C. G.: Der Mensch und seine Symbole. Olten – Freiburg, S. 304–310
Freud, S. (1900): Die Traumdeutung. In: Freud, S. (2000): Studienausgabe II. Frankfurt/M.
Freud, S. (1965): Das Unbewusste. Schriften zur Psychoanalyse. Berlin-Darmstadt-Wien
Freud, S. (1972): Abriss der Psychoanalyse. Das Unbehagen in der Kultur. Frankfurt am Main
Frey-Rohn, L. (1969): Von Freud zu Jung. Zürich und Stuttgart
Fritsch, U. (1985): Etwas sagen, was man nicht sagen kann – Ästhetische Erfahrungen im Tanz; in: Fritsch, U. (Hrsg.): Tanzen. Reinbek, S. 11–24
Fritsch, U.: (Hrsg.) (1985): Tanzen. Reinbek
Frohne, L. (1981): Das rhythmische Prinzip. Grundlagen, Formen und Realisationsbeispiele in Therapie und Pädagogik. Lilienthal/Bremen
Fuchs, T. (2000): Leib-Raum-Person. Entwurf einer phänomenologischen Anthropologie. Stuttgart
Gorsen, P. (1983): „Lebensreform" und „Alternativkultur". Notizen über Beschädigungserfahrungen; in: Neue Rundschau, 3/1983, S. 56–66
Göttner-Abendroth, H. (1982): Die tanzende Göttin. Prinzipien einer matriarchalen Ästhetik. München
Graham, M. (1941): A Modern Dancer's Primer for Action; in: Rogers, F. R. (Ed.): Dance: A Basic Educational Technique. Macmillan: New York, S. 178–187
Halprin, A. (2000): Tanz, Ausdruck und Heilung. Wege zur Gesundheit durch Bewegung, Bilderleben und kreativen Umgang mit Gefühlen. Essen
Hanraths, U.; Winkels, H. (Hrsg.) (1984): Tanz-Legenden. Frankfurt am Main

Hark, H. (Hrsg.) (1988): Lexikon Jungscher Grundbegriffe. Mit Originaltexten von C. G. Jung. Freiburg

Haselbach, B. (1976 a): Tanz und ästhetische Erziehung; in: Hahn, E.; Preising, W. (Hrsg.): Die menschliche Bewegung, Schorndorf, S.158–167

Haselbach, B. (1976 b): Improvisation, Tanz, Bewegung. Stuttgart

Haselbach, B. (1985): Tanzgeschichte und Gegenwart; in: Fritsch, U. (Hrsg.): Tanzen. Reinbek, S.41–52

Hegi, F. (1986): Improvisation und Musiktherapie. Möglichkeiten und Wirkungen von freier Musik. Paderborn

Heinl, H., Heinl, P. (2005): Körperschmerz – Seelenschmerz. Die Psychosomatik des Bewegungssystems. Ein Leitfaden. München

Heitkamp, D. (2003): Hautsache Bewegung – Moving from the skin; in: Klinge, A., Leeker, M. (Hrsg.): Tanz Kommunikation Praxis. Jahrbuch Tanzforschung, Bd. 13, Münster, S. 125 – 146

Heitkamp, D. (2004): Der Maler des Raumes wirft sich in die Leere. Ein Exploratorium zwischen Tanz, Bildender Kunst und Architektur. In: Westphal, Kristin (Hrsg.): Lernen als Ereignis. Zugänge zu einem theaterpädagogischen Konzept. Hohengehren, S. 69–89

Henderson, J. L.(1968): Der moderne Mensch und die Mythen; in: Jung, C. G.: Der Mensch und seine Symbole. Olten – Freiburg, S. 104–157

Hentig, H. von (1985): Ergötzen, Belehren, Befreien. Schriften zur ästhetischen Erziehung. München

Highwater, J. (1985): Dance – Rituals of Experience. New York

Hippius-Gräfin Dürckheim, M. (1986): Entstehungsgeschichte des geführten Zeichnens; in: Poiesis, 2/1986, S. 43 – 45

Hoffman, K. (1984): Tanz Trance Transformation. München

Hoffmann-Axthelm, D. (2003): Wo die Sprache aufhört, fängt die Musik an – und umgekehrt. Einige Überlegungen zum Dreieck Musik – Emotion – frühkindliches Erleben. in: Geißler, P. (Hrsg.): Körperbilder. Gießen, S. 189–199

Hoghe, R.; Weiss, U. (1981): Bandoneon – Für was kann Tango alles gut sein? Texte und Fotos zu einem Stück von Pina Bausch. Darmstadt

Humphrey, D. (1985): Die Kunst, Tänze zu machen. Zur Choreographie des Modernen Tanzes. Wilhelmshaven

Ickstadt, L. (2007): Dancing Heads. Ein Hand- und Fußbuch für kreativen und zeitgenössischen Tanz mit Kindern und jungen Leuten von 4 bis 18 Jahren. München

Jacobi, J. (1968): Symbole auf dem Weg der Reifung; in: Jung, C. G.: Der Mensch und seine Symbole. Olten – Freiburg, S. 272–303

Jacobi, J. (1969): Vom Bilderreich der Seele. Wege und Umwege zu sich selbst. Olten – Freiburg

Jacobi, J. (1977): Die Psychologie von C. G. Jung. Eine Einführung in das Gesamtwerk. Frankfurt am Main

Jacobs, D. (1962): Die menschliche Bewegung. Ratingen

Jacobs, D. (1978): Bewegungsbildung, Menschenbildung. Kastellaun

Jaffé, A. (1968): Bildende Kunst als Symbol; in: Jung, C. G.: Der Mensch und seine Symbole, Olten – Freiburg , S. 230–271

Jeschke, C. (1999): Neuerungen der performativen Technik um 1900. Eleonora Duse und Isadora Duncan. In: Tanzdrama 48, Heft 4/1999, S. 6–10

Jung, C. G. (1968a): Der Mensch und seine Symbole. Olten – Freiburg

Jung, C. G. (1968b): Zugang zum Unbewussten; in: Jung, C. G.: Der Mensch und seine Symbole. Olten – Freiburg, S. 20–103

Jung, C. G. (1971): Gesammelte Werke Bd. 15: Über das Phänomen des Geistes in Kunst und Wissenschaft. Olten – Freiburg

Jung, C. G. (1971): Gesammelte Werke Bd. 8: Die Dynamik des Unbewussten. Zürich

Jung, C. G. (1972): Gesammelte Werke Bd. 17: Über die Entwicklung der Persönlichkeit. Olten

Jung, C. G. (1973): Gesammelte Werke Bd. 5: Symbole der Wandlung. Olten – Freiburg

Jung, C. G. (1976): Gesammelte Werke Bd. 9/1: Die Archetypen und das kollektive Unbewusste. Olten

Jung, C. G. (1976): Gesammelte Werke Bd. 9/2: Aion. Beiträge zur Symbolik des Selbst. Olten

Jung, C. G. (1977): Mandala. Bilder aus dem Unbewussten. Olten

Jung, C. G. (1978): Gesammelte Werke Bd. 13: Studien über alchemistische Vorstellungen. Olten – Freiburg

Jung, C. G. (1981): Erinnerungen, Träume, Gedanken von C. G. Jung; hrsg. von A. Jaffé. Freiburg im Breisgau

Kaltenbrunner, T. (1998): ContactImprovisation. Bewegen, tanzen und sich Bewegen. Mit einer Einführung in New Dance. Aachen

Karina, L.; Kant, M. (1999): Tanz unterm Hakenkreuz. Eine Dokumentation. Berlin

Kast, V. (1974): Kreativität in der Psychologie von C. G. Jung. Dissertation an der Philosophischen Fakultät der Universität Zürich. Zürich

Klein, G. (1999): Körper der Erfahrung – Körper der Bezeichnung. Leibliche Wirklichkeiten im Tanz. In: Tanzdrama 48, Heft 4/1999, S. 27–31

Klein, M. (Hrsg.) (1983): Sport und Geschlecht. Reinbek

Klein, M. (Hrsg.) (1984): Sport und Körper. Reinbek

Kramer-Lauff, D. (1978): Tanzdidaktik: Modell kommunikativen Handelns. Schorndorf

Kreitler, H.; Kreitler, S. (1980): Psychologie der Kunst. Stuttgart

Laban, R. von (1981): Der moderne Ausdruckstanz in der Erziehung. Eine Einführung in die kreative tänzerische Bewegung als Mittel zur Entfaltung der Persönlichkeit. Wilhelmshaven

Laban, R. von (1982): Der moderne Ausdruckstanz. Wilhelmshaven

Laban, R. von (1988): Die Kunst der Bewegung. Wilhelmshaven

Lander, H. M.; Zohner, M.-R. (1987): Meditatives Tanzen. Stuttgart

Langer, S. (1979): Philosophie auf neuem Wege. Mittenwald

Lauf, D.-J. (1976): Symbole. Verschiedenheit und Einheit in östlicher und westlicher Kultur. Frankfurt am Main

Lippe, R. zur (1986): Aufzeichnungen von Gesprächen mit Maria Hippius-Gräfin Dürckheim; in: Poiesis, 2/1986, S. 49–53

Lippe, R. zur (1987): Sinnenbewusstsein. Grundlegung einer anthropologischen Ästhetik. Reinbek bei Hamburg

Lorenzer, A. (1981): Das Konzil der Buchhalter. Die Zerstörung der Sinnlichkeit. Frankfurt am Main

Lurker, M. (1990): Die Botschaft der Symbole – In Mythen, Kulturen und Religionen. München

Maier, H. (1980a): Neue Wege der Körper- und Bewegungserziehung. Plädoyer für die Einführung des Subjekts in den Sport in Thesen; in: Universität Oldenburg (Hrsg.): Informationen aus dem Modellversuch Freizeitsport, Bd. 5. Oldenburg, S. 7–19

Maier, H. (1980b): Vorbemerkung; in: Universität Oldenburg (Hrsg.): Informationen aus dem Modellversuch Freizeitsport, Bd. 6. Oldenburg

Mazo, J. H. (1977): Prime Movers. The Makers of Modern Dance in America. New York

Mc Donagh, D. (1973): Martha Graham. A Biography. New York

Mc Donagh, D. (1976): The Complete Guide To Modern Dance. New York

Merleau-Ponty, M. (1966): Phänomenologie der Wahrnehmung. Berlin

Michel, A. (1982): Die neue Tanzkunst – Mary Wigman; in: ballett international, 4/1982, S. 25–27

Mögling, K. (1986): Bewegungsmeditation; in: Sportpädagogik, 1/1986, S. 8–17

Middendorf, L. (1986): Der erfahrbare Atem. Eine Atemlehre. Paderborn

Moscovici, H. K. (1989): Vor Freude tanzen, vor Jammer halb in Stücke gehn. Pionierinnen der Körpertherapie. Frankfurt am Main

Müller, H. (1985): Die Windung der Spirale; in: ballett international, 3/1985, S. 17–21

Müller, H. (1986): Mary Wigman. Leben und Werk der großen Tänzerin. Berlin

Müller, H.; Servos, N. (1979): Pina Bausch – Wuppertaler Tanztheater. Köln

Müller, H.; Servos, N. (1982): Von Isadora Duncan bis Leni Riefenstahl; in: ballett international, 4/1982, S. 14–23

Müller, R. (1981): Wandlung zur Ganzheit. Die Initiatische Therapie nach Karlfried Graf

Dürckheim und Maria Hippius. Freiburg

Niehaus, M. (1981): Isadora Duncan: Leben, Werk, Wirkung. Wilhelmshaven

Oberem, M.-L. (1998): Rituale der Selbstfindung in der Tanztherapie: Die Bedeutung der Disziplin authentische Bewegung. In: Gesellschaft für Tanzforschung e.V. (Hrsg.): Jahrbuch Tanzforschung. Band 8, S. 162–183

Odom, M. (1980): Mary Wigman: The Early Years 1913–1925; in: The Dance Drama Review – Dance/Movement Issue, Vol. 24 Number 4, Dec 1980, S. 81–92

Orth, I.; Petzold, H. G. (1993): Zur Anthropologie des schöpferischen Menschen. in: Petzold, H. G.; Sieper, J. (Hrsg.): Integration und Kreation. Band 1, S. 93–116

Paulus, P. (1982): Zur Erfahrung des eigenen Körpers. Theoretische Ansätze, therapeutische und erziehungswissenschaftliche Aspekte sowie ein empirischer Bericht. Weinheim

Pellaton, U. (1999): Trudi Schoop. Zur Erinnerung an die Tänzerin und Tanztherapeutin. in: tanzdrama Heft 4/99, S. 44

Perls, F. S. (1966/1980): Gestalt Wachstum Integration. Paderborn

Perrottet, C. (1983): Ausdruck in Tanz und Bewegung. Stuttgart

Peter-Bolaender, M. (1985): Wie geht's? – Wie steht's? Anregungen zur Eindrucks- und Ausdrucksschulung im Tanz; in: Fritsch, U. (Hrsg.): Tanzen. Reinbek bei Hamburg , S. 55–72

Peter-Bolaender, M. (1986 a): Förderung von Körperbewusstheit und Körperbewusstsein durch Tanzimprovisation; in: Bielefeld, J. (Hrsg.): Körpererfahrung – Grundlage menschlichen Bewegungsverhaltens. Göttingen, S. 252–277

Peter-Bolaender, M. (1986 b): Selbstdarstellung durch Tanz. Erfahrungen aus einem Grundkurs Tanz in der Sportlehrerausbildung; in: Sportunterricht, 1/1986 b, S. 16–21

Peter-Bolaender, M. (1986 c): Tanzen in der Schule – Seine Stellung und Bedeutung; in: Bischof, M.; Mahler, M. (Hrsg.): Tanzen in der Schule. Universität Bern: Eigendruck, S. 25–33

Peter-Bolaender, M. (1986d): Mein Name – mein Bild – mein Tanz. Ein Beitrag zu einem ganzheitlichen Verständnis von Handlungsfähigkeit im Sport; in: Bundesverband Tanz (Hrsg.): tanzen, 1/1986 , S. 5–7

Peter-Bolaender, M. (1991a): Die Hexe in mir. Zur weiblichen Kreativität in der Tanz-Performance; in: Klein, M. (Hrsg.): Tanzforschung. Jahrbuch Band 1(1991), veröffentlicht von der Gesellschaft für Tanzforschung e.V., Wilhelmshaven, S. 132–145

Peter-Bolaender, M. (1991 b): Aus Erfahrung tanzen. Zur Geschichte von Ausdruckstanz und Tanztherapie; in: Tanzdrama 14/1991, S. 18–21

Peter-Bolaender, M. (1992): Tanz und Imagination. Paderborn

Peter-Bolaender, M. (1996): Integrative Tanztherapie. In: Amft, Susanne, Seewald, Jürgen (Hrsg.): Perspektiven der Motologie. Schorndorf, S. 100–105

Peter-Bolaender, M.; Andreae, J. B. (1988): Aktive Imagination in Bewegung/Tanz; in: Artus, H. G. (Hrsg.): Gestaltung in Tanz und Gymnastik. Universität Bremen, S. 181–194

Petzold, H. (Hrsg.) (1985): Leiblichkeit. Philosophische, gesellschaftliche und therapeutische Perspektiven. Paderborn

Petzold, H. G. (2006a): Der „bewegte Mensch" – Frauen und Männer in Bewegung durch die Zeit. Transversale Überlegungen zur Anthropologie aus der Sicht der Integrativen Therapie. In: Deutsche Gesellschaft für Tanztherapie e.V. (Hrsg.): Forum Tanztherapie. Sonderausgabe – Jubiläumskongress, Pulheim, S. 43–116

Petzold, H. G. (2006b): Der „informierte Leib": „embodied and embedded" – ein Meta-Konzept für die Leibtherapie. In: Marlock, G.; Weiss, H. (Hrsg.): Handbuch der Körperpsychotherapie. Stuttgart, S. 100–118

Petzold, H. G.; Orth, I. (1993): Therapietagebücher, Lebenspanorama, Gesundheits-/Krankheitspanorama als Instrumente der Symbolisierung und karrierebezogenen Arbeit in der Integrativen Therapie. in: Petzold, H. G.; Sieper, J. (Hrsg.): Integration und Kreation. Bd. 1. Paderborn, S. 125–171

Petzold, H.; Brown, G. J. (Hrsg.) (1977): Gestaltpädagogik. Konzepte der Integrativen Erziehung. München

Postuwka, G. (1999): Moderner Tanz und Tanzerziehung. Analyse historischer und gegenwärtiger Entwicklungstendenzen. Schorndorf

Quinten, S. (2000): Vorstellungsbilder und Bewegungslernen. In: Klein, G. (Hg.): Tanz Bild Medien. Hamburg, S. 245 – 256

Reddemann, L. (2001): Imagination als heilsame Kraft. Zur Behandlung von Traumafolgen mit ressourcenorientierten Verfahren. Stuttgart

Remmler, H. (1988): Das Geheimnis der Sphinx. Archetyp für Mann und Frau. Olten – Freiburg

Rolland, J. (1984): Inside Motion – An Anatomical Basis For Movement Education. Amsterdam

Rumpf, H. (1983): Beherrscht und verwahrlost. Über den Sportkörper, den Schulkörper und die ästhetische Erziehung; in: Zeitschrift für Pädagogik, S. 333–346

Rumpf, H. (1984): Schulkörper und Sportkörper; in: Klein, M. (Hrsg.): Sport und Körper. Reinbek, S. 21–33

Rywerant, Y. (1985): Die Feldenkrais-Methode: Lehren durch Behandeln. Heidelberg

Schellenbaum, P. (2003): Wandlung des Körperbildes durch resonante Gegenübertragung und Spürbewusstsein im Patienten. in: Geißler, P. (Hrsg.): Körperbilder. Gießen, S. 85–102

Schmidt, J. (1983): Die Enkelinnen tanzen sich frei; in: ballett international, 1/1983, S. 12–15

Schmidt, J. (1984): Erfahren, was Menschen bewegt – Pina Bausch und das Wuppertaler Tanztheater; in: Hanraths, U.; Winkels, H. (Hrsg.): Tanz-Legenden. Frankfurt am Main, S. 17–30

Schmidt, J. (1998): „Tanzen gegen die Angst". Pina Bausch. Düsseldorf und München

Schmitz, H. (1989): Leib und Gefühl. Material zu einer philosophischen Therapeutik. Paderborn

Schmitz, H. (1998): Der Leib, der Raum und die Gefühle. Stuttgart

Schoop, T. (1974): Won't you join the dance? Palo Alto

Schoop, T. (1981): ... komm und tanz mit mir! Ein Versuch, dem psychotischen Menschen durch die Elemente des Tanzes zu helfen. Zürich (dt. Übers. von Schoop,1974)

Schoop, T. (1983): Interview von Willi Kempf; in: Tanztherapie-Info, Heft 5,1983, S. 8–18

Servos, N. (1983a): Leidensweg als Körperdrama. Johann Kresniks ‚Mars' nach dem Buch von Fritz Zorn in Heidelberg; in: ballett international, 3/1983 , S. 42–43

Servos, N. (1983b): Off Dance Scene – Das arme Tanztheater; in: ballett international, 3/1983, S. 44–45

Servos, N. (1985a): Die Körpermacht der Gefühle; in: Theater heute, 6/1985, S. 1–15

Servos, N. (1985b): Im Labor der Gefühle; in: ballett international, 1/1985, S. 7–13

Servos, N. (1985c): Folkwang '85. Festival der Künste, Essen 15. – 31. März 1985. Die Ruhrstadt Essen erinnert sich der eigenen Tradition; in: ballett international, 3/1985, S. 25–26

Servos, N. (1988): Mary Wigman, die Bombe und James Dean; in: tanz aktuell, 2/1988, S. 6–7

Sheleen, L. (1983): Bewegung in Raum und Zeit – Zum Sinn von Tanz und Bewegung in der „Expression Corporelle"; in: Integrative Therapie, 1/1983, S. 62–73

Sheleen, L. (1987): Maske und Individuation. Paderborn

Sheleen, L. (1989): Expression/Impression Corporelle. Interview in: Moscovici, H. K.: Vor Freude tanzen, vor Jammer halb in Stücke gehn. Frankfurt am Main, S. 187–214

Sheleen, L. (1998): Die Bedeutung von Ritual und Aktion in der Tanzpädagogik und in der Tanztherapie. In: Artus, H. G. (Hrsg.) (1998): Jahrbuch Tanzforschung Bd. 8, Wilhelmshaven, S. 138–149

Sieben, I. (1998): Die Anatomie des organischen Lernens. Neue Tendenzen in der Pädagogik des zeitgenössischen Tanzes. In: Tanzdrama Nr. 43, Heft 4/1998, S. 4–7

Sieper, J. (2006): „Transversale Integration": ein Kernkonzept der Integrativen Therapie – Einladung zu ko-respondierendem Diskurs. in: Integrative Therapie, Vol.32, No 3/4 (Dezember 2006), S. 393–467

Simonton, C. O. (1993): Wieder gesund werden. Reinbek

Singer, W. (1985): Wirksam durch Nicht-Handeln. Erfahrungen mit körperorientierter Psychotherapie und chinesischer Weisheit; in: Petzold, H. (Hrsg.): Leiblichkeit. Paderborn, S. 573–586

Slevogt, E. (1984): Zertanzte Musik; in: Hanraths, U.; Winkels, H. (Hrsg.): Tanz-Legenden. Frankfurt am Main, S. 10–16

Soltmann, M.-L. (1989): Im Kreis und um die kosmische Mitte. Meditatives Tanzen. Freiburg

Sorell, W. (1985): Der Tanz als Spiegel der Zeit. Eine Kulturgeschichte des Tanzes. Wilhelmshaven

Spitzer, M. (2000): Geist im Netz. Modelle für Lernen, Denken und Handeln. Heidelberg

Stangier, K.-W. (2003): Den eigenen Weg finden. Oder vom Weggehen und Ankommen. Freiburg

Stangl, A.; Stangl, M.-L. (1985): Lebenskraft. Selbstverwirklichung durch Eutonie und Zen. Düsseldorf

Stangl, M.-L. (1984): Die Welt der Chakren. Düsseldorf

Starks Whitehouse, M. (1979): C. G. Jung And Dance Therapy: Two Major Principles; in: Bernstein, P. L. (Ed.): Eight theoretical approaches in dance-movement therapy. Dubuque, Iowa, S. 51–70

Stern, D. (1992/1996): Die Lebenserfahrung des Säuglings. Stuttgart

Stodelle, E. (1986): Doris Humphrey und ihre Tanztechnik. Frankfurt am Main

Stüber, W. J. (1984): Geschichte des Modern Dance. Zur Selbsterfahrung und Körperaneignung im modernen Tanztheater. Wilhelmshaven

Teegen, F. (1983): Ganzheitliche Gesundheit. Der sanfte Umgang mit uns selbst. Reinbek

Tietze, H.G. (1986): Imagination und Symboldeutung. München

Turner, V. (2000): Das Ritual. Struktur und Anti-Struktur. Frankfurt

Ullmann, L. (1981): Einige Hinweise für das Studium von Tanz und Bewegung; in: Laban, R. von: Der moderne Ausdruckstanz in der Erziehung. Eine Einführung in die kreative tänzerische Bewegung als Mittel zur Entfaltung der Persönlichkeit. Wilhelmshafen, S. 123–148

Vent, H.; Drefke, H. (1981): Gymnastik/Tanz, Sport – Sekundarstufe II. Düsseldorf

Vogel, C. (2004): Tanz in der Grundschule. Geschichte – Begründungen – Konzepte. Augsburg

Vent, H. (1985): Choeographie – ästhetische und pädagogische Aspekte. in: Fritsch, U. (Hrsg.): Tanzen, Reinbek, S. 25 – 40

Watts, A. (1985): Yin und Yang – das ursprüngliche Paar; in: Anders, F. (Hrsg.): Taichi, Chinas lebendige Weisheit. Köln , S. 31–44

Weiss, U.; Chamier, L. (1979): Setz dich hin und lächle. Tanztheater von Pina Bausch. Köln

Weizsäcker, V. von (1986): Gesammelte Schriften, Bd. 6. Frankfurt/M.

Whitehouse, M. (1958b): The Tao of the Body. Paper presented at the Analytic Psychology Club of Los Angeles. Los Angeles, S. 1 – 14

Whitehouse, M. (1977): The Transference and Dance-Therapy; in: American Journal of Dance Therapy, 1/1977, S. 3–7

Wigman, M. (1933): Beiträge von Mary Wigman; in: Bach, R.: Das Mary Wigman-Werk. Dresden

Wigman, M. (1963): Die Sprache des Tanzes. Stuttgart

Wigman, M. (1983): Portrait in der Sendereihe „Rückblende“, WDR Köln. Buch und Regie: Gabriele Lichius, Redaktion: Fritz Breuer und Monika Hey. Köln

Willke, E., Hölter, G., Petzold, H. (1991): Tanztherapie – Theorie und Praxis – Ein Handbuch. Paderborn

Winnicott, D. W. (1979): Vom Spiel zur Kreativität. Stuttgart

Wollschläger, G. (1972): Kreativität und Gesellschaft. Frankfurt am Main

Wosien, M.-G. (1985): Tanz im Angesicht der Götter. München

Wosien, M.-G. (1988): Sakraler Tanz. Der Reigen im Jahreskreis. München

Yeomans, T. (1978): Gestalt, Psychosynthese und Integrative Erziehung; in: Brown, G. J. (Hrsg.): Gefühl und Aktion – Gestaltmethoden im integrativen Unterricht. Frankfurt am Main, S. 61–82

Zivier, G. (1956): Harmonie und Ekstase. Mary Wigman. Berlin

– Anzeige –

Wenn Worte allein nicht reichen ...

... hilft oft das Bild oder die Musik, der Tanz oder die Bewegung. Um mit solch kreativen Möglichkeiten anderen Menschen helfen zu können, führt die Zukunftswerkstatt *therapie kreativ* Fortbildungen und Seminare durch. Seit 20 Jahren, praxisbezogen, theoretisch fundiert, in mehreren Städten Deutschlands.

Unsere 3stufigen Ausbildungen in

Tanzt- und Bewegungstherapie
Kunst- und Gestaltungstherapie
Musiktherapie
Kreativer Therapie mit Kindern und Jugendlichen
Kreative Gerontotherapie

sowie unsere einjährigen Fachfortbildungen für therapeutische und andere Fachkräfte:

Kreative/r Paar- und Beziehungstherapeut/in
Kreative/r Traumatherapeut/in
Kreative/r ADS/ADHS-Berater/in (Semnos)
Kreative/r ADS/ADHS-Therapeut/in (Semnos)
Kreative/r Fachberater/in Gerontopsychiatrie (SMEI)
Kreative/r Fachtherapeut/in Gerontopsychiatrie /SMEI)
Kreative/r Fachtherapeut/in für Menschen mit Essstörungen
Kreative/r Fachtherapeut/in Psychoonkologie
Innenwelten psychiatrischer Erkrankungen

Informieren Sie sich im Internet

www.zukunftswerkstatt-tk.de

oder fordern Sie bei unserer Geschäftsstelle unser kostenloses Informationsmaterial an.

Zukunftswerkstatt
therapie kreativ

Balderbruchweg 35, 47506 Neukirchen-Vluyn
Tel.: 0 28 45/94 49 74, Fax: 0 28 45/94 49 76
www.zukunftswerkstatt-tk.de
e-mail: info@zukunftswerkstatt-tk.de

– Anzeige –

Die drei Klassiker ...

Band 1

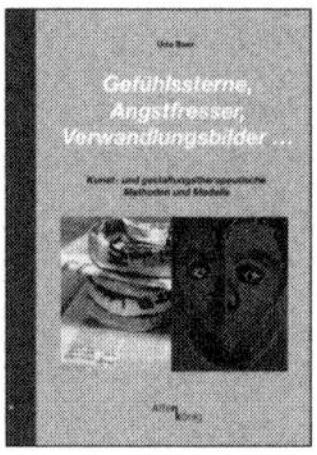

»Ein wertvolles Buch, das mich wegen seiner Aufrichtigkeit und seiner kreativen Fülle so begeistert und berührt.«
Martin Lenz, Musiktherapeut

»... ein Buch für alle im Sozialen arbeitenden Menschen«
psych.pflege heute

»Mehr als alle kunst- und gestaltungstherapeutische Raffinesse, die hier dargestellt ist, überzeugt das Buch wegen seines Menschenbildes ...«
praxis ergotherapie

»... ein Buch für KreativtherapeutInnen, die – gleich welcher Grundprofession sie angehören – offen für das sind, was in den KlientInnen Gestalt und Ausdruck finden will.« *therapie kreativ*

Band 2

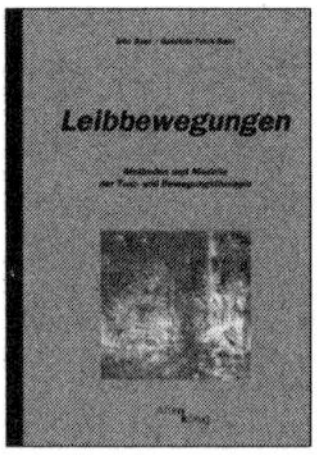

„so anschaulich geschrieben und klar aufgebaut, dass es auch für den therapeutischen Laien von Interesse ist"
tanz-journal
„ein Lehrbuch für medizinische Berufe ... eingängige und allgemeinverständliche Sprache"
Dr. med. Mabuse

Band 3

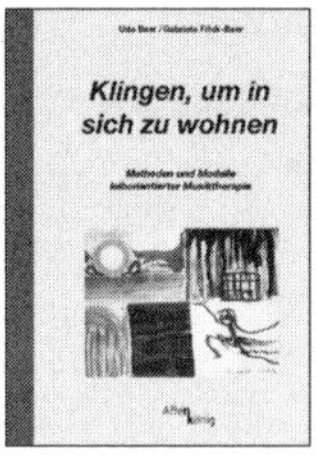

„Ein Schatz von weiterführenden und überraschenden Praxismodellen ... Ein Opus magnus, ein großes Werk ... einmal quantitativ, weit mehr noch qualitativ ... Das Buch wärmt ..."
Prof. Dr. Hans-Helmut Decker-Voigt, Direktor des Instituts für Musiktherapie der Hochschule für Musik u. Theater, HH

„Neben der Freude, die mir das Lesen des Buches bereitet hat, habe ich viel gelernt. In dieser Zeit habe ich fast ausschließlich mit meinen wenigen Musikinstrumenten in meiner Praxis gearbeitet. Und dort, wo ich keine zur Verfügung hatte (Klinik und Beratungsstelle), haben sie mir sehr gefehlt." *Lore Remke, Gestalt- und Tanztherapeutin*

Im Buchhandel oder direkt beim Affenkönig

Affenkönig Verlag und Vertrieb

Balderbruchweg 35 · 47506 Neukirchen-Vluyn

Tel.+ Fax: 0 28 45/46 35 · www.affenkoenig.de

– Anzeige –

Bibliothek der Gefühle ...

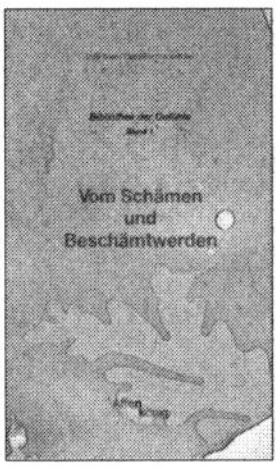

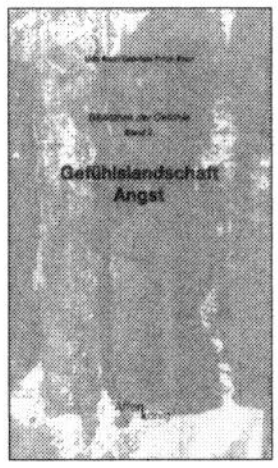

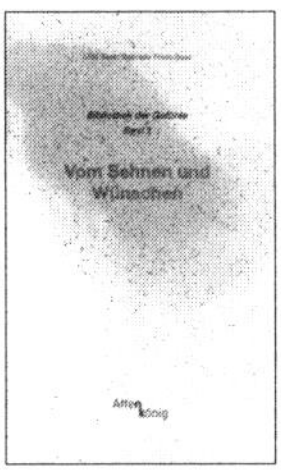

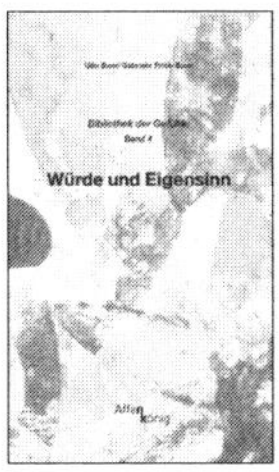

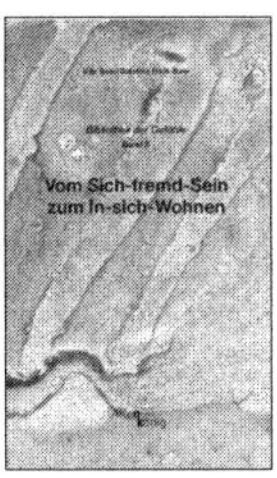

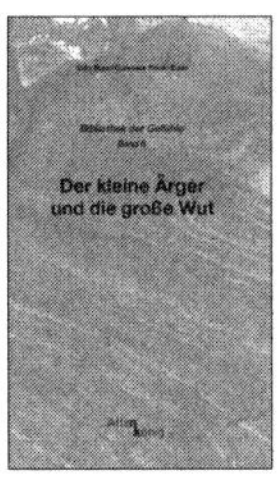

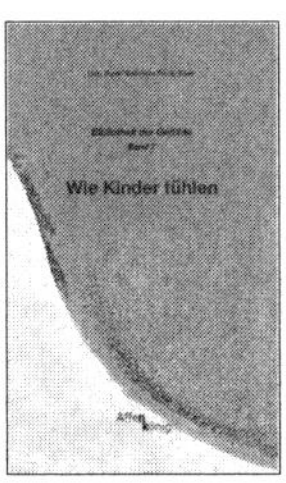

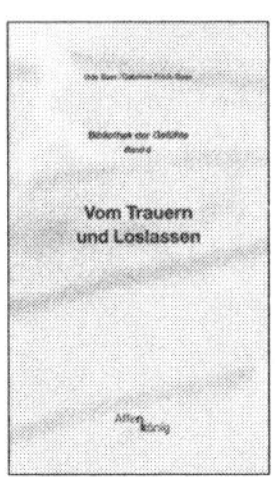

Udo Baer / Gabriele Frick-Baer
Broschur, Preis: € 9,50

Vom Schämen und Beschämtwerden
Band 1, *120 Seiten*

Gefühlslandschaft Angst
Band 2, *140 Seiten*

Vom Sehnen und Wünschen
Band 3, *140 Seiten*

Würde und Eigensinn
Band 4, *120 Seiten*

Vom Sich-fremd-Sein zum In-sich-Wohnen
Band 5, *120 Seiten*

Der kleine Ärger und die große Wut
Band 6, *140 Seiten*

Wie Kinder fühlen
Band 7, *120 Seiten*

Vom Trauern und Loslassen
Band 8, *140 Seiten*

Weitere Bände in Vorbereitung!

Im Buchhandel oder direkt beim Affenkönig

Affenkönig Verlag und Vertrieb
Balderbruchweg 35 · 47 506 Neukirchen-Vluyn
Tel.+ Fax: 0 28 45/46 35
e-Mail: affenkoenig@t-online.de · www.affenkoenig.de

– Anzeige –

Fachbücher *therapie kreativ*

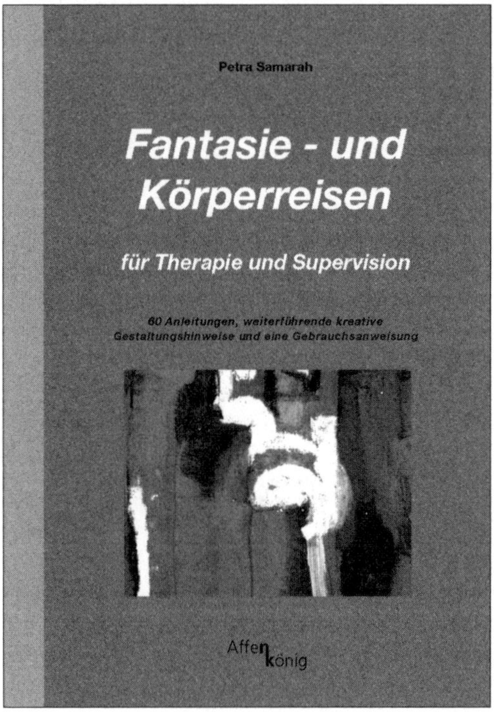

Band 4
Petra Samarah
Fantasie- und Körperreisen
60 Anleitungen, weiterführende kreative Gestaltungshinweise und eine Gebrauchsanweisung
kartoniert, 176 Seiten
978-3-93493-310-1
€ 18,–

„den Schatz der Imagination und Fantasie wieder entdecken, beleben und für sich nutzen"
(Freie Psychotherapie)

Im Buchhandel oder direkt beim Affenkönig

Affenkönig Verlag und Vertrieb
Balderbruchweg 35 · 47506 Neukirchen-Vluyn
Tel.+ Fax: 0 28 45/46 35
e-Mail: affenkoenig@t-online.de · www.affenkoenig.de